Ich bin dann mal dick!

Veronika Hollenrieder

Ich bin dann mal dick!

Mein Weg zu mehr Gelassenheit und Zufriedenheit trotz Übergewicht

Mit 15 Abbildungen

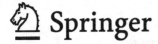

Veronika Hollenrieder
Ambulantes Diabeteszentrum
Unterhaching
Deutschland

ISBN 978-3-662-53057-3   ISBN 978-3-662-53058-0   (eBook)
DOI 10.1007/978-3-662-53058-0

Die Deutsche Nationalbibliothek verzeichnet diese Publikation in der Deutschen Nationalbibliografie; detaillierte bibliografische Daten sind im Internet über http://dnb.d-nb.de abrufbar.

Umschlaggestaltung: deblik Berlin
Fotonachweis Umschlag: © Juanmonino/gettyimages.de, ID: 526321427

Gedruckt auf säurefreiem und chlorfrei gebleichtem Papier

Springer ist Teil von Springer Nature
Die eingetragene Gesellschaft ist Springer-Verlag GmbH Deutschland
Die Anschrift der Gesellschaft ist: Heidelberger Platz 3, 14197 Berlin, Germany

Für meine Söhne
SIMON und MARKUS
in großer Dankbarkeit!

Ihr gebt meinem Leben
täglich Sinn und Kraft

Ohne euch wäre
dieses Buch
nie entstanden!

Geleitwort

Das Buch von Veronika Hollenrieder ist ein wichtiges Buch. Es packt ein Tabuthema an: Dicke Menschen haben es in unserer Gesellschaft schwer. In der Arbeitswelt – zum Beispiel – stoßen beleibte Menschen immer wieder an ihre Grenzen. Bewerben sich ein schlanker und ein dicker Mensch um die gleiche Stelle, so bekommt sie bei gleicher Qualifikation in der Regel der Schlanke. Das zeigen soziologische Studien. Bekommt der dicke Mensch wider Erwarten dennoch die Stelle, so erhält er für die gleiche Arbeit weniger Gehalt. Auch das zeigen soziologische Studien. Und muss wegen Stellenkürzungen jemand eine Firma verlassen, trifft es am wahrscheinlichsten den dicken Menschen. So ist es kein Wunder, dass dicke Menschen viel häufiger arbeitslos sind als Schlanke. Das bedeutet, dass korpulenten Menschen systematisch der Zugang zu den wirtschaftlichen Ressourcen unserer Gesellschaft verwehrt wird. Und dies geschieht mit den Mitteln von Diskriminierung.

Dass hinter dieser Ausgrenzung System steckt, zeigen jüngste experimentelle Untersuchungen zum ökonomischen Entscheidungsverhalten von Menschen: Schlanke verhalten sich gegenüber dicken Menschen unfairer und vertrauen ihnen weniger als ihren schlanken Gegenübern (Kubera et al. 2016). Dies ist ein erschreckendes Ergebnis. Der verwehrte Zugang zu den wirtschaftlichen Ressourcen der Gesellschaft führt wiederum dazu, dass dicke Menschen psychosozial mehr belastet sind, und dies führt – wie die amerikanische Stressforscherin Janet Tomiyama nachweist – dazu, dass sie noch mehr an Gewicht zunehmen. Ein Teufelskreis.

Veronika Hollenrieder illustriert einfühlsam anhand von Fallgeschichten ihrer Patienten, wie es korpulenten Menschen in unserer Gesellschaft wirklich ergeht. Sie leistet damit einen entscheidenden Schritt, die Diskussion über hohes Körpergewicht zu versachlichen und von falschen moralischen Vorstellungen zu befreien. Bisher wurden dicke Menschen dargestellt als solche, die sich mit ihrem „freien Willen" dazu entschieden, übermäßig zu essen, und deshalb schuldig seien an ihrem hohen Körpergewicht. Die neuesten neurobiologischen Erkenntnisse zeigen jedoch eindeutig, dass diese Vorstellungen falsch waren. Das hier vorliegende wunderbare Buch ist für dicke Menschen geschrieben, die sich dadurch selbst besser verstehen und von Ängsten und Schuldgefühlen befreit werden können. Aber es ist auch für die Schlanken geschrieben, damit sie ihre korpulenten Mitmenschen endlich besser verstehen.

Achim Peters
Lübeck, 7. September 2016

Literatur

Kubera B, Klement J, Wagner C, Rädel C, Eggeling J, Füllbrunn S, Kaczmarek MC, Levinsky R, Peters A (2016) Differences in fairness and trust between lean and corpulent men. Int J Obes, Aug 30. doi:10.1038/ijo.2016.134

Vorwort

- **Wie Gelassenheit und Zufriedenheit trotz Übergewicht gelingen kann**

Warum dieses Buch – werden Sie sich fragen. Dick sein ist unattraktiv, niemand braucht Übergewicht, weshalb also ein ganzes Buch zu diesem Thema? Vielleicht gelingt es mir aber, Ihnen einen neuartigen Zugang zum „dick sein" zu vermitteln. Dabei möchte ich Sie mitnehmen auf eine Reise, auf der Sie neben bekannten Informationen auch neuen Erkenntnissen aus der Hirnforschung begegnen.

Darüber hinaus erhalten Sie durch die zahlreichen Geschichten meiner Patienten einen Einblick in die Erlebnisse, Gedanken und Gefühle dicker Menschen.

Sie halten also einen Ratgeber in Händen, der keine Patentlösung anbietet weil es eine solche nicht gibt, sondern aufzeigen möchte, wie vielschichtig die Probleme dicker Menschen sind. Als Leser begeben Sie sich damit auf eine ganz besondere Reise, nämlich auf den Weg zu Ihrem Selbst.

Die vergangenen 20 Jahre haben mir bei meiner Arbeit mit dicken Menschen immer wieder gezeigt: Je mehr erfolglose Versuche mit Diäten und Gewichtsreduktionsprogrammen unternommen wurden, desto mehr steigt das Gefühl des Versagens, der Schuld und der Ausweglosigkeit. Umso wichtiger ist es, dass dicke Menschen immer wieder den Mut fassen, sich von neuem auf den Weg zu machen, dann aber mit einer anderen Strategie. Man könnte es mit einer Urlaubsreise vergleichen: Bevor Sie losfahren, informieren Sie sich in den ersten Kapiteln dieses Buches über die Rahmenbedingungen Ihrer Reise. Erst wenn Sie diese geklärt haben, kann der Urlaub ohne unangenehme Überraschungen und Pannen verlaufen. Was unterwegs auf Sie wartet, ist nicht planbar. Neues erleben und sich auf neue Wege einzulassen schließt immer auch mit ein, bisherige Gewohnheiten zu verlassen und unbekanntes Gelände zu betreten. Ich möchte Sie neugierig darauf machen, Zusammenhänge kennenzulernen, die Sie bislang nicht berücksichtigt haben und die Sie künftig für sich nützen können.

Dicker Alltag schildert die alltäglichen Erlebnisse von Betroffenen.

Dicke Fakten erklärt Normwerte, die übergewichtige Menschen kennen und verstehen sollten.

Dicke Medizin gibt einen Überblick über Stoffwechselstörungen, die in Verbindung mit Übergewicht häufig anzutreffen sind. Es erklärt die wesentlichen Elemente einer modernen Adipositas-Therapie und gibt darüber hinaus einen Überblick über gängige Diäten und bekannte Gewichtsreduktionsprogramme. Nur mit ausreichend Informationen können Sie die Chancen aber auch Risiken verfügbarer Therapien beurteilen.

Dicke Karriere nimmt Sie mit zur Gewichtsentwicklung eines Menschen vom Mutterleib bis ins Erwachsenenalter. Es erklärt Ihnen, welche Ursachen es für die Entstehung von Übergewicht in den verschiedenen Lebensabschnitten gibt. Ein besonderes Augenmerk möchte ich in diesem Kapitel auf unsere Kinder und Jugendlichen werfen. Unter den derzeitigen Rahmenbedingungen sind sie zahlreichen Störfaktoren bei ihrer Gewichtsentwicklung ausgesetzt, die es vor allem auch für Eltern und Erzieher zu erkennen und berücksichtigen gilt. Nur durch ein zunehmendes Bewusstsein werden wir in den kommenden Jahren an den steigenden Adipositas-Zahlen etwas verändern können. Das sind wir unseren jungen Menschen schuldig, die morgen unsere Gesellschaft prägen.

Dickes Leben ist nun endlich der Beginn Ihrer ganz persönlichen Reise. Von nun an geht es darum, Ihnen Überlegungen an die Hand zu geben, mit denen Sie Ihre „Lebensgewichtskurve" nachvollziehen aber auch weiter gestalten können. Sie erfahren, wie der Hungerstoffwechsel funktioniert, was Ihr Essverhalten steuert und wie der Darm unsere Gewichtsentwicklung mit beeinflusst.

Dicker Körper wirft zunächst einen Blick auf die Entwicklung des Körperbildes in den verschiedenen Epochen. Es beschäftigt sich danach mit der Frage des heutigen „Körperideals" und Themen wie Mode, Bewegung und Haut.

Dicker Kopf schickt Sie auf einen Ausflug in die Welt der modernen Hirnforschung. Es erklärt die Mechanismen, die unser Gehirn anwendet, um mit den Stressfaktoren der Umwelt fertig zu werden. Mit den Ergebnissen der Selfish-Brain-Arbeitsgruppe erhalten Sie einen neuen Zugang zum Verständnis der Entstehung von Übergewicht.

Dicke Gefühle geht auf die Bedeutung emotionaler Faktoren für die Gewichtsentwicklung ein und betritt damit Ihre Gefühlswelt. Auch hier haben in den vergangenen Jahren Hirnforschung, Stressforschung und Schlafforschungen wichtige Erkenntnisse zur Entstehung von Übergewicht beigetragen.

Dicke Partnerschaft ist ein Kapitel auch für Singles und soll Ihnen aufzeigen, welche zwischenmenschlichen Themen für Ihr Übergewicht eine entscheidende Rolle spielen können. Denn Partnerschaften erleben wir nicht nur im privaten Bereich, sondern auch am Arbeitsplatz, wo Erwerbstätige den Großteil ihrer Zeit verbringen.

Dickes Tabu geht das Thema Magenchirurgie an, was bislang überwiegend in speziellen Zentren diskutiert wird. Eine meiner Patientinnen schildert ihren Weg bis zu diesem Eingriff und die Jahre danach. Außerdem beschäftigt es sich mit der Frage, inwieweit dicke Menschen diskriminiert werden und wie man sich dagegen schützen oder wehren kann.

Dick sein – aber richtig soll Ihnen dabei helfen, künftig unabhängig von kommerziellen Angeboten ihr eigener „Stressmanager" zu werden. Hier geht es um die Frage nach Ihrem Selbstbewusstsein. Darüber hinaus erfahren Sie, wie Motivation erreichbar ist und erhalten Anregungen für die Bestimmung Ihres ganz persönlichen Zieles.

Wenn Sie sich nun mit diesem Ratgeber und gemeinsam mit den Berichten meiner Patienten auf die Reise begeben, so entscheiden Sie selbst, in welcher Reihenfolge Sie die einzelnen Kapitel lesen wollen. Vielleicht wollen Sie keine Informationen im Vorfeld, dann können Sie auch die ersten Kapitel überspringen. Vielleicht haben Sie ja unterwegs Lust darauf, doch ein wenig mehr zu dem ein oder anderen Thema zu erfahren – dann blättern Sie einfach zurück. Vielleicht nehmen Sie das Buch auch in ein paar Monaten oder Jahren erneut zur Hand, wenn Sie nach einer persönlichen Niederlage neue Motivation oder Anregungen brauchen. Vielleicht interessiert sich auch Ihr Lebenspartner, ein bester Freund, eine Selbsthilfegruppe oder Ihr behandelnder Arzt für die Inhalte des Buches. Wenn Sie Ihr „dick sein" gestalten wollen, geht das vielfach im

Team leichter. Denn dann erhalten Sie auch Verständnis und Unterstützung in Ihrem Umfeld, sei es am Arbeitsplatz oder in Ihrem Privatleben. Das ist auf Ihrem Weg zu mehr Gelassenheit und Zufriedenheit von großer Bedeutung.

Bei Reiseantritt wissen Sie oft nicht, was Sie im Urlaub erwartet. So ist es auch mit der Reise zu sich selbst. Geschichten von Betroffenen können dabei helfen, eigene Erlebnisse in ihrer Bedeutung zu relativieren. Vor allem aber möchte ich Sie motivieren, sich mit Ihrem „Selbst" – Ihrem Körper, Ihren Gefühlen und Gedanken auseinanderzusetzen. Dies alles mit dem Ziel, sich am Ende der Reise mit und in Ihrem Körper wieder wohl zu fühlen. Niemand kann Ihnen diesen Weg abnehmen! Mit diesem Ratgeber können Sie sich auf den Weg zu einem Selbstbewusstsein machen, das Sie Ihren Mitmenschen gegenüber mit neu gewonnener Lebensfreude und Kraft auftreten lässt.

Meine persönliche Reise begann 1996, als ich mich dazu entschloss, an einem Forschungsprojekt teilzunehmen. Es wurde vom Bundesministerium für Gesundheit gefördert und in der psychosomatischen Klinik Windach bei München durchgeführt. Das Thema lautete: „Langfristige Stoffwechselverbesserung und Gewichtsreduktion bei übergewichtigen Typ-2-Diabetikern". Zielgruppe dieses Forschungs-und Modellprojektes waren Patienten mit Typ-2-Diabetes, die an Übergewicht und Adipositas litten. Sie sollten durch strukturierte verhaltensmedizinische und verhaltenstherapeutische Behandlungsansätze einer Gewichtsreduktion mit gleichzeitiger Verbesserung der Stoffwechsellage zugeführt werden. Hier begann mein Interesse für die Thematik, und es hat mich bis zum heutigen Tage nicht mehr losgelassen. Deshalb arbeite ich seit damals neben meiner Tätigkeit als Diabetologin schwerpunktmäßig mit übergewichtigen Menschen. In meiner Praxis biete ich deshalb seitdem eine Adipositas-Gruppe an, die einen „Raum der Begegnung" darstellt. Zweimal monatlich treffen sich übergewichtige Menschen mit und ohne Diabetes in unserer Gruppe, um Erfahrungen auszutauschen, über Rückschläge oder Erfolge zu berichten und um Hilfestellung zu erhalten. Hier ist Raum für gegenseitiges Verständnis. Die Betroffenen können sich unter Gleichgesinnten austauschen und haben es daher leichter, sich mit ihren Problemen zu öffnen. Dies schafft vielfach die Grundvoraussetzungen für neue, eigene Motivation. Da es eine offene Gruppe ist, steht es jedem Einzelnen frei, wann und wie oft er die Gruppenstunden besuchen will. Neben der reinen Wissensvermittlung diskutieren wir in der Gruppe auch verhaltenstherapeutische Ansätze. So werden Türen zu möglichen neuen Reaktionsmustern und Verhaltensweisen eröffnet.

In unserer schnelllebigen Zeit wird es für dicke Menschen immer schwerer, zu sich selbst zu stehen und gelassen zu bleiben. Der Druck, den Dicke täglich spüren, ist mir nach der langjährigen Tätigkeit mit meinen Patienten nur allzu vertraut. Unsere Gesellschaft setzt Normen, die viele glauben erfüllen zu müssen. Aus wissenschaftlicher Sicht sind aber viele dieser Normen, allen voran der BMI, längst nicht mehr zu halten, und wir haben neue Konzepte über die Entstehung von Adipositas. Die Lektüre dieser Informationen soll Ihnen, lieber Leser, wieder Gelassenheit und Selbstvertrauen geben!

Die vielen Erfahrungen, die ich auf meiner langen Reise gesammelt habe, möchte ich mit diesem Buch an Betroffene, aber auch an Ärzte und Therapeuten weitergeben: Vielleicht arbeiten Sie mit Kindern und Jugendlichen, psychisch kranken Menschen oder in einer Reha-Einrichtung, wo übergewichtige Patienten nach orthopädischen Operationen wieder mobil gemacht werden. Ihnen allen, die Sie mit dicken Menschen im beruflichen oder privaten Alltag zu tun haben und die Sie sich für die Belange dicker Menschen interessieren, möchte ich mit diesem

Ratgeber neue Gedanken und Ideen mit auf den Weg geben. Dahinter steht mein Wunsch, dicke Menschen mit all ihren Sorgen, Problemen und Reaktionsmustern besser verstehen und damit unterstützen zu können.

Es ist mir aber auch ein großes Anliegen, einen Gegenpol zu setzen zu den klassischen Angeboten für Dicke, insbesondere Diäten, Appetitzüglern oder Trendsportarten. Ich habe zu viele Patienten gesehen, die der zunehmenden „Vermarktung" des Themas Übergewicht mit all seinen unseriösen Versprechungen zum Opfer gefallen sind: Hypnose, Fett absaugen, Kryolipolyse, Power plate, Fett-weg-Gürtel – die Reihe ließe sich beliebig fortführen. Tatsache ist, dass trotz zahlreicher innovativer medikamentöser Möglichkeiten die Anzahl und Dramatik an Patientenschicksalen nicht abnimmt! Warum ist das so? Warum scheitern viele Therapieansätze? Warum wird die chirurgische Therapie immer mehr zum Thema – und kann sie eine sinnvolle Alternative darstellen? Warum lösen Diätbücher, Angebote im Internet, alternative Heilmethoden und Fitnessstudios offensichtlich dieses Problem nicht? Was läuft schief in unserem Land? Bei unseren Kindern, Jugendlichen, Erwachsenen? Wer hat ein Interesse an einer wirksamen Prävention? Die Krankenkassen derzeit jedenfalls definitiv nicht! Multimodale Therapieansätze sind vom Patienten meist selbst zu finanzieren, kosten Zeit und Geduld. Damit lässt sich also aus Sicht der Krankenkassen kein Geld verdienen. Schnelle Lösungen aber gibt es nicht für dicke Menschen!

„So kann es doch nicht weitergehen" – das sagen sich viele Betroffene, und sie haben den großen Wunsch, wenn auch zunächst nur für ein paar Stunden, Ihrem „dicken" Alltag zu entfliehen. Auch wenn es dann erst mal nur ein „Tagesausflug" wird und Sie mit der großen Urlaubsreise noch warten wollen – die Hauptsache ist, dass Sie sich „aus dem alten Fahrwasser" herausbewegen. Lassen Sie sich ein auf Neues, sammeln Sie neuartige Erlebnisse, Stimmungen und Gefühle und verlassen Sie zumindest kurzfristig den grauen, trüben Alltag! Manchmal braucht es dazu ein wenig Mut, aber nur so können Sie erleben, dass es Freude macht, neue Farben, Gedanken und Ideen einzufangen. Dabei werden Sie feststellen, dass viele Ihrer anfänglichen Ängste unbegründet waren. Ganz langsam, Schritt für Schritt trauen Sie sich immer weiter weg von alten Verhaltensmustern und tauschen Ihre Hilflosigkeit, Scham und Schuldgefühle gegen Neugier, Selbstbewusstsein und Lebensfreude ein. Dann können Sie auch Partner, Freunde oder Betroffene mit Ihrer neu gewonnenen Begeisterung anstecken.

Und nun wünsche ich Ihnen viel Freude bei der Gestaltung Ihres Weges zu mehr Gelassenheit, Lebensqualität und Zufriedenheit.

Die Autorin

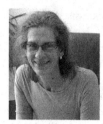

Veronika Hollenrieder

Veronika Hollenrieder

Geboren 1960 in München

Nach dem Medizinstudium an der LMU München Facharztausbildung zur Internistin in München-Neuperlach.

1992 und 1993 Geburt meiner beiden Söhne.

1993 Niederlassung in München-Giesing, seitdem Leitung einer Adipositas-Gruppe. In den darauffolgenden Jahren Aufbau einer Diabetes-Schwerpunktpraxis.

Seit 2003 Leitung des Diabeteszentrums München-Unterhaching.

Seit 1990 Referententätigkeit für die KVB München und in den darauffolgenden Jahren bundesweite Vortragstätigkeit.

Berufspolitische Aktivitäten (Vorstandsmitglied) in der FKDB (Fachkommission Diabetes Bayern) und dem BNDB (Berufsverband niedergelassener Diabetologen in Bayern).

Seit 2008 Mitautor der Zeitschrift INFO Diabetologie.

Meine Hobbys: Joggen, Rad fahren, Lesen, Handarbeiten und Musik hören.

Warum ich dieses Buch geschrieben habe? Um all denen zu danken, die mit ihren Erlebnissen und Erfahrungen mein ärztliches Handeln zu dem gemacht haben, was es heute ist: Freude und Neugier am Entdecken und Verstehen von Zusammenhängen, die das menschliche Leben ausmachen …

Inhaltsverzeichnis

Dicker Alltag

© Springer-Verlag GmbH Deutschland 2017
V. Hollenrieder, *Ich bin dann mal dick!*
DOI 10.1007/978-3-662-53058-0_1

Wie sieht der Alltag eines übergewichtigen Menschen aus? Unterscheidet er sich überhaupt von dem eines schlanken Menschen? So lange man nicht im beruflichen oder privaten Umfeld mit dem Thema Übergewicht konfrontiert wird, macht man sich darüber wenig Gedanken. In einer Gesellschaft, die immer mehr dicke Menschen aufweist, sind sie zwar zahlenmäßig längst nicht mehr in der Minderheit, sehr wohl jedoch oft einsam mit ihren Erlebnissen.

1.1   Alltägliche Gedanken

Was erleben dicke Menschen an einem normalen Arbeitstag? Und wie geht es Ihnen am Wochenende? Als Ärztin habe ich gelernt, mich mit genau diesen Fragen zu beschäftigen. Und dabei spielt die Grunderkrankung keine Rolle. Egal ob Typ-1-Diabetes, Rheuma, chronische Schmerzen oder eben Übergewicht – der Alltag sieht anders aus als bei einer gesunden oder schlanken Person. Aus der Vielzahl an Geschichten möchte ich die folgende von Frau B. an den Anfang dieses Buches stellen.

Da habe ich wieder was gehört – das könnte was für mich sein, um endlich abzunehmen. Trotzdem Skepsis! Und immer diese blöde Geldfrage. Es ist ja nicht mit einmal oder mit einer überschaubaren Zeit abgetan. Aber ich muss abnehmen! Das Mittel kostet etwa 10 Euro – reicht knapp eine Woche – ich kaufe es nochmal – nach zwei Wochen kann ich das Zeug nicht mehr riechen geschweige denn essen. Also vielleicht Ernährungsberatung? Kostet 100–120 Euro. Dafür gibt es eine Sitzung zum Messen und Wiegen – dann überreicht mir „er oder sie" einen Ernährungsplan für eine Woche und dann heißt es: Mach mal selbst. Nach vier Wochen wieder die gleichen Kosten – wo soll ich das Geld hernehmen? Wächst leider nicht auf Bäumen. Ich weiß schon: "Iss nicht so viel, dann reicht das Geld. Das stimmt aber so auch nicht. Die billigen oder preisgünstigen Lebensmittel (Brot, Kartoffeln, Nudeln) machen wenn man sich davon satt isst nun mal dick. Die Leute, die nur 5 kg abnehmen müssen oder wollen reden sich leicht. Das könnte ich wahrscheinlich auch in etwa einem halben Jahr schaffen – aber bei 50 kg oder mehr – was für mich nötig wäre? Auch schon probiert: Weight Watchers, wöchentliches öffentliches Wiegen. Die Demütigung vor allen Leuten und dem Kursleiter, weil man wieder nicht so viel abgenommen hat wie vereinbart – war ein Horror für mich! Und

kostet auch etwa 20 Euro pro Woche. Also doch Psychologe? Kostet zwar nichts, weil das über die Krankenkasse finanziert wird, aber der ist mit meinem Problem überfordert – also auch wieder nichts. Dann frage ich einen Arzt, wie ich am besten einsteigen kann. Da kam doch prompt die Antwort: „Nehmen Sie halt die Diäten aus den Zeitschriften." Habe ich doch auch schon so oft gemacht und bringt nichts außer den Jo-Jo-Effekt. Ich weiß gar nicht mehr, was ich schon alles versucht habe – in meinem Kopf geht es wirr durcheinander – nur eines weiß ich: „Du musst abnehmen!"

Immer wieder Frust, was tröstet ist Essen, vor allem Süßes! Dann wieder die Wut auf mich selbst. Warum halte ich nicht durch? Immer nur ein paar Monate – aber noch nie dauerhaft! Essen umstellen – aber wie? Bin ich in der falschen Zeit geboren? Rezepte enthalten oft so viele exotische Dinge – gibt es denn keine einfachen Gerichte mit heimischen Waren (Gemüse, Kräuter, Obst etc.)? Jedes Mal, wenn ich wieder von vorne mit dem Abnehmen anfange, werden der Einstieg und die Umstellung schwieriger! Wo ist die Person, die mich zeitweise bei der Hand nimmt und mich auf den richtigen Weg führt? Oder eine Selbsthilfegruppe? Warum finde ich nichts? Oder liegt es an mir? Oder vielleicht ist die Lösung doch mehr Bewegung? Mache ich aber doch schon – Square Dance einmal in der Woche – und täglich mit dem Rad zum Einkaufen! Vielleicht Schwimmen oder Walken? Aber immer alleine schaffe ich nicht – und will ja auch keinem zur Last fallen – haben doch alle selbst ihre Probleme! Wie den inneren Schweinehund überwinden? Wie kann ich lernen, das alles vielleicht doch alleine zu machen? Alleine – ein Sch … -Gefühl, war aber immer schon so. Ja, ich weiß, das sind alles nur Ausreden, aber wie ändere ich „Es"?

Frau B. spricht in ihren Zeilen stellvertretend für viele Betroffene die unterschiedlichsten Themenbereiche an. Dabei geht es neben den Fragen nach der Nahrungsaufnahme (Was soll ich essen? Wieviel soll ich essen?) und der Bewegung (Was soll und kann ich machen? Wie oft und mit Wem kann ich mich bewegen?) aber auch um Gefühle wie Frust, Versagen, Demütigung, Ärger, Müdigkeit, Kraftlosigkeit, Hilflosigkeit. Der Druck kommt für dicke Menschen von allen Seiten – das „sortieren" fällt ihnen schwer. Da ist die große Sehnsucht nach einer Person, die „mich an der Hand nimmt"! Wir erfahren darüber hinaus, dass sich Frau B. selbst immer wieder in Frage stellt – sich fühlt wie in der „falschen Zeit". Und sie berichtet, wie so viele Betroffene, über das immer wiederkehrende Versagen, die immer wiederkehrenden Rückschläge und die zunehmende Unfähigkeit, damit fertig zu werden. Die Rückschläge eines Menschen sind in der Adipositastherapie ebenso Kraft raubend und brisant wie bei der Behandlung einer Depression oder Suchterkrankung. Das bedeutet für uns Ärzte, dass es ohne Zuwendung und einen hohen Zeitaufwand nicht geht. Das kostet auch auf Seiten der Therapeuten viel Kraft und wird im derzeitigen Gesundheitssystem nicht honoriert. Wer will sich also um Erkrankungen wie Depression, Sucht oder Adipositas kümmern? Und wie erhalten wir bei Betroffenen und Therapeuten die Kraft, sich immer wieder aufs Neue dem Alltag zu stellen? Ich persönlich denke, dass es nur zu schaffen ist, wenn die Betroffenen Wege finden, die Akkus immer wieder aufzuladen. Für mich persönlich ist es die Bewegung in der Natur oder die Musik, aber das sieht sicherlich für jeden Menschen unterschiedlich aus. Und ich bin zutiefst davon überzeugt, dass es sich lohnt, darüber nachzudenken, wo man diese Oasen im persönlichen Alltag finden kann. Über die Jahre entwickeln Menschen unterschiedliche Reaktionsmuster. Die einen sind in der Lage, mit einer großen Portion Widerstandsfähigkeit (Resilienz) und Selbstbewusstsein durchs Leben zu gehen, andere aber geben auf und resignieren. Gerade letztere Gruppe braucht dringend Hilfe und ich hoffe, mit meinem Buch den einen oder anderen auf neue Gedanken, Ideen und damit einen besseren Lebensweg führen zu können. Zuwendung als stärkende Kraft ist eine Therapie ohne Nebenwirkungen!

> **Praxistipp**
>
> Die Behandlung von chronischen Erkrankungen benötigt Zeit und Geduld, nicht nur auf Seiten der Betroffenen, sondern auch auf Seiten der Therapeuten. Mit diesem Bewusstsein müssen Ärzte und Patienten sich immer wieder gemeinsam auf den Weg machen. Dicke Menschen brauchen Zuwendung, um sich Veränderungen zuzutrauen. Das ist eine Therapie ohne Nebenwirkungen.

Zurück zum Alltag eines dicken Menschen. Egal ob im Berufsalltag, Freundeskreis, in Familie oder Freizeit: Übergewicht ist ein ständiger Begleiter. Schlanke Menschen können sich vielfach nur schwer vorstellen, wie es sich anfühlt, tagtäglich mit Übergewicht zu leben. Es ist in etwa so, wie wenn Sie einen Rucksack vor dem Körper und einen auf dem Rücken gleichzeitig mit sich herumtragen müssten. Wie geht es Ihnen dann, wenn Sie Treppen steigen, schnell der S-Bahn hinterherlaufen oder beim Betriebsausflug mit den Kollegen Schritt halten wollen? Ganz zu schweigen von der warmen Jahreszeit, wo „Freikörperkultur" angesagt ist – ein Horror für jeden übergewichtigen Menschen. Auch die Blicke im Schwimmbad sind nur schwer zu ertragen – das gilt aber auch für viele andere alltägliche Situationen. Die Gesellschaft spiegelt dicken Menschen ihr Problem Tag für Tag, durch verbale Kommentare aber auch Verhaltensweisen und Blicke. Dazu kommen die allgegenwärtigen Medien mit ihren perfekt geformten Körpern, die es täglich zu bestaunen gibt. Diesen permanenten Dauerstress will kein Mensch gerne und freiwillig erleben!

1.2   Alltägliches in Beruf und Freizeit

Was macht den Alltag eines dicken Menschen schwierig? Und wie geht man in alltäglichen Situationen mit den überschüssigen Pfunden um? Für Dicke lauern an jeder Ecke Gefahren und sie können nie sicher sein, wie normalgewichtige Menschen behandelt zu werden. Das gilt gleichermaßen für den Arbeitsalltag und die Freizeit. Übergewichtige Kinder machen bereits in Kindergarten und Schule die Erfahrung, mit der Gruppe nicht mithalten zu können, sie sind langsamer und erleben hier bereits Situationen, in denen Sie ausgegrenzt werden. Besonders unangenehm sind ihnen deshalb Wandertage oder Klassenfahrten. Auch der Sportunterricht und noch mehr das Schwimmbad erzeugen negative Gefühle. Genau das belastet aber auch dicke Erwachsene. Unsere gut gemeinten Ratschläge wie „gehen Sie doch mal ins Schwimmbad" werden also einem dicken Menschen wenig helfen. Gerade dann, wenn die Körperfülle sichtbar wird, sind die Hemmungen besonders groß, das gilt insbesondere für den Sommer, den Strandurlaub und das Schwimmbad. Auch muss man Badeanzug oder Badehose in Übergrößen erst mal kaufen

1

– das ist oft ein unüberwindbares Hindernis. Deshalb bestellen viele Dicke Menschen ihre Bekleidung im Internet – da müssen Sie sich wenigstens keine unangenehmen Kommentare anhören. Bereits in frühen Jahren erleben also übergewichtige Menschen Ausgrenzung und Kränkungen und haben es schwer, ihr Selbstwertgefühl aufzubauen.

> **Hier eine kleine Auflistung von Lebenssituationen, in denen Übergewicht im Alltag zum Problem werden kann:**
> - Auto und Flugzeug – der Sicherheitsgurt ist zu kurz – man kann sich nicht anschnallen,
> - Stühle in Lokalen, Ämtern, Arztpraxen, Hotels, Kino, Theater,
> - Freizeitaktivitäten wie Schwimmbad, Fitness, Wandern,
> - Partnersuche,
> - Sexualität,
> - Bewerbungsgespräche,
> - Mobbing am Ausbildungsplatz oder im Betrieb,
> - Behandlung beim Arzt.

In allen Lebensbereichen warten Vorurteile, die dicke Menschen oft resignieren lassen. Sie fühlen sich nicht verstanden und ziehen sich deshalb oft aus dem gesellschaftlichen Leben zurück. Ähnlich wie bei einer Depression führt das aber nur noch mehr in die Einsamkeit. Trost gibt es irgendwann nur noch beim Essen. Dicke Menschen wissen, dass sie genau das einschränken müssten, leben mit permanenten Schuldgefühlen und „fressen" die Sorgen und den Kummer in sich hinein. Wo kann man ansetzen? Wie auf dicke Menschen zugehen?

Ein erster Schritt kann von vielen Seiten kommen. Egal ob Partner, Freund, Kollege oder Arzt – sie alle haben die Möglichkeit, dicke Menschen abzuholen und wieder auf den Weg zu bringen. Aber – und deshalb halten Sie dieses Buch in Händen – Sie können die Zeit auch nutzen, um selbst erste Schritte der Veränderung zu gehen. Auf so manche dieser Alltagssituationen können Sie sich vorbereiten – also eine Strategie entwickeln, wie Sie damit umgehen werden. Das macht Sie gelassener und gibt Ihnen ein Stück Selbstwertgefühl zurück.

> **In Anlehnung an die obige Liste nun ein paar strategische Überlegungen:**
> - Bei Flugreisen im Voraus eine Gurtverlängerung dazu buchen.
> - Bei planbaren Autofahrten (Taxi, Freunde) vorab nach Sitzverlängerung fragen.
> - Wenn Sie sich nicht alleine ins Schwimmbad oder Fitnessstudio trauen, fragen Sie eine Freundin/ einen Freund, ob er Sie begleiten kann, vor allem beim ersten Mal.
> - Denken Sie daran, dass auch schlanke Menschen bei der Partnersuche Probleme haben.
> - Denken Sie an Ihre fachlichen Qualitäten und kleiden sich zum Bewerbungsgespräch vorteilhaft.
> - Mobbing ist einer der größten Stressoren, denen ein Mensch im Arbeitsalltag ausgesetzt sein kann. Nehmen Sie deshalb unbedingt professionelle Hilfe in Anspruch.
> - Wenn Sie das Gefühl haben, dass ein Arzt Sie wegen Ihres Übergewichtes schlecht behandelt, dann sagen Sie es und ziehen Ihre Konsequenzen daraus. Vielleicht haben Sie den Mut, die Diskriminierung, die er Ihnen zugefügt hat, anzusprechen. Das verschafft Erleichterung und stärkt Ihr Selbstwertgefühl. Eventuell können Sie auch das Buch empfehlen, dass Sie gerade in Händen halten.

Unsere Gesellschaft gibt leider immer mehr Normen vor, wie ein Individuum auszusehen und sich zu verhalten hat. Wer nicht ins Schema passt, erlebt Nachteile. Halten Sie sich aber vor Augen, dass wir auch in anderen Lebensbereichen solche Muster antreffen. Nehmen wir zum Beispiel die ständige Erreichbarkeit. Egal ob Manager, Firmenchef, Arzt, Angestellter oder Privatperson – wer nicht ständig verfügbar ist, gehört nicht dazu. Dazu haben die sozialen Netzwerke in den vergangenen Jahren erheblich beigetragen. Auszeiten kann man sich kaum leisten, selbst am Wochenende oder im Urlaub sind Mobiltelefon oder Laptop mit dabei. Große Firmen haben bereits erkannt, dass die Arbeitskraft nicht unendlich gesteigert werden kann: Ja, es gibt hier auch positive Entwicklungen. Keine E-Mails am Wochenende oder nach 20 Uhr – das könnte Raum geben für Ruhepausen, Erholung und eben für das eigene Selbst. Am Arbeitsplatz verbringen die meisten Menschen den Großteil ihres Lebens. Wenn er zur ständigen Quelle von Ärger und Versagensgefühlen wird, müssen Sie es sich wert sein, zum Erhalt Ihrer Arbeitskraft darüber nachzudenken, wie es weitergehen soll. Immer wieder erlebe ich gerade bei dicken Menschen, wie lähmend die Angst vor dem Verlust des Arbeitsplatzes ist. Nun haben Sie erst recht keine Kraft mehr für Veränderungen. Das mündet dann in Krankheit oder gar ein Burn-out. Denken Sie darüber nach, in welchem Lebensbereich Sie etwas ändern müssen oder möchten. Bewahren Sie trotz aller Not einen kühlen Kopf, entwerfen Sie einen Schlachtplan und überlegen, wer Ihnen bei der Umsetzung einer Veränderung helfen könnte. Hier ist Strategie gefragt. Ein Leben für eine Arbeit, die Sie krank macht, das haben Sie nicht verdient und nützt weder Ihrem Arbeitgeber noch Ihnen oder Ihrer Familie.

Ein Motto meiner ärztlichen Tätigkeit lautet: „Vor die Therapie hat der liebe Gott die Diagnose gestellt". Das bedeutet für mich in jedem Fall, egal ob beim Thema Diabetes, Übergewicht oder anderen internistischen Problemen, dass ich die Ausgangssituation betrachten muss, in der sich mein Patient befindet. Je besser ich ihn kennenlerne, umso eher wird es möglich sein, Hilfestellung anzubieten. Diese kann auch – und das betrifft vor allem das Thema Übergewicht – im gemeinsamen, analysierenden Gespräch bestehen. Da Sie, lieber Leser, aber nicht vor mir sitzen und Fragen stellen können, werde ich in diesem Buch immer wieder Fragen an Sie richten, die Ihnen bei der Bestimmung Ihrer Ausgangsposition und auf dem Weg zu möglichen Veränderungen helfen können. Es soll eine Art „Standortbestimmung" sein wie bei einem Navigationssystem. Erst wenn Sie wissen, wo Sie stehen, können Sie darüber nachdenken, wie die neue Route aussehen soll und auf welchem Weg Veränderungen realisierbar sein könnten. Erschrecken Sie nicht bei den gelegentlich längeren Fragelisten. Greifen Sie sich immer nur einzelne Fragen heraus – es ist nicht nötig, auf alle Fragen Antworten geben zu können. Vielleicht schlagen Sie aber in ein paar Jahren dieses Buch nochmal auf und können feststellen, dass Sie eine kleine

Wegstrecke geschafft haben und sich so manches zum Positiven verändert hat. Das ist mein Wunsch für Sie, und deshalb habe ich das vorliegende Buch geschrieben.

? Kernfragen

1. Was in Ihrem Alltag bereitet Ihnen Probleme?
2. Was an Ihrem Arbeitsplatz setzt Sie unter Druck?
3. Wann in Ihrem Alltag fühlen Sie sich hilflos?
4. Welche Alltagssituationen machen Sie wütend?
5. Wie gehen die Arbeitskollegen mit Ihnen um?
6. Wie geht es Ihnen in Ihrer Familie? Wer unterstützt Sie? Wer hört Ihnen zu?
7. Haben Sie Freunde, mit denen Sie über ihre Sorgen sprechen können?
8. Was in Ihrem Alltag bereitet Ihnen Freude?
9. Können Sie Dinge in ihrem Alltag genießen? Falls ja, was?
10. Stehen Sie morgens voller Energie auf und freuen sich auf den Tag?
11. Was in Ihrer Freizeit macht Ihnen Freude? Was vermeiden Sie?
12. Versuchen Sie sich an unangenehme Situationen zu erinnern: Was haben Sie genau erlebt? Wem können Sie darüber berichten?
13. Können Sie sich mit Gleichgesinnten austauschen? Wie viel Zeit nehmen Sie sich dafür?
14. Gibt es Ängste, die Sie beschäftigen? Falls ja, welche genau?
15. Können Sie sich gegen Ungerechtigkeiten zur Wehr setzen?
16. Können Sie Grenzen ziehen und auch mal „Nein" sagen?

1.3 Peinliches

Der Alltag eines Dicken ist voller „Fallen", in die er hineintappen kann, wenn er die Situationen nicht durch Erfahrung meidet oder vorhersieht. Ein schlanker Mensch – so auch ich – macht sich über viele Dinge keine Gedanken, die für Personen mit Übergewicht zur Falle werden können. Erst die Erfahrungsberichte meiner Patienten haben mir diesen Blick auf Alltägliches, oft aber leider auch Peinliches ermöglicht. Ihre Geschichten machen mich immer wieder aufs Neue betroffen, zeigen Sie doch, wie gedankenlos unsere Gesellschaft heute vielfach ist. Egal ob mit dem Partner, einem Freund oder alleine – man wird in solchen Situationen leider allzu oft auf das Körpergewicht reduziert. So manches kann man aber auch gedanklich vorhersehen. Wenn peinliche Situationen erlebt werden ist es wichtig, sich ihnen zu stellen und eine Antwort parat zu haben. Hören wir zunächst, was Frau O. bei einem „Date" erlebt hat:

■ **Sekunden zwischen Freud und Leid**

Die Sonne schien mit mir um die Wette. Ich war frisch verliebt und hatte eine Verabredung mit meinem neuen Freund A. in seinem Lieblingscafé. Zu diesem Zeitpunkt, nicht lange nach meiner Scheidung, hatte ich mein höchstes Kampfgewicht von 115 kg. Leider gehöre ich zu den Frustessern und nicht zu den Frustabnehmern. Eigentlich bin ich kein Kuchenfan, aber ich wollte kein Spielverderber sein. Gut gelaunt machte ich mich auf den Weg zum Café. Als ich eintrat, blickte ich mich kurz um und da winkte mir A. auch schon zu. Ohne auf meine weitere Umgebung zu achten hatte ich nur Augen für ihn und nahm neben ihm Platz. Ich verspürte einen kleinen Schmerz und dachte kurz bei mir, da stimmt etwas nicht, schenkte aber dem Ganzen keine weitere Beachtung. Ach hätte ich es doch getan. Wir bestellten Kaffee und Kuchen, unterhielten uns, und die Zeit verging im Flug. A. zahlte und wir wollten aufstehen. A. stand schon, aber als ich aufstehen wollte hatte ich „Zusatzgepäck", nämlich den Stuhl. Ich war gefangen im Stuhl und wurde nervös, vor lauter Verunsicherung schoss mir die Röte in mein Gesicht. Ein schneller Blick durch das Café zeigte mir, dass meine kleinen Versuche, mich zu befreien, noch von niemandem wahrgenommen worden waren, aber sie scheiterten auch kläglich. Ich fing an zu schwitzen. Auch A. war irritiert als er merkte was passiert war. Nun geschah, was ich vermeiden wollte – die Leute im Café wurden auf uns aufmerksam. Er versuchte mir aus dem Stuhl zu helfen und zog mit aller Kraft an meinen Händen, aber die runden Stuhllehnen hatten sich um

meinen Bauch gewickelt, und es schien, als ob sie mich nicht mehr loslassen wollten. Inzwischen hatten alle Leute im Café meine peinliche Situation mitbekommen, aber ich hörte kein Verständnis, sondern nur Hohn und Spott. Sätze wie: „Wie kann man nur so dick sein", „ … dick und Kuchen essen" und „Dicke sind so undiszipliniert" waren noch die harmlosesten. Viel schlimmer aber waren die unausgesprochenen Worte und Blicke, sie waren voller Verachtung. Das nächste Mauseloch war für mich unerreichbar und die Menschenmenge um uns wurde immer größer. Ich suchte den Blickkontakt zu A., merkte, dass er sich als Einziger wirklich Sorgen um mich machte und mich deswegen auch nicht verurteilte. Er liebte mich so wie ich war. Einer aus dem Café sagte: „Dann lass uns das Nilpferd befreien" und ich kämpfte gegen die aufsteigenden Tränen an. Mit vereinten Kräften schaffte man es dann doch, mich aus dem Stuhl zu befreien und ich verließ fluchtartig das Café. Seit diesem Zeitpunkt achte ich immer darauf, auf welche Art von Stühlen ich mich setze. Mit A. war ich jahrelang liiert und später konnte auch ich über diese Episode schmunzeln.

Der Stuhl als alltäglicher Gegenstand wurde hier zur Falle. Denken Sie also immer über den Stuhl nach, auf den Sie sich setzen wollen: bei Freunden und Bekannten, im Restaurant oder Café, im Wartezimmer des Arztes, im Friseursalon, in Theater, Konzert oder Kino; die Reihe lässt sich beliebig fortsetzen. Und nicht nur die Stuhlgröße ist zu berücksichtigen, sondern auch die Frage, ob er Ihrem Gewicht standhalten wird. Leider achten auch Ärzte nicht immer auf die Auswahl ihrer Stühle im Wartebereich. Darüber sollten Sie sich, liebe Kollegen, bei der Gestaltung Ihres Wartezimmers Gedanken machen. Und für alle Betroffenen ist es besser, man bleibt stehen, wenn man dem Stuhl nicht vertraut. So spart man sich auch unangenehme Situationen und Kommentare.

Und dann wären da noch Klappstühle und Liegestühle, denen im Freizeitbereich Bedeutung zukommt.

■ **Hierzu ein paar Gedanken von Herrn L.:**

Ab einer gewissen Gewichtsklasse gilt die Regel, keine Klapp- oder Campingstühle beim Discounter zu kaufen, schon gar keine Aktionsware. Das Zeug heißt Klappstuhl, weil es spätestens ab 100 kg zusammenklappt. Es bleibt nur der Weg in den Fachhandel und ein Blick auf die am Etikett angegebene Maximalbelastung. Auf jeden Fall sollte man sich die Rechnung gut aufheben, um gegebenenfalls einen schlanken Mitmenschen samt dem verzogenen Teil zurück in den Laden schicken zu können. Mit dem Argument „das muss wohl ein Materialfehler sein" sollte der Umtausch dann gelingen.

> **Praxistipp**
>
> Achten Sie beim Kauf eines Stuhles auf die angegebene Maximalbelastung. Das gilt ebenso für Klapp- oder Liegestühle. Gleiches gilt für Lattenrost, Bettgestell, und Matratze. Ebenso sollten Sie beim Kauf einer Körperwaage auf die maximale Gewichtsanzeige achten. In jedem Fall wichtig: Kaufbeleg aufbewahren, damit ein Umtausch möglich ist.

1.4 Diskriminierendes

Die folgende Geschichte erlebte Frau W. in einem Kaufhaus beim Shoppen. Sie war für mich vor vielen Jahren eine Art „Schlüsselgeschichte" und prägte meine Entscheidung, mich noch intensiver als bislang mit dem Thema Adipositas auseinanderzusetzen. In der inzwischen langjährigen Arbeit mit meinen Patienten durfte ich vor allem in den gemeinsamen Gruppenstunden immer wieder erleben, wie befreiend es für die Betroffenen sein kann, über derartige Situationen zu berichten. Es verschafft Ihnen zumindest eine gewisse Erleichterung und vor allem das Gefühl, mit dem Erlebten nicht alleine zu sein. Sicherlich muss man mit dem Begriff Diskriminierung vorsichtig umgehen, und es wird darüber auch in anderen Bereichen des Lebens (Religion, Hautfarbe etc.) immer unterschiedliche Meinungen geben. Für dicke Menschen erzeugen aber derartige Erlebnisse eine Reihe von (vermeidbaren) negativen Gefühlen. Mehr dazu im Kapitel „Dicke Gefühle".

■ **Frau W. schreibt:**
Die Abteilung, in der ich etwas besorgen musste, war im 3.Stock, deshalb nahm ich den Aufzug. Im ersten Stock stieg zu ein älteres gut situiertes Ehepaar zu. Als sich

die Aufzugstüre geschlossen hatte sagte die Frau zu ihrem Mann: „Mensch Rudi, meinst du wir kommen im vierten Stock heil an mit der fetten Kuh hier drin? Nicht, dass wir mit dem Fahrstuhl abstürzen, weil der das Gewicht nicht aushält." Normalerweise bin ich nicht auf den Mund gefallen, aber das hat mich sprachlos und empört gemacht. Natürlich hatte Sie Recht, ich war nun mal wirklich fett, aber deshalb musste man mich nicht derart beleidigen. Es war mir natürlich unsagbar peinlich.

Wenn ich solche Geschichten höre, frage ich mich immer wieder, wo die Grenze zur Diskriminierung beginnt. Und es fällt nicht schwer sich vorzustellen, was im Kopf der Betroffenen in solchen Situationen vorgeht. Warum werden Menschen in unserer Gesellschaft auf ihr Körpergewicht reduziert? Leider gehört der Satz „Dick, dumm und Diabetes" noch lange nicht der Vergangenheit an. Das bestätigen mir vor allem die übergewichtigen Typ-1-Diabetiker. Wenn Sie über ihre Erkrankung berichten, lautet die Reaktion zumeist: „Na klar, wenn man so dick ist muss man ja Diabetes haben." Die Ursache ihrer Diabetesform ist aber, soweit wir heute wissen, ein Autoimmunprozess. Derartige Kommentare zeugen von Unwissen und zeigen, wie „gewichtszentriert" das Denken einer Gesellschaft geworden ist, wenn es um das Thema Diabetes geht. Dabei werden elementare Merkmale von Typ-1- oder Typ-2-Diabetes durcheinander gebracht.

Übergewichtigen Menschen erleben in ihrem Alltag immer wieder Kommentare ihrer Mitmenschen, die ihnen eine permanente Disziplinlosigkeit unterstellen. Wie neue Untersuchungen der Hirnforschung allerdings bewiesen haben, hat Übergewicht vielfach völlig andere Gründe.

Eine Geschichte aus dem Alltag einer Lehrerin zeigt, wie man bereits übergewichtigen Kindern mit Vorurteilen begegnet:

■ **„Kuchen zum Geburtstag"**
Unlängst habe ich in meiner Schule folgendes erlebt: Wenn ein Schüler Geburtstag hat, ist es üblich, dass er von zu Hause irgendetwas Leckeres mitbringt. Meist backen die Mütter Muffins, das ist einfach, geht schnell und reicht für alle. Nun hatte ein Drittklässler aus meiner Parallelklasse Geburtstag. Der Junge gehört zu den dickeren Schülern und obwohl ich ihn gar nicht unterrichte, kam er mittags mit dem

Kuchenblech zu mir. Ich freute mich sehr über den wirklich sehr leckeren selbstgebackenen Kuchen, vor allem aber über seine Aufmerksamkeit mir gegenüber. Als ich später im Lehrerzimmer meinen beiden Kollegen davon erzählte, einer davon ist der Klassenlehrer des Jungen, erhielt ich folgenden Kommentar: „Na ja, von nichts kommt nichts!" Meine Freude war wie weggeblasen und ich fragte mich, warum jedes andere Kind gelobt worden wäre, nicht aber dieser Junge. Ist es nur für schlanke Kinder legitim, Kuchen mitzubringen und zu essen? Wie geht es dicken Kindern, wenn sie bereits in so jungen Jahren anders behandelt werden als schlanke? Dürfen sie nicht ebenso Geburtstag feiern?

In ▶ Kap. 4 lesen Sie mehr über die Entstehung von Übergewicht im Kindes- und Jugendalter, sowie in ▶ Kap. 7 über die neuesten Ergebnisse der Hirnforschung. Nur durch die Vermittlung von Wissen können wir derartigen Vorurteilen begegnen und eine Grundlage für einen Umdenkprozess schaffen.

1.5 Spezielle Lebenssituationen

Neben unserem Alltag in Arbeitswelt und Familie gibt es Lebensphasen, in denen wir Glücksgefühle erleben dürfen, wie bei der Geburt eines Kindes oder Enkelkindes. Ebenso erleben wir aber auch im Laufe unseres Lebens die ganze Bandbreite menschlicher Katastrophen wie Krankheit, Unfall, Trennung oder Tod von Familienangehörigen oder im nahen Bekannten- und Verwandtenkreis. Das gilt für dicke und dünne Menschen gleichermaßen. Wie wirken sich diese Situationen auf unser Verhalten aus? Wie viel Kraft bleibt für unsere eigenen Probleme übrig? Meine Erfahrung bei der Arbeit mit übergewichtigen Menschen hat mir gezeigt, dass insbesondere bei langer Krankheit des Lebenspartners oder eines Kindes die eigene Person total vernachlässigt wird. In dem Bemühen um das Wohl des Kranken wird die eigene Gesundheit völlig ausgeblendet. Das führt vielfach dazu, dass die regelmäßige Einnahme von Medikamenten oder erforderliche Selbstkontrollen (Blutdruck, Blutzucker) ins Hintertreffen geraten oder sogar unterbleiben. Zeit für die eigene Person wird zugunsten der

Pflege aufgegeben. Erst wenn sich die Lebenssituation ändert, wird den Betroffenen bewusst, wie sehr sie sich selbst hinten angestellt haben. Was kann helfen, auch in schwierigen Lebenssituationen Orte der Ruhe zu finden? Dabei sind nicht nur Partner, Freunde und Ärzte gefragt, sondern unsere Gesellschaft. Später werden wir noch betrachten, wie jeder Einzelne gegen Gewichtsdiskriminierung aktiv werden kann.

> **Es sind die Kleinigkeiten, die dicke Menschen in derartigen Lebenssituationen brauchen:**
> — Ein freundlicher Blick.
> — Ein gutes, aufmunterndes Wort.
> — Eine gemeinsame Tasse Tee oder Kaffee.
> — Ein aufbauender, fester Händedruck.
> — Eine Umarmung.
> — Eine spontane SMS oder E-Mail.

Aber Sie können sich auch selbst mit Kleinigkeiten eine Freude bereiten. Und wenn es Ihnen gelingt, auch nur für ein paar Minuten Ihre eigene kleine Welt zu verlassen, können Sie die Kraft der Natur mit ihren Farben, Gerüchen, der Sonne, dem Wind oder Regen spüren

> **Bereiten Sie sich Freude durch:**
> — Eine Blume am Arbeitsplatz.
> — Ein paar Minuten vor die Türe gehen und frische Luft schnappen.
> — Eine kleine Runde mit dem Fahrrad um den Wohnblock fahren.
> — Eine alte Lieblingsmusik auflegen und einen Song hören.
> — In einer Gartenzeitschrift blättern.
> — Durch eine Gärtnerei gehen und die Blumenpracht bestaunen.

Und wenn Ihnen am Wochenende die Decke auf den Kopf fällt, dann bitten Sie Ihren Partner oder einen Freund, Sie zu begleiten. Das kostet nicht viel.

Bringen Sie sich auf andere Gedanken:
- Ausflug in den Tierpark.
- Ausflug in den botanischen Garten.
- Besuch in einem Museum oder einer Galerie.
- Beobachten Sie Kinder auf einem Spielplatz.
- Ein Spaziergang durch den Wald oder am Seeufer entlang.
- Ein Besuch auf einem Bauernhof.
- Mit Partner oder Freund zum Billard, Boules, Dart oder Eisstockschießen gehen.
- Besuch einer Tanzveranstaltung.
- Besuch eines Konzertes.
- Kinobesuch.
- Eine Bootsfahrt.

1.6 Einsamkeit

Auf der einen Seite wird unsere Welt immer schnelllebiger, auf der anderen Seite erleben aber gerade dicke Menschen immer mehr quälende Einsamkeit. Arbeitslosigkeit und finanzielle Sorgen verstärken die Teufelsspirale. Was Freude machen würde, kostet zu viel Geld, das gilt auch für die Auswahl der Lebensmittel. Insbesondere in den unteren sozialen Schichten ist Übergewicht anzutreffen. Es ist also auch ein gesellschaftliches Problem. Für manche Menschen ist die Anschaffung eines Haustieres ein erster Schritt aus der Einsamkeit heraus und ermöglicht Körperkontakt und Zuwendung. Ein Hund beispielsweise nimmt Sie mit an die frische Luft und vielleicht entstehen bereits in der Hundeschule oder dann später unterwegs Kontakte zu anderen Hundebesitzern. Ein Tier gibt Ihnen das Gefühl, gebraucht zu werden und nimmt ein kleines Stück Einsamkeit von Ihren Schultern. Und wenn Sie mehr Betätigung suchen, dann bietet eine ehrenamtliche Tätigkeit zum Beispiel in einer caritativen oder sozialen Einrichtung vielfältige Möglichkeiten. Zum Beispiel die stundenweise Betreuung von Kindern als Tagesmutter, in einer Kindertagesstätte oder Mittagsbetreuung von Schulen bietet sich hierfür an. Oder Sie graben ein altes Hobby aus und aktivieren es. Auch

hier nur eine kleine Auswahl an Aktivitäten, die ich durch meine Patienten kennen gelernt habe. Ihrem Ideenreichtum ist keine Grenze gesetzt, vielleicht können Sie auch das ein oder andere auf einem Bazar für einen guten Zweck verkaufen.

Wie wäre es mal mit
- Handarbeiten (Stricken, Sticken, Nähen, Basteln),
- Malen (Papier, Öl etc.),
- Fotografieren,
- Briefmarkensammlung, Münzsammlung,
- Musizieren (Orchester, Chor),
- Schreinerarbeiten,
- alte Fahrräder reparieren, Uhren reparieren, Werkzeuge aller Art reparieren,
- Marmelade, Kompott, Gebäck, Pasteten selbst herstellen?

Nehmen Sie sich an dieser Stelle fünf Minuten Zeit, Papier und Bleistift zu Hand und notieren Sie sich, was Ihnen Freude bereiten könnte. Haben Sie den Mut, Neues auszuprobieren. Sie können dabei nur gewinnen, gehen Sie einen ersten kleinen Schritt und denken daran, dass auch das Kind bei seinen ersten Gehversuchen Angst davor hat, die Hand der Mutter loszulassen. Wir haben es nur vergessen! Mein Motto für schwierige Phasen in meinem Leben lautet: „Mut bedeutet nicht, keine Angst zu haben, sondern trotz der Angst mutig vorwärts zu gehen". In ▶ Kap. 8 werden wir der Gefühlswelt erneut begegnen.

1.7 Urlaub

Urlaubsreisen können für dicke Menschen noch anstrengender sein als der Alltag. Während man die täglichen Gefahrenquellen einigermaßen gut einschätzen kann, lauern im Urlaub völlig neue Hindernisse. Deshalb möchte ich Sie nun mitnehmen auf eine virtuelle Reise. Vieles von dem, was ich beschreibe, haben mir Patienten berichtet, einiges davon habe ich selbst immer wieder beobachtet. Sicher erleben auch schlanke, kranke oder unsichere Menschen ganz

1

ähnliche Situationen und Gefühle. Als dicker Mensch sind Sie damit also keinesfalls alleine! Wenn wir also nun unsere gemeinsame Reise gebucht haben, dann steht das leidige Kofferpacken immer am Anfang. Egal ob Sie Single sind oder mit ihrem Partner den Urlaub verbringen werden, das nimmt Ihnen keiner ab. Sie stehen unentschlossen vor dem Kleiderschrank und stellen Überlegungen an, die „Normalgewichtige" nur schwer nachvollziehen können. Dabei können auch Partner wenig helfen. Insbesondere stellt sich die Frage, welche Kleidungsstücke noch passen – egal ob warme oder sommerliche, sportliche oder elegante Teile inclusive der Schuhe. Schließlich will man ja gut gekleidet sein, gerade im Urlaub, und auch nicht für Übergepäck bezahlen. Unsicher geworden schlüpft man nochmal kurz in Badehose oder Badeanzug hinein oder probiert so manch anderes Teil: Oh, welch ein Entsetzen! Offensichtlich hat man doch im Vergleich zum letzten Jahr an Gewicht zugenommen, manches passt nicht mehr oder sieht einfach nicht mehr gut aus, weil zu eng. Jetzt ist es aber zu spät – morgen geht es los! – also Augen zu und durch. Hauptsache Urlaub, vielleicht geht man ja gar nicht so oft zum Baden. Den guten Vorsatz, sich im Urlaub wieder ein wenig mehr zu bewegen, unterstützt man durch das Einpacken von Wanderschuhen, Tennisschläger und Sportkleidung, aber auch die passt nicht mehr so recht. Noch vor den Urlaubstagen also schon wieder Frust und Enttäuschung darüber, was man im letzten Jahr vernachlässigt hat.

Im Flugzeug wird man dann schon wieder an seine Körperfülle erinnert. Der Sitz ist eng, der Anschnallgurt zu kurz – oh wie peinlich. Was tun? Warum hat man nicht vorher darüber nachgedacht? Also nach einer Verlängerung fragen und die Blicke ertragen, die sich auf einen richten. Im Hotel angekommen belegt man sein Zimmer und erkundet das Gelände. Vom Swimming-Pool bis zum Fitnessbereich ist alles vorhanden. Was davon wird man nützen? Man hätte ja jetzt die Möglichkeit, im Fitnessraum nicht auf Bekannte zu treffen und sich mit etwas weniger Hemmungen an Bewegung heran zu trauen … Aber zunächst mal ein Drink an der Bar, dafür hat man ja „all inclusive". Nach dem zweiten Drink fühlt man sich so ganz allmählich angekommen: Jetzt noch ein wenig spazieren gehen und dann zum Abendessen – Buffet – natürlich wieder „all inclusive". Und so geht das dann zwei Wochen. Zwischendurch beschleicht einen immer wieder der

Gedanke an Bewegungsaktivitäten, aber der innere Schweinehund ist zu groß, die Menschen um einen herum alle so sportlich, das will man sich dann doch nicht antun. Ist ja auch egal, schließlich will man den Urlaub ja genießen, in wenigen Tagen ist es eh schon wieder Zeit für die Heimreise, und der stressige Alltag wartet auf einen. Also gönnt man sich von allem ein klein wenig, man hat ja schließlich dafür bezahlt. Auf dem Rückflug ist man schon etwas schlauer, verlangt beim Einsteigen den Verlängerungsgurt von der bildhübschen Stewardess und kann kaum glauben, dass zwei Wochen so schnell vorbei gegangen sind.

Zu Hause angekommen sind es nur noch wenige Stunden bis zum ersten Arbeitstag. „Wie war dein Urlaub?" – wird man von allen begrüßt! „Traumhaft, sehr erholsam, hat alles wunderbar gepasst." Über die Gefühle, die einen in den Urlaubstagen immer wieder heimgesucht haben, spricht man nicht. Und bis zum nächsten Urlaub ist ja noch viel Zeit: Vielleicht gelingt es ja bis dahin, die dazugekommenen Pfunde wieder los zu werden. Und vielleicht schafft man es bis dahin ja auch, einen Teil der guten Vorsätze zu verwirklichen. Beim Betrachten der Urlaubsfotos verstärkt sich dieser Wunsch, noch sind ja viele Monate Zeit.

Was wir im Urlaub erleben, prasselt aber letztlich jeden Tag auf einen dicken Menschen nieder.

Es sind dies vor allem folgende Bereiche:
- Kleiderfrage: Was ziehe ich an, wo kaufe ich passende Klamotten?
- Peinliche Situationen durch meine Körperfülle (Auto, Flugzeug, Aufzug, Seilbahn, Fahrgeschäfte auf dem Jahrmarkt, Bungee-Jumping und andere Freizeittätigkeiten).
- Wie fühle ich mich mit meinem Körper im Fitness- oder Sportbereich?
- Wie gehe ich mit dem Schwitzen um (Körperhygiene)?
- Wie sehe ich mich auf Fotos (Urlaubsbilder, Familienfotos, Porträts etc.)?
- Wie gehe ich mit den Blicken um, die auf mich gerichtet werden?
- Wie gehe ich mit den Kommentaren um, die ich über mich höre?

All diesen Themen werden wir uns im Laufe des Buches widmen. Vielleicht wird die Reise für Sie, lieber Leser, manchmal ein wenig anstrengend. Dann machen Sie einfach Pause oder überblättern ein Kapitel und holen die anstrengende Lektüre ein anderes Mal nach. Vielleicht haben Sie auch die Gelegenheit, das eine oder andere Thema mit Ihrem Partner oder im Freundes- und Bekanntenkreis zu diskutieren. Sicherlich werden Sie dann auf noch auf viel mehr Möglichkeiten stoßen, Veränderungen herbeizuführen. Wenn Sie sich mit Hilfe dieses Ratgebers zunächst über Fakten informieren lernen Sie Zusammenhänge verstehen, aber auch Ihre ganz persönlichen Schwächen und Stärken kennen. Nach Ihrer Standortbestimmung können Sie dann überlegen, welche neue Route Sie auf Ihrem ganz persönlichen Weg wählen wollen. So erfahren Sie in Ihrem Leben wieder mehr Gelassenheit, Lebensqualität und Zufriedenheit.

> **Praxistipp**
>
> Viele alltägliche Situationen, die bei dicken Menschen negative Gefühle, Ärger und Wut auslösen sind vorhersehbar. Sie können sich gedanklich auf solche Situationen vorbereiten. Mit einer Strategie in der Tasche können Sie mit mehr Gelassenheit und Selbstbewusstsein reagieren. Das verschafft Erleichterung und reduziert die permanente Angst vor seelischen Verletzungen.

Dicke Fakten

© Springer-Verlag GmbH Deutschland 2017
V. Hollenrieder, *Ich bin dann mal dick!*
DOI 10.1007/978-3-662-53058-0_2

Dick sein wird in unserer Gesellschaft mit krank sein und allzu oft auch mit Begriffen wie „Disziplinlosigkeit" und „Schuld" gleichgesetzt. Haben wir zu wenige Informationen oder können wir diese nur nicht umsetzen? Und vor allem – wer soll informieren? Eltern, Lehrer, Ausbildungsstätten, Arbeitgeber, Ärzte oder gar unsere Politiker? Wer trägt die Verantwortung für steigende Adipositas-Zahlen? Um gleichberechtigt diskutieren zu können brauchen wir Basisinformationen, insbesondere auch die Betroffenen. Tatsache ist, dass Herz-Kreislauf-Erkrankungen immense Kosten verursachen und deshalb eine gesamtgesellschaftliche Herausforderung darstellen. Ist daran aber alleine Übergewicht schuld?

2.1   Was ist ein „Normwert"?

Mein Leben als Ärztin wäre oft wesentlich leichter, gäbe es den Begriff des „Normwertes" nicht. Oder anders betrachtet: Es wäre wunderbar, gäbe es einen „Normwert", egal ob für Gewicht, Größe oder Blutwerte und vieles mehr, mit dem ich meinen Patienten sagen könnte: Alles ist gut! Nur – so einfach ist es leider nicht. Häufig wird „Normwert" mit „normal" verwechselt, und das kann insbesondere im medizinischen Bereich zu großer Verwirrung, Unsicherheit und Fehlinterpretationen führen. Das betrifft aber auch andere Bereiche des menschlichen Lebens. Was ist eine „normale" Partnerschaft, ein „normales" Kind, ein „normales" Einkommen? Ist damit ein statistischer Mittelwert gemeint? Für einen arbeitslosen Familienvater wäre ein normales Einkommen der Geldbetrag, mit dem er seine Familie ernähren kann, für einen Millionär wäre der gleiche Betrag etwas völlig anderes. Ein „Normwert" bedeutet in der Medizin oft bei weitem nicht, dass „alles gut" ist. Er setzt eine „Richtlinie", mehr nicht. Alles, was sich darunter oder darüber bewegt, weicht von der Norm ab, muss aber nicht zwangsläufig einen Krankheitswert besitzen.

Dick ist nicht normal – von dieser Annahme gehen wir bislang in vielen Bereichen des menschlichen Lebens aus. Was aber ist denn normal? Und wer hat eines Tages die Messlatte festgelegt? Viele Menschen haben zum Beispiel ein Leben lang eine deutlich erhöhte Leukozytenzahl, die stets gleich

bleibt und nichts anderes darstellt als eine individuelle Normvariante. Und genau darum geht es in der Medizin: Werte interpretieren, nötige Abklärungen durchführen aber auch die zahlreichen Normvarianten kennen und in die ärztlichen Überlegungen mit einbeziehen. Diese Befunde dann auch mit den Patienten zu kommunizieren ist eine der wesentlichen ärztlichen Aufgaben, die Erfahrung voraussetzt. Auch ist es wichtig, um den eigenen Horizont immer wieder zu erweitern, mit Experten verschiedener Fachrichtungen über „Normwerte" nachzudenken.

Wenn wir im internistischen Bereich von Normwerten sprechen, dann sind damit meist Körpergröße, Körpergewicht, Blutdruck und zahlreiche Laborwerte gemeint. Hierzu ein Beispiel: Ist mein Cholesterinwert „normal", bedeutet es noch lange nicht, dass der Fettstoffwechsel in Ordnung ist. Hierfür benötigt man eine Differenzierung zwischen „gutem" und „bösem" Cholesterin. Das Stoffwechselrisiko insgesamt wird aber noch durch zahlreiche weitere Parameter bestimmt, die wir in diesem Kapitel betrachten werden. Das differenzierte Nachdenken über einen Normwert ist oft mühsam und kostet Zeit. Andererseits werden bei sogenannten Spezialisten in den vergangenen Jahren oft unendlich viele Laborwerte bestimmt, die weit über das erforderliche Maß hinausgehen. Hierbei spielen kommerzielle Interessen eine zunehmende Rolle. Je mehr Werte man bestimmt, umso größer wird die Wahrscheinlichkeit, dass man auf Werte außerhalb der Norm stößt, die dann behandelt werden können, vielleicht aber nicht behandelt werden müssen. Ich frage mich zunehmend, wo die gesunde Grenze einer rationalen und begründeten Diagnostik liegt. Ich habe einst gelernt, den Patienten mit seinen Problemen und Beschwerden kennen zu lernen und danach die Labordiagnostik durchzuführen, die für seine Fragestellung erforderlich ist. Leider erlebe ich es heute oft in einer anderen Reihenfolge: Erst werden unendlich viele Laborwerte bestimmt, der Patient dann mit den Befunden ziemlich alleine gelassen. So erlebe ich immer mehr verunsicherte und enttäuschte Patienten in meiner Praxis, die insbesondere das ärztliche Gespräch vermissen. Ein Laborausdruck mit Normwerten oder Balkendiagrammen führt sie zur Eigeninitiative, das Gespräch mit dem Arzt wird durch die Recherche im Internet ersetzt.

Viele Menschen entwickeln völlig unbegründete Krankheitsängste, wenn sie in den sozialen Netzwerken erfahren, was ihre Ergebnisse bedeuten könnten. Ist diese Verunsicherung der Preis, den wir bereit sind, auf Grund unseres täglichen Zeitmangels zu bezahlen? Was bedeutet es, wenn „Grenzwerte" vorliegen und vor allem: Wer erklärt es den Patienten und spricht mit Ihnen über erforderliche Verlaufskontrollen? Wir haben in unserer Ausbildung gelernt, Menschen und nicht Werte zu behandeln. Würde letzteres ausreichen, könnte unsere Arbeit auch von Maschinen erledigt werden, erste Versuche hierzu gibt es leider bereits. Wie sieht die heutige Realität aus? Welche Wege geht der Patient, der immer wieder den Zeitmangel seines Arztes zu spüren bekommt? Und wie reagiert eine Gesellschaft mit zunehmenden Zeitvorgaben? Gesundheit soll also schnell und billig verfügbar sein, ja am besten nebenbei erledigt werden. In vielen Apotheken können wir den Blutdruck, den Cholesterinwert und auch den Blutzucker bestimmen lassen – an Aktionstagen besonders günstig oder umsonst. Zur Not tut es auch mal der Blutdruckapparat aus der Familie oder von Freunden und ein Blutzuckermessgerät gibt es für wenige Euro im Discounter um die Ecke. Dann lesen wir im Internet nach, ob die Werte „normal" sind oder berechnen unsere Risikofaktoren anhand von dort verfügbaren Formeln. So sparen wir Zeit, den Weg zum Arzt und oft auch Geld. Im Bereich Stoffwechsel haben wir es als Ärzte besonders schwer, unseren Patienten die Dringlichkeit einer Therapie verständlich zu machen, denn: Erhöhte Blutdruckwerte, Cholesterinwerte oder Blutzuckerwerte sind nicht spürbar, verursachen keinerlei Beschwerden und in den Anfangsstadien auch keine Komplikationen. Hätten unsere Patienten Schmerzen oder eine Einschränkung der Lebensqualität, würden sich viele Risikokandidaten deutlich früher auf den Weg zum Arzt machen und damit einer notwendigen Therapie zugeführt werden können. All das stellt sich dann aber viele Jahre später ein: Diabetes, Herzinfarkt, Schlaganfall, Arthrose, Schlafapnoe, Depression – all das will keiner und die Liste lässt sich noch erheblich fortsetzen. In einer Basisschulung für Diabetespatienten wird all das besprochen – aber wie sieht es bei adipösen Menschen aus? Leider wird – egal bei welcher neuen Diät auch immer – oft nur auf einen

besseren BMI hingearbeitet. Aus ärztlicher Sicht ist das kein sinnvoller Ansatz, weil man mit dieser Vorgehensweise quasi nur einen Bruchteil des Gesamtproblems angeht. Sinkt der BMI, bleiben aber weitere Risikofaktoren unbehandelt so wiegt sich der Patient in einer falschen Sicherheit.

Ich möchte versuchen, Ihnen das Thema Adipositas in seiner gesamten Komplexität nahezubringen. Besonders spannend sind dabei neue Erkenntnisse der Hirnforschung, die in ▶ Kap. 7 folgen. Es gibt unendlich viele Studien und Bücher, für uns Ärzte Therapieleitlinien und für den Laien Ratgeber auf dem Markt. Mit diesem Buch möchte ich versuchen, wissenschaftliche Fakten darzustellen und gleichzeitig meine praktischen Erfahrungen der letzten 20 Jahre an Sie weitergeben. Und das nicht nur an Betroffene und Laien, sondern auch an Ärzte und Therapeuten verschiedener Disziplinen, die täglich mit übergewichtigen Menschen in Berührung kommen. Deshalb ist es wichtig, zunächst allgemein gültige Normwerte zu besprechen, um eine gemeinsame Sprache zu sprechen.

Folgende Fragen möchte ich deshalb zunächst klären:
- Welche Normwerte sind für das Thema Adipositas relevant?
- Was sind kardiometabolische Risikofaktoren?
- Welchen Stellenwert hat der BMI?
- Welche Laborwerte sollte man kennen?

Man nimmt derzeit an, dass die genetische Komponente für die Entstehung von Übergewicht bei etwa 60 % liegt. Wie sich das bestehende Übergewicht dann jedoch über die Jahre weiterentwickelt, ob es zunimmt, stagniert oder vielleicht sogar etwas reduziert werden kann, hängt von Umweltfaktoren und der Aufklärung und Mitarbeit jedes Einzelnen ab. Das sind die 40 %, die Sie lieber Leser sozusagen in der Hand haben. Und je früher im Leben wir damit beginnen, umso erfolgreicher werden wir sein. Dies ist insbesondere wegen der extrem veränderten Umweltbedingungen der letzten 50 Jahre vonnöten!

2

2.2 Kardiometabolische Risikofaktoren

Tatsache ist, dass Adipositas selten alleine auftritt – fast immer wird sie begleitet von weiteren sogenannten „kardiometabolischen" Risikofaktoren. Diese sind Bluthochdruck, Übergewicht, Fettstoffwechselstörung, Bewegungsmangel, Diabetes mellitus Typ 2, Nikotin und eine positive Familienanamnese bezüglich all dieser Faktoren. Das Krankheitsrisiko einer Person steigt, je mehr Punkte auf sie zutreffen. Natürlich spielen für die Risikoberechnung auch das Lebensalter und Geschlecht eine Rolle, ebenso die Ethnizität. Auf die zahlreichen Risiko-Scores, die derzeit im Einsatz sind möchte ich in diesem Buch nicht weiter eingehen. Interessierte finden dazu Literatur auf den Internetseiten entsprechender Fachgesellschaften. (Hochdruckliga, Gesellschaft für Kardiologie, Lipidologie, Diabetologie, Adipositas etc.). Das vermutlich größte Problem für uns Internisten besteht darin, dass all diese krankmachenden Faktoren nicht spürbar sind, also zunächst keinerlei Schmerzen oder Krankheitsgefühl verursachen. Deshalb werden viele Erkrankungen viel zu spät diagnostiziert und behandelt. Oft sind es Zufallsbefunde, weil zum Beispiel der Betriebsarzt einen Gesundheitscheck angeboten hat. Junge Risikopatienten nehmen sich nur ungern Zeit für einen Arztbesuch, sie fallen oft erst bei Arbeitsunfällen oder Krankschreibungen auf. Aber auch bei erwachsenen Risikopatienten wird der Gang zum Arzt besonders dann gemieden, wenn Ängste vor möglichen Konsequenzen vorhanden sind. Trotz aller Medien erlebe ich regelmäßig massiv krankhafte Befunde, die von den Betroffenen auf „Überarbeitung und zu viel Stress" zurückgeführt wurden. Sicher trägt auch die Angst vor Fehltagen am Arbeitsplatz hierzu ein erhebliches Stück bei.

2.2.1 Blutdruck

Übergewicht ist eine der Hauptursachen für erhöhten Blutdruck. Bereits eine Gewichtsreduktion von nur wenigen Kilo kann zu einer deutlichen Verbesserung der Blutdruckwerte führen. Achten Sie vor allem dann auf eine gelegentliche Blutdruckmessung, wenn Sie eine Vorbelastung durch eine Bluthochdruckerkrankung eines Elternteiles haben. Idealerweise sollte die Blutdruckmessung zu unterschiedlichen Tageszeiten erfolgen und gelegentlich auch an beiden Armen parallel. Meist wird am rechten Arm der höhere Wert gemessen – und dieser ist dann zur Blutdruckeinstellung maßgebend. Bei der Messung mit einer Blutdruckmanschette ist bei sehr kräftigen Oberarmen – etwa oberhalb 32 cm – eine entsprechende Blutdruckmanschette zu verwenden, da sonst falsche Blutdruckwerte ermittelt werden. Achten Sie darauf beim Kauf eines Blutdruckmessgerätes. Ist wegen einer bestehenden Blutdruckerkrankung eine häusliche Selbstkontrolle erforderlich, so kann ein geeigneter Blutdruckmessapparat auf Rezept als Hilfsmittel verordnet werden. Besprechen Sie das in jedem Fall mit Ihrem behandelnden Hausarzt oder Kardiologen. Natürlich bedeutet die Möglichkeit der Selbstkontrolle eine Bereicherung für Ärzte und Patienten, denn die Blutdruckeinstellung sollte sich an den Gegebenheiten unter häuslichen Bedingungen orientieren. **Aber:** für eine korrekte Blutdruckmessung muss der Patient auch bei der häuslichen Selbstmessung zahlreiche Fehlerquellen berücksichtigen. Die Messung am Handgelenk liefert häufig falsche Ergebnisse, deshalb ist eine Überprüfung des vom Patienten verwendeten Gerätes in der Arztpraxis von entscheidender Bedeutung. Idealerweise dokumentiert der Patient all das in einem Blutdruckpass. Ergänzend sind 24-Stunden-Blutdruckmessungen zur Therapieüberprüfung empfehlenswert. Was ist also nun ein normaler Blutdruck? Die Empfehlungen für die Blutdruckeinstellung sind in sogenannten „Leitlinien" festgehalten, die ich an dieser Stelle nicht weiter darstellen möchte. Auf der Webseite der deutschen Hochdruckliga finden Sie zahlreiche gut verständliche Informationen.

Von Bluthochdruck spricht man, wenn RR-Werte über 140/90 vorliegen. Ab wann eine Behandlung erforderlich wird, richtet sich nach den individuellen Gegebenheiten jedes einzelnen Patienten. Dazu sind Lebensalter, die Vorgeschichte des Patienten sowie weitere Begleiterkrankungen zu berücksichtigen. Erhöhte Blutdruckwerte über mehrere Jahre können zu Gefäßveränderungen am Augenhintergrund, am Herzen, an der Niere, den Halsgefäßen und den Beingefäßen führen. Deshalb sind entsprechende Kontrolluntersuchungen etwa in jährlichen

Abständen für jeden Bluthochdruckpatienten zu empfehlen.

2.2.2 Fettstoffwechsel

Übergewicht muss nicht mit einer Fettstoffwechselstörung in Verbindung stehen. Auch sehr schlanke Menschen können hiervon betroffen sein. Bei den Fettstoffwechselstörungen unterscheidet man primäre von sogenannten sekundären Formen. Während einer primären Fettstoffwechselstörung immer ein erblicher Gendefekt zugrunde liegt, können sekundäre Fettstoffwechselstörungen zahlreiche Ursachen haben. Für die Frage nach der Notwendigkeit einer Therapie ergibt sich daraus ein wesentlicher Unterschied. Während die primären Formen in der Regel medikamentös behandelt werden müssen, ist bei den sekundären Formen immer zusätzlich die Grunderkrankung zu berücksichtigen. Diese sind insbesondere ein Diabetes mellitus Typ 2, Schilddrüsenerkrankungen, Nierenerkrankungen, Lebererkrankungen oder auch Medikamente wie zum Beispiel Diuretika, orale Kontrazeptiva oder Kortikosteroide. Hier genügt es also nicht, die Blutfettwerte isoliert zu betrachten. Weitere Informationen finden Sie auf der Homepage der Deutschen Gesellschaft zur Bekämpfung von Fettstoffwechselstörungen und ihren Folgen DGFF (Lipid-Liga).

Der Fettstoffwechsel ist normal, wenn folgende Werte vorliegen (Blutabnahme nüchtern 12 Stunden nach der letzten Nahrungsaufnahme).

Normale Fettstoffwechselwerte
- Gesamtcholesterin <200 mg/dl (5,16 mmol/l)
- HDL-Cholesterin >40 mg/dl (1,03 mmol/l)
- Triglyceride <150 mg/dl (1,7 mmol/l)
- Keine positive Familienanamnese für eine koronare Herzkrankheit

---

Bei der Interpretation sämtlicher Laborwerte müssen immer Störfaktoren berücksichtigt werden. Liegt gleichzeitig ein Diabetes mellitus Typ 2 vor, so finden sich häufig deutlich erhöhte Triglyceride, die sich bei guter Blutzuckereinstellung meist völlig normalisieren. Ein weiterer Störfaktor ist regelmäßiger Alkoholkonsum. Auch hier finden sich häufig deutlich erhöhte Triglyceridwerte, die sich nach einigen Wochen Alkoholabstinenz völlig normalisieren können.

Die Einstellungsziele für HDL und LDL-Cholesterin richten sich nach Ihrem persönlichen Risikoprofil. Dieses ist umso ungünstiger, je mehr Risikofaktoren Sie haben. Die Haupttodesursachen in Deutschland sind dem Gesundheitsbericht des Bundes 2015 zu Folge „ischämische Krankheiten" (Herzinfarkt, Schlaganfall). Und – wie bereits erwähnt – all diese Erkrankungen verursachen im Vorfeld leider nur selten Schmerzen, die Gefäßveränderungen entwickeln sich im Stillen und werden deshalb oft viel zu spät festgestellt. Würden wir das Wort „Gefäßkrebs" verwenden, wäre die Aufmerksamkeit der Allgemeinbevölkerung vielleicht größer.

2.2.3 Übergewicht

Bis wo geht das Normalgewicht und ab wann sprechen wir von Übergewicht? Diese Frage beschäftigt mich seit vielen Jahren. Auch erhält die Frage in den letzten Jahren eine ganz neue Dimension. Denn es gibt immer mehr Hinweise darauf, dass normalgewichtige Personen nicht automatisch eine gesunde Stoffwechsellage haben und übergewichtige Personen nicht zwangsläufig krank sein müssen. Wir sprechen inzwischen vom sogenannten „Gewichtsparadoxon". Übergewicht als Anpassungsmechanismus des Körpers auf veränderte Rahmenbedingungen – und eben nicht automatisch als Folge von Essen und damit Disziplinlosigkeit. Das ist für eine Gesellschaft schwer vorstellbar, die den Schuldigen bislang klar benennen konnte, nämlich den dicken Menschen selbst. Die genaueren Zusammenhänge werde ich in ▶ Kap. 7 darstellen.

Trotzdem müssen wir derzeit den BMI als Wert für die „Gradeinteilung" von Übergewicht heranziehen, auch wenn er ein schlechter Marker für das kardiovaskuläre Risiko ist. Viel besser wäre die sogenannte WH-Ratio („waist-to-hip ratio"), also der Quotient aus Taillen- zu Hüftumfang. Dieser wird in der Arztpraxis oder bei Screening-Untersuchungen aber leider immer noch nicht standardmäßig bestimmt. Warum ist diese Größe der bessere Marker? Weil Sie den Anteil an viszeralem Fett berücksichtigt. Auf dem Spielfeld befinden sich also zahlreiche „Player", die Situation ist vergleichbar mit einem Team, das umso besser oder gefährlicher wird je mehr starke Spieler es gibt. Sehen wir uns im Folgenden die einzelnen Spieler ein klein wenig genauer an.

2.2.4   BMI

Diese Größe hat sich zur „Gradeinteilung" des Übergewichtes international durchgesetzt. Der BMI ist ein Maß für die Körperfettmasse, sagt aber nichts über die Art der Fettverteilung aus. Damit ist die Bestimmung des BMI auch keineswegs ausreichend, wenn es um die Frage des „kardiometabolischen Risikos" einer Person geht. Will heißen, dass Sie auch mit einem völlig normalen BMI ein Hochrisikopatient sein können, weil Sie viel abdominelles Fett mit sich herumtragen. Letztlich ist der BMI natürlich umso höher, je mehr Gesamtkörperfett Sie haben. Und dass damit auch Ihr Risiko für all die Erkrankungen steigt, die mit einem erhöhten Gewicht verbunden sind (Bluthochdruck, Fettstoffwechsel, Diabetes, etc. etc.) versteht sich von selbst. Wenn man so will könnte man sagen der BMI alleine ist nur die eine Seite der Medaille (◘ Tab. 2.1).

◘ **Tab. 2.1** BMI-Klassifikation

BMI-Klassifikation	BMI
Untergewicht	<18,5 kg/m²
Normalgewicht	18,5–24,9 kg/m²
Übergewicht	>25,0 kg/m²
Prä-Adipositas	25,0–29,9 kg/m²
Adipositas I	30,0–34,9 kg/m²
Adipositas II	35,0–39,9 kg/m²
Adipositas III	>40,0 kg/m²
Darüber hinaus gibt es in der Magenchirurgie (Bariatrie) eine bariatrische Klassifizierung:	
Morbid Obesity	40–49,9 kg/m²
Super Obesity	50–59,9 kg/m²
Super-Super Obesity	>60,0 kg/m²

Letztlich ist der BMI nichts anderes als ein Maß für die Körperfettmasse, nicht aber für die Fettverteilung.

2.2.5   Taillenumfang

Mit der Messung des Taillenumfanges haben wir eine praktische Größe zur Bestimmung der Fettverteilung in der Hand. Diese Größe ist wichtig, um eine Abschätzung bezüglich des kardiometabolischen Risikos einer Person treffen zu können.

> **Wir unterscheiden zwei Fettverteilungstypen:**
> - periphere (gynoide oder gluteal-femorale) Adipositas („Birnenform"): Fettvermehrung vorwiegend im Bereich der Hüften und der Oberschenkel häufig bei Frauen, selten bei Männern;
> - abdominale (androide oder viszerale) Adipositas („Apfelform"): Fettvermehrung überwiegend im Inneren des Bauchraumes, häufig bei Männern, seltener bei Frauen.

Bei Übergewichtigen mit einer „Apfelform" ist das Risiko für metabolische Begleiterkrankungen deutlich höher als bei Personen mit der „Birnenform". Wie wird der Taillenumfang korrekt bestimmt?

Dazu sollten Sie folgendermaßen vorgehen: Messung morgens nüchtern im Stehen, in Höhe des Bauchnabels oder maximal 2 cm darunter bzw. 3 cm darüber, an der dicksten Stelle des Bauches. Dabei sollte die Muskulatur entspannt sein und der Bauch nicht eingezogen werden.

Normal ist ein Taillenumfang unter 80 cm bei Frauen und unter 94 cm bei Männern.

Liegt der Taillenumfang bei Frauen über 88 cm und bei Männern über 102 cm, ist in jedem Fall eine erhöhte Bauchfettmasse anzunehmen. Weitere Stoffwechselstörungen wie Diabetes oder Fettstoffwechsel sollten dann unbedingt ausgeschlossen werden (◘ Abb. 2.1).

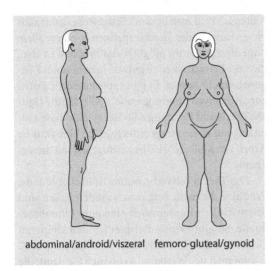

abdominal/android/viszeral   femoro-gluteal/gynoid

◻ **Abb. 2.1**   Adipositas

2.2.6 **WH-Ratio**

Der Quotient aus Taillenumfang zu Hüftumfang.
Dieser Wert hat sich in den vergangenen Jahren als
Marker für das kardiovaskuläre Risiko einer Person
als wesentlich zuverlässiger erwiesen als der BMI.
Liegt er bei Männern >1 und bei Frauen über 0,95
so gehören Sie zu den Risikokandidaten, auch wenn
Sie schlank sind!

$$\text{WHR („waist − hip ratio")} = \frac{\text{Taillenumfang}}{\text{Hüftumfang}}$$

2.2.7 **Diabetes mellitus Typ 2**

Siehe ▶ Kap. 3: Begleiterkrankungen bei Übergewicht.

2.2.8 **Nikotin**

Es ist längst kein Geheimnis mehr, dass Nikotin zu
den kardiometabolischen Risikofaktoren gehört.
Trotzdem können Menschen mit exzessivem Nikotinkonsum ein hohes Lebensalter erreichen, Helmut
Schmidt war hierfür das beste Beispiel. Vielleicht hat
er einfach nur Glück gehabt, oder günstige Gene.
Nur, man kann sich darauf leider nicht verlassen.

Nikotin gehört zu den Substanzen, die zu Ablage-
rungen an den Gefäßwänden führen können und
so langfristig Durchblutungsstörungen nach sich
ziehen. Auch bewirkt jede einzelne Zigarette eine
Gefäßengstellung für viele Stunden und erhöht damit
den Blutdruck. Immer wieder erlebe ich, dass Menschen von heute auf morgen ihren Nikotinkonsum
einstellen können. Leider geschieht das oft erst dann,
wenn sie durch einen Herzinfarkt oder Schlaganfall
wachgerüttelt wurden. Frage ich danach, wie sie es
geschafft haben so lautet die Antwort fast immer:
„Man muss es nur wirklich wollen, dann kann man
es auch ohne Ersatzsubstanzen oder Entwöhnungs-
programme schaffen". Als Internistin würde ich mir
wünschen, dass dieser Erkenntnisprozess früher einsetzt und nicht erst dann, wenn bereits Komplikationen eingetreten sind.

Übergewichtige Raucher haben vielfach die
Angst, mit Aufgabe des Rauchens eine weitere
Gewichtszunahme zu riskieren. Sie fragen sich, was
Ihre Gesundheit mehr beeinflusst: Nikotin oder
Übergewicht? Das ist eine dieser Fragen, die letztlich
nicht zu beantworten ist. Aus internistischer Sicht ist
Nikotin vor allem dann ein Problem, wenn weitere
Risikofaktoren vorliegen. Es gilt also grundsätzlich,
die Gesamtsituation zu erfassen und gemeinsam
mit Ärzten darüber nachzudenken, welches Risiko
für Gefäßkomplikationen besteht. Denn: Liegen
mehrere Risikofaktoren gleichzeitig vor, so poten-
ziert sich Ihr Gefäßrisiko um ein Vielfaches. Mit
diesem Wissen fällt es dann vielleicht leichter, über
eine minimale Gewichtszunahme hinwegzusehen.
Ohne Nikotin leben Sie vor allem als übergewichtige
Person definitiv gesünder!

2.3 **Metabolisches Syndrom**

Über diesen Begriff wurde und wird immer wieder
viel diskutiert. Für den Laien ist er problematisch,
weil er letztendlich mehrere Erkrankungen in sich
vereint. Deshalb wird gelegentlich auch von Prä-
Diabetes gesprochen – das ist besser vorstellbar.
Der Begriff steht für eine besonders ungünstige
Kombination von Risikofaktoren, wobei zum Beispiel der Nikotinkonsum ausgeklammert wurde.
Die IDF (Internationale Diabetes Federation) hat
sich 2005 auf folgende Parameter zur Definition des

2

metabolischen Syndroms bei europäischen Männern und Frauen geeinigt:

Taillenumfang >94 cm bei Männern und >80 cm bei Frauen plus mindestens zwei der folgenden vier Faktoren:
- Triglyceride >150 mg/dl (1,7 mmol/l),
- HDL <40 mg/dl (0,9 mmol/l) bei Männern und <50 mg/dl (1,1 mmol/l) bei Frauen,
- Systolischer Blutdruck >130 mmHg oder diastolischer Blutdruck >85 mmHg,
- Nüchternblutglucose >100 mg/dl.

2.4 Fettgewebe

Braunes Fett, weißes Fett, subkutanes Fett, viszerales Fett, gutes Fett, böses Fett: Die Liste lässt sich noch verlängern. Auf den ersten Blick und vor allem für den Laien ist das alles etwas verwirrend. Sich damit auseinanderzusetzen ist mühsam und zeitaufwändig, das überlässt man also lieber einem Fachmann. Dann ist nur die Frage, auf wen Sie treffen und woran der Experte interessiert ist – an Ihrer Gesundheit oder Ihrem Geldbeutel. Die wesentlichen Begriffe also zu kennen und in ihrer Bedeutung einschätzen zu können, halte ich für wichtig. Auch erspart es Ihnen vielleicht so manchen Irrweg. Je verzweifelter ein Adipöser nach einer Lösung sucht, umso anfälliger wird er für kommerzielle Versprechungen. Leider boomt in diesem Bereich der Markt, vor allem in städtischen Regionen. Dem Verbraucher werden immer wieder neue Methoden angeboten. So wurde ich unlängst durch einen Radiowerbespot auf das Behandlungsverfahren der „Kryolipolyse" aufmerksam gemacht. Hier benützt man Kältereize zum Einschmelzen von Fettzellen. Die Werbung klingt vielversprechend: „schmerzarme, operationslose und äußerliche Anwendung". Kostenpunkt je nach Behandlungszone bei einem „Areal" 399 Euro, bei zwei Zonen 599 Euro, also ein echtes Schnäppchen. Die Nachbehandlung mit Stoßwellentherapie wird empfohlen, ebenso natürlich noch eine Ernährungsberatung, das kostet dann noch extra. Warum

Kältereiz? Weil man braunes Fettgewebe damit aktivieren kann. In der Theorie spannend und vor allem ohne eigenes Zutun möglich, das Problem ist aber, dass ein Erwachsener so gut wie kein braunes Fettgewebe mehr besitzt. Es gibt experimentelle Daten zur „Adaptiven Thermogenese" (AT), für die tägliche Praxis und Beratung adipöser spielen diese aber bislang nur eine untergeordnete Rolle. Eine aktuelle Arbeit von Müller (2015) beschäftigt sich mit diesem Thema.

Das Thema Fettverbrennung ist in aller Munde: Produkte die mein Fett verschwinden lassen sind offensichtlich immer noch eine gute Einnahmequelle. So gibt es zum Beispiel für den kleineren Geldbeutel den „blue belt" oder die „blue belt pants". Glaubt man der Werbung, so können Sie damit die Fettverbrennung am Bauch oder im Bereich des Gesäßes gezielt angehen. Womit der Markt arbeitet, ist die fehlende Information des Kunden. Damit Sie also Ihren Geldbeutel nicht unnötig erleichtern, ist es sinnvoll, Grundkenntnisse zum Fettstoffwechsel zu haben. Nur dann können Sie entscheiden, welcher Methode Sie vertrauen und dafür Geld ausgeben wollen.

2.4.1 Braunes Fettgewebe

Ein Erwachsener hat nur noch geringe Mengen an braunem Fettgewebe. Als Säugling findet es sich vor allem im Hals- und Brustbereich und dient der Isolation. Es verfügt im Gegensatz zum weißen Fettgewebe über mehr Blut- und Nervenfasern, daher das Attribut „braun". Braunes Fettgewebe ist zur Thermogenese fähig, dass bedeutet: Durch Oxidation von Fettsäuren entsteht Wärme. Die Aktivität des braunen Fettgewebes kann durch Kältereize ausgelöst werden und durch das sympathische Nervensystem stimuliert werden. Viel braunes Fettgewebe finden wir bei Tieren, die Winterschlaf halten.

2.4.2 Weißes Fettgewebe

Das menschliche Fettgewebe besteht überwiegend aus weißem Fettgewebe und hat folgende Aufgaben:

- Speicher- oder Depotfett
- Isolierfett
- Stoffwechselorgan.

Fettzellen (Adipozyten) sind bereits in großer Anzahl beim Neugeborenen vorhanden. In den ersten Lebensjahren und besonders in der Pubertät kommt es zu einer erheblichen Neubildung. Diese geht dann im jugendlichen Alter zurück, bleibt aber bis ins höhere Lebensalter erhalten (Wabitsch 1995). Menschen mit vermehrter Fettmasse haben entweder mehr oder größere Fettzellen – oder beides (Wirth 2003). So kann man über eine Diät zwar Fett reduzieren, das Fettgewebe bleibt aber erhalten.

Die Fettzelle ist eine wichtige Produktionsstätte für zahlreiche Hormone, so zum Beispiel Östrogene, Leptin oder Hormone des Renin-Angiotensin-Aldosteron-Systems (RAAS-System). Während Leptin eine zentrale Rolle bei der Appetitregulation spielt ist das RAAS-System für die Blutdruckregulation von Bedeutung.

2.4.3 Subkutanes Fett:

Subkutanes Fett – oder auch das „harmlose" Fett – weil es metabolisch betrachtet nur eine untergeordnete Rolle spielt. Eine interessante Arbeit hierzu wurde 2004 im New England Journal veröffentlicht (Klein et al. 2004). Bei adipösen Patientinnen wurde subkutanes Fett abgesaugt (um 30–40 % reduziert). Dies hatte jedoch keinen Einfluss auf den Zucker- und Fettstoffwechsel. Die kardiovaskulären Risikofaktoren können also nicht „abgesaugt" oder durch Kälte angegangen werden.

2.4.4 Viszerales Fett

Viszerales Fett - oder auch das „böse" oder sogenannte Bauchfett. Es befindet sich im Bauchraum – also um und in den Organen, allen voran der Leber. Es ist stoffwechselaktiv – unabhängig vom BMI einer Person! Eine Messung ist indirekt über die Bestimmung des Taillenumfanges möglich. Menschen mit einem androiden Fettverteilungsmuster (s.o.) haben ein besonders hohes Risiko für kardiometabolische Erkrankungen und bedürfen deshalb intensiver ärztlicher Betreuung, auch wenn sie schlank sind.

Praxistipp

Jeder Mensch sollte seine kardiovaskulären Risikofaktoren kennen, auch wenn er schlank ist. Da Übergewicht als eigenständiger Risikofaktor gilt ist es umso wichtiger, sich mit den Themen Fettstoffwechsel, Zuckerstoffwechsel, Blutdruck und Nikotin auseinander zu setzen. Klären Sie deshalb diese Themenbereiche mit einem Arzt und verschaffen sich so ein Bild über Ihre persönliche Gesundheitssituation.

Fazit

Das menschliche Fettgewebe spielt eine wichtige Rolle bei zahlreichen Stoffwechselvorgängen: Blutgerinnung, Blutdruck, Fettstoffwechsel, Appetit und Energiegleichgewicht, Entzündungsprozesse, Insulinresistenz/Zuckerstoffwechsel, Arteriosklerose. Das klingt dramatisch, ist es auch. Die gute Botschaft aber lautet: wir können unseren Stoffwechsel durch Bewegung und Lebensstilveränderung beeinflussen. Ob dies in Zukunft auch mit Medikamenten möglich sein wird bleibt vorerst Spekulation.

? Kernfragen:

1. Wie hoch ist Ihr Blutdruck in Ruhe und unter Belastung?
2. Bestimmen Sie Ihre Blutdruckwerte an beiden Armen?
3. Wie groß ist Ihr Taillenumfang?
4. Kennen Sie Ihre Blutfettwerte (Cholesterin, HDL, LDL, Triglyceride)?
5. Gibt es in Ihrer Familie Herz-Kreislauferkrankungen?
6. Wurde bei Ihnen schon einmal ein Glukosetoleranztest durchgeführt? Falls ja, kennen Sie die genauen Blutzuckerwerte?

2

7. Rauchen Sie? Falls ja wieviel?
8. Wann war Ihre letzte augenärztliche
    Untersuchung?
9. Wann wurde bei Ihnen zuletzt ein Ruhe –
    oder Belastungs-EKG durchgeführt?

2.5   Das Microbiom Darm

Spätestens seit dem Bestseller „Darm mit Charme" von Giulia Enders (2014) ist der Darm als Organ in aller Munde. Wieder einmal haben wir einen Mitspieler gefunden, der für so manche Krankheit verantwortlich sein könnte oder zumindest bei deren Entstehung oder Verlauf ein Wörtchen mitzureden hat. So ganz neu ist das alles aber nicht. Denn die Rolle des Darmes als wichtige Schaltzentrale des Immunsystems oder auch als Bildungsstätte zahlreicher Hormone ist schon lange bekannt. Nur hat man ihm bislang als Organ wenig Bedeutung beigemessen. Was fällt einem spontan zum Thema Darm ein? Es sind Themen wie „Darmsanierung", „Entgiftung des Darms" oder „Verdauung". Mir geht es in diesem Kapitel nicht darum, Ihnen alle diese Erkrankungen zu erklären sondern um das Aufzeigen von möglichen Wechselwirkungen zwischen Darm, Gehirn und Körpergewicht. Giulia Enders bezeichnet den Darm als den „wichtigsten Berater des Gehirns". In einem Interview auf arte sagte Sie: „Wenn man aber weiß, das im Darm das zweitgrößte Nervensystem nach dem Gehirn sitzt, etwa zwanzig eigene Hormone produziert und zwei Drittel des Immunsystems trainiert werden – dann kann man einen Teil seines Körpers mit anderen Augen sehen." (Enders 2015)

Wenden wir uns kurz den Funktionen des Darms zu.

Die wesentlichen Darmfunktionen
- Verdauung
- Regulation des Wasserhaushaltes
- Bildungsort der Abwehrzellen des Immunsystems
- Produktion von Hormonen und Botenstoffen

Die Länge des Darms ist abhängig von der Art der Ernährung: Tierische Nahrung wird schneller und pflanzliche Nahrung langsamer verdaut. Reine Fleischfresser, wie zum Beispiel Katzen, haben eine ziemlich kurzen Darm im Verhältnis zur Körperlänge (etwa 3:1), reine Pflanzenfresser wie das Schaf einen sehr langen Darm (etwa 24:1). Der Mensch als Allesfresser liegt bei etwa 6:1, das entspricht bei einem Erwachsenen etwa 5 m Darmlänge. Die Oberfläche des Darms ist aufgrund der sehr feinen Darmzotten etwa 32 m² (Herbert 2014). Die Gesamtheit der Mikroorganismen im Darm wird als Darmflora bezeichnet.

Darmstörungen kennt jeder – sie sind in der Regel unangenehm und lästig. Egal ob Verstopfung (Obstipation), Durchfall oder Blähungen – diese Symptome beeinträchtigen den Alltag und werden von den Betroffenen leider selten mit ihrem Arzt besprochen. Es ist den Patienten peinlich, folglich kommt es oft zur „Selbstmedikation". Denn auch für dieses Organ bietet der Markt vielfältige Produkte an, die rasche Abhilfe versprechen. Einige dieser Probleme können aber auch Nebenwirkungen von Dauermedikamenten sein. Besprechen Sie also derartige Symptome immer mit einem Fachmann. Die häufigsten entzündlichen Darmerkrankungen sind der Morbus Crohn und die Colitis ulcerosa. Um sie zu diagnostizieren, ist eine Darmspiegelung mit Gewebeprobeentnahme erforderlich. Einen zunehmenden Stellenwert bekommen in letzter Zeit zahlreiche Nahrungsmittelunverträglichkeiten wie die Laktoseintoleranz, Fruktosemalabsorption und Glutenunverträglichkeit (Zöliakie). Darüber hinaus gibt es eine Reihe von weiteren Nahrungsmittelunverträglichkeiten. Um derartige Störungen zu erfassen müssen Symptome und zugeführte Lebensmittel inclusive Getränke genau dokumentiert werden. Das gilt auch für Gewürze, Süßstoffe und Lebensmittelzusätze.

In der Naturheilkunde spielt die Darmsanierung schon seit langem eine große Rolle. Für Fastenkuren werden zum Abführen immer noch Glaubersalz und Einläufe verwendet. Dies soll den Darm von „Schlacken" befreien, ein gesundheitsfördernder Effekt konnte bislang aber nicht nachgewiesen werden (Acosta 2009).

Beschäftigt man sich mit den wissenschaftlichen Daten zum aktuellen Stand der Forschung auf dem

Gebiet der Darmflora, so findet man eine Vielzahl von Studiendaten. Eine sehr umfassende Übersichtsarbeit wurde unlängst in Diabetologie 2016 veröffentlicht (Chakaroun et al. 2016). Worum geht es in der Darmforschung? Um die Frage, welche Rolle die Keimbesiedelung des Darmes für die Entstehung oder den Verlauf von Adipositas, Diabetes Typ2, chronisch entzündliche Darmerkrankungen, neurologische und psychiatrische Erkrankungen und sogar bestimmte Krebsarten spielt. Die Forschung der vergangenen Jahre hat gezeigt, dass der Darm als eigenständiges Organ betrachtet werden kann und die Frage für die Wissenschaftler lautet nun: Wie kommunizieren Darm und Gehirn untereinander, und welche Rolle bei der Entstehung der oben erwähnten Krankheitsbilder kommt den jeweiligen Organen zu. Der Darm wird von einer Vielzahl von Bakterien und in kleinen Mengen auch von Archaeen und Viren besiedelt. Die Gesamtheit aller Darmbakterien wiegt etwa so viel wie das menschliche Gehirn und beeinflusst viele Körperfunktionen wie Energiehaushalt, Immunsystem, Gemütslage, Autoimmunerkrankungen oder das Risiko für kardiometabolische Erkrankungen. Darüber hinaus gibt es Hinweise dafür, dass die Zusammensetzung der Darmbakterien auch die Entstehung von Adipositas und Glukoseintoleranz beeinflusst. Viele Zusammenhänge sind aber noch unklar und tierexperimentelle Daten nicht unbedingt auf den Menschen übertragbar. Das keimfreie Mausmodell ist mit seiner unreifen Immunfunktion weit von der komplexen menschlichen Biologie entfernt und die dort beobachteten Zusammenhänge können nicht zwangsweise auf den Menschen übertragen werden. Bislang ist die genaue Analyse des Mikrobioms eines Menschen noch extrem teuer und für eine klinische Anwendung ungeeignet. Trotzdem gibt es bereits erste kommerzielle Angebote für eine Enterotypisierung (nicht ganz billig).

Welches sind nun die Faktoren, die sich auf die Besiedelung des Darmes auswirken? In erster Linie folgende: Genetik, Ernährung im Säuglingsalter (insbesondere in den drei ersten Lebensjahren), Geburtsmodus (vaginal oder Kaiserschnitt), Antibiotika, Ernährung, Nikotin, Alkohol, Medikamente und Alter. Bekanntermaßen sind all diese Faktoren einem enormen Wandel unterworfen – man könnte fast fragen, ob vielleicht auch die Dosis das Gift macht.

Wieviel Nikotin, Alkohol, Antibiotika etc. kann der menschliche Organismus vertragen, ohne dabei Schaden zu nehmen? Es werfen sich also immer wieder die folgenden Fragen auf: was von alledem hat jeder Einzelne in seiner Hand, um eine möglichst günstige Startposition ins Leben zu bekommen und möglichst risikoarm durchs Leben zu gehen? Dazu braucht es an allererster Stelle seriöse Informationen ohne jegliches kommerzielles Interesse.

In den vergangenen Jahrhunderten sind durch Hygienemaßnahmen, Impfungen und Antibiotika vor allem die Säuglings- und Müttersterblichkeit zurückgegangen. Und nun müssen wir annehmen, dass übermäßige Hygienemaßnahmen und Antibiotikaverwendung zu einer Störung der bakteriellen Zusammensetzung unseres Darmes führen können (Chakaroun et al. 2016). Hier tut sich ein Dilemma auf – und es wird immer schwerer zu entscheiden, wann eine Substanz mehr Nutzen als Schaden hat. Und vor allem: Wer übernimmt die Verantwortung oder ist bereit, sich einer verantwortungsbewussten Diskussion zu stellen? So lange wir aber eine derart unzureichende Datenlage haben sollten wir uns aus meiner Sicht darum bemühen, eine objektive und wertefreie Position einzunehmen und bislang bekannte Zusammenhänge unseren Patienten erklären. Spekulationen um mögliche Zusammenhänge helfen keinem weiter, insbesondere nicht den Betroffenen. Keinesfalls zielführend ist es aber in meinen Augen, wenn falsche Hoffnungen geweckt und dabei bekannte Zusammenhänge und Möglichkeiten außer Acht gelassen werden. Das führt weg vom Kern des Problems Adipositas – nämlich nach wie vor den Fragen nach Ernährung, Bewegung, sozialer und therapeutischer Unterstützung sowie der Frage nach möglichen Stressoren.

Die Zusammensetzung der Darmflora beschäftigt seit mehr als 15 Jahren auch die Kollegen der Psychiatrie. So gibt es immer mehr Hinweise darauf, dass psychische Erkrankungen wie Autismus, bipolare Störungen, Schizophrenie und Depressionen unter anderem auch durch eine gestörtes Darmmilieu begünstigt werden können. Inzwischen hat sich das Forschungsfeld der „Psychomikrobiotik" entwickelt. Der Psychiater Dr. Guillaume Fond forscht hierzu am staatlichen französischen Institut für Gesundheit und medizinische Forschung (INSERM). Er beschreibt die Entstehung der Psychomikrobiotik in einem Interview auf arte folgendermaßen: „Nach der Entschlüsselung des menschlichen Genoms bestand große Hoffnung, alle Krankheiten mithilfe der Genetik erklären zu können. Doch warum erkranken bei identischer genetischer Disposition nur bestimmte Personen und andere nicht? Man stellte fest, dass neben den Genen auch Umweltfaktoren eine Rolle spielen. Der Einfluss der Darmflora wird derzeit als eine der Hypothesen gehandelt, mit denen sich diese unterschiedliche Krankheitsanfälligkeit erklären lassen könnte. Die Psychomikrobiotik beschäftigt sich mit der Erforschung des Zusammenspiels zwischen Gehirn und Darmflora, wobei die Beeinflussung in beide Richtungen erfolgen kann. Funktionsstörungen im Gehirn können beispielsweise Durchfälle und Verstopfung zur Folge haben." (ARTE 2015 Kluge Bauch)

Mit all diesen wissenschaftlichen Beobachtungen eröffnen sich neue Perspektiven. Der Auslöser für Erkrankungen kann aus dem Körper selbst kommen (Gehirn, Darm) oder aber auch von außen (Umweltfaktoren wie Stress, Lärm u. v. a.). Folglich sind Antworten auf die Frage „Warum" in den allermeisten Fällen schwierig und nicht in Kürze zu geben. Welche „Last" ein Mensch mit sich herumschleppt, bleibt auf den ersten Blick oft im Verborgenen und ist den Betroffenen selbst vielfach nicht bewusst. Es erfordert Zeit und Geduld, sich gemeinsam mit Ihnen auf den Weg zu machen, um Sie zu Ihrem „Selbst" zu führen. Und da dies oft wenig lukrativ ist, haben schnelle Lösungsansätze mit einem neuen „Schuldigen" nach wie vor Hochkonjunktur. Nun also ist es der Darm, der uns krank- oder gesund macht. Unsere Gesellschaft steigt gerne darauf ein – und schon können wir auch dieses Organ mit einem Kurzprogramm gesund machen. Das Buch mit dem Titel „Schlank mit Darm" – Untertitel „Das 6-Wochen-Programm" (Axt-Gadermann 2015) stellt Rezepte vor, die ausschließlich aus darmfreundlichen Lebensmitteln zubereitet werden, so der Text der Autorin der neuen Darm-Diät. So „wird man nicht bloß schlank, sondern auch rundum zufrieden" – so die Werbung für das Buch des Monats in der Zeitschrift Der niedergelassene Arzt 02/2016.

Und so schließt sich der Kreis zu dem Thema Diäten – egal welches Organ – Diäten verkaufen sich immer noch gut, obwohl sie in den seltensten Fällen dauerhafte Erfolge gebracht haben. Das gilt auch für Probiotika, die zur Darmsanierung gerne angeboten werden. Wissenschaftliche Beweise für positive Effekte fehlen bislang.

Aber wie steht es vielleicht mit einer Darmsanierung durch Fasten oder Heilfasten? Der Kern des Fastens besteht in einem Verzicht auf feste Nahrung- und Genussmittel über einen Zeitraum von fünf Tagen bis fünf Wochen. Man führt lediglich Flüssigkeit in großen Mengen zu und achtet auf eine regelmäßige Darmentleerung und Bewegung. Vor allem bei rheumatischen Erkrankungen, Haut- und Schleimhautproblemen sowie Stoffwechselerkrankungen sollen durch Fasten die Selbstheilungskräfte des Körpers gefördert bzw. wiedererlangt werden. Das kann präventiv bei gesunden Menschen sein oder auch im Rahmen eines Krankenhausaufenthaltes bei Patienten mit chronischen Erkrankungen. Wichtig ist allerdings, dass es zahlreiche Situationen gibt, in denen Fasten zu großen Problemen führen kann. Man sollte ein solches Vorhaben also immer mit seinem Hausarzt oder einem Facharzt besprechen. Zur Gewichtsabnahme konnte Fasten bislang keine Vorteile gegenüber einer Reduktionskost in Kombination mit Bewegungstherapie zeigen (Beer 2015).

Fassen wir zusammen:

Unser Darm kann als eigenständiges Organ betrachtet werden. Er hat nicht nur die Aufgabe, die zugeführten Speisen und Getränke zu verarbeiten, sondern spielt auch eine Rolle für das Immunsystem und als Bildungsstätte für zahlreiche Hormone (s. auch Kapitel GLP-1-Analoga). Eine gesunde Darmflora kann durch Störfaktoren wie Antibiotika, Ernährung, Medikamente, Alkohol oder Nikotin geschädigt werden. Darm und Gehirn stehen in enger Verbindung zueinander und können sich wechselseitig beeinflussen. Man könnte fast sagen, dass Bauch und Gehirn zusammengehören wie Körper und Geist – und nur dann eine harmonische Beziehung führen, wenn beide umsorgt werden. Wieder einmal geht es also um die Herstellung einer ausgeglichenen Bilanz und damit eines Gleichgewichtes. Auf die Rolle des Gehirns kommen wir im ▶ Kap. 7 zu sprechen.

? Kernfragen
1. Leiden Sie unter Verdauungsproblemen (Verstopfung, Durchfall, Blähungen, Völlegefühl)?
2. Welche Lebensmittel belasten Ihr Wohlbefinden?

3. Wie sieht es mit Ihrer täglichen Trinkmenge aus?

4. Beobachten Sie in bestimmten Lebenssituationen Verdauungsprobleme? Falls ja, wann?

5. Hat sich Ihre Verdauung in den vergangenen Jahren verändert (verbessert/verschlechtert)?

6. Nehmen Sie Dauermedikamente, die zu Magen-Darm-Störungen führen können?

7. Wie wirkt sich Ihr seelisches Wohlbefinden auf Ihre Darmtätigkeit aus?

8. Achten Sie auf ausreichende Bewegung (insbesondere bei „sitzenden" Berufen)?

9. Wie hoch ist der Ballaststoffanteil Ihrer Nahrung?

2.6   Energiebilanz

2.6.1   Energiezufuhr

Die Frage der Gewichtszunahme oder Abnahme steht natürlich zwangsläufig mit der Energiebilanz in Zusammenhang. Wer über einen längeren Zeitraum mehr an Kalorien zu sich nimmt als er verbraucht wird Gewicht zulegen, wer mehr verbraucht als er zuführt wird abnehmen. Allerdings beobachten wir immer wieder, dass sich offensichtlich manche Menschen mehr gönnen dürfen als andere. Es hängt eben nicht nur von der Bilanz ab, sondern auch noch von zahlreichen weiteren Faktoren, so zum Beispiel: Alter, Geschlecht, Schilddrüsenfunktion und eben auch genetische Komponenten. Darüber hinaus haben insbesondere die vergangenen Jahre gezeigt, welch wichtige Rolle das Gehirn bei der Regulation von Hunger und Sättigung und damit der Gewichtsregulation spielt.

Betrachten wir zunächst den Energiegehalt von den drei wichtigsten Nahrungsmittelbestandteilen: Fett, Eiweiß und Kohlehydrate.

Für sich einzeln betrachtet liefern
- 1 Gramm Fett 9 Kalorien,
- 1 Gramm Eiweiß 4 Kalorien,
- 1 Gramm Kohlehydrat 4 Kalorien,
- 1 Gramm Alkohol 7 Kalorien.

Betrachtet man die Energiedichte von Lebensmitteln, so hat sich diese in den vergangenen 50 Jahren massiv verändert. Vielen Menschen ist dies aber nicht bewusst, insbesondere den jungen Menschen in unserer Gesellschaft, denn sie kennen es nicht anders. In kleinen Lebensmittelportionen befinden sich heute insbesondere auf Grund der Fett-Kohlehydratkombinationen wesentlich mehr Kalorien als noch zu meiner Jugendzeit, in der Fast-Food und Fertiggerichte noch kaum eine Rolle gespielt haben. Aber nicht nur die hohe Energiedichte von Lebensmitteln spielt für das Thema Übergewicht eine Rolle. Ganz ursächlich für unser Essverhalten ist auch die Tatsache, dass insbesondere fetthaltige Lebensmittel besser schmecken und einen geringeren Sättigungseffekt haben.

Oft werde ich gefragt: "Welches Fett ist denn nun für mich das Beste?" Und darauf gibt es leider wieder mal keine einfache Antwort. Letztlich kommen wir nicht an der Tatsache vorbei, dass ein Plus auf der Seite der Energiezufuhr nun mal eben im Laufe der Jahre dick macht. Es ist eine Frage der Energiebilanz, in welche Richtung sich Ihr Gewicht langfristig bewegen wird. Und dabei spielt es dann keine Rolle, ob Sie Sonnenblumenöl, Distelöl, Leinöl, Kürbiskernöl, Olivenöl oder eine der vielen weiteren Ölsorten verwenden. Fakt ist: 1 Gramm Fett enthält 9 Kalorien, egal von welcher Sorte. Meine Empfehlung lautet: Verwenden Sie die Ölsorte die Ihnen geschmacklich am besten zusagt, gehen Sie damit aber einfach etwas sparsamer um. So sparen Sie jeden Tag nicht viel, über die Jahre aber eben doch und Sie empfinden auch weniger fettreiche Lebensmittel als schmackhaft. Wenn Sie also abnehmen wollen, dann ist es vordergründig wichtig, den Fettkonsum in Ihrer täglichen Ernährung zu betrachten. Dabei hilft das klassische Ernährungsprotokoll. Notieren Sie alles, was Sie tagsüber essen: Nicht nur die Hauptmahlzeit, sondern auch jeden kleinen Snack, sowie alle Getränke. Denn auch hier verbirgt sich Fett, z. B. im Latte Macchiato „to go". Oft werden aber diese Kalorien nicht wahrgenommen, weil sie unabhängig von einer Mahlzeit zugeführt werden. Und wie bereits gesagt – am Ende des Tages zählt die Summe der Kalorien! Sind es mehr, als Sie verbraucht haben, entsteht ein Energieüberschuss – der Körper speichert es im Fett. Und leider können wir bislang die Frage nicht beantworten, warum die Fettspeicherung an zwei Orten geschehen kann – eben subkutan oder

2

viszeral. Allerdings haben viele Studien bestätigt, dass eine Veränderung der Lebensweise mit Ernährungsumstellung und Bewegungsintensivierung das viszerale Fett beeinflussen kann. Oft nicht berücksichtigt, weil man das Fett nicht sieht:

Hier ein paar „klassische" Fettquellen
- Salatöl oder Fertigdressings (auch wenn es sogenannte „light"-Produkte sind)
- Soßen aller Art
- Suppen
- Milchshakes, Eiweißshakes
- Latte macchiato, Cappuccino
- Cocktails (oft mit Kokosmilch oder Sahne zubereitet)
- Nüsse

Eher bekannt sind Fettquellen wie Butter, fette Wurst, fettes Fleisch, fetter Käse, Schokolade, Pommes frites, Chips, Panaden, Kroketten, Sahne – kurzum, alles was gut schmeckt! Und hier gilt zunächst einmal: Menge erkennen und reduzieren, nach dem Motto „weniger ist besser für mich". Darauf ganz zu verzichten schmälert die Lebensqualität und ist nicht zielführend (s. ▶ Abschn. 5.4). Für den Erhalt von Lebensqualität ist es sehr wichtig, sich immer wieder auch etwas zu gönnen und es dann zu genießen wie zum Beispiel ein Stück Kuchen oder ein paar Pommes. Vielleicht können Sie aber ganz bewusst lernen, nur eine Rippe Schokolade statt einer halben Tafel oder eine Kugel Eis statt 3 Kugeln zu genießen. Die halbe Menge langsamer essen macht langfristig eine positive Bilanz und erhält Lebensqualität.

Praxistipp

Achten Sie auf die Energiedichte der Lebensmittel und Getränke, die Sie verwenden. Insbesondere Fett-Kohlehydratkombinationen (Fast Food, Snacks, Shakes) enthalten viele Kalorien und erzielen nur einen geringen Sättigungseffekt. Verwenden Sie stattdessen

---

mehr ballaststoffreiche Lebensmittel und achten Sie ganz besonders auf deren Zubereitung. So gelangen Sie langfristig zu einer günstigen Energiebilanz.

Herr P. macht sich in der folgenden Geschichte Gedanken zum Thema Energiebilanz. Und wie wir schon gehört haben gibt es offensichtlich noch mehr Faktoren, die sich am Ende auf der Waage auswirken.

▪ **Entscheidend ist die Energiebilanz**

Soll heißen, dass was wir zu uns nehmen, minus dem Energieverbrauch entscheidet, ob wir zu- oder abnehmen. Ist das ein plausibler Ansatz der Ernährungswissenschaft? Dann rechnen wir mal: Unser Durchschnittsmann Herr Mustermann hat eine Durchschnittsgröße, ist normalgewichtig und hat einen täglichen Kalorienbedarf von etwa 2000 kcal. Er achtet auf gesunde Ernährung und hat abends vor dem Zubettgehen seine 2000 kcal verbraucht. Leider hat er eine kleine Schwäche: Er nascht, sozusagen als Betthupferl, ein Rippchen Schokolade, ca. 20 Gramm oder 100 kcal. Danach schläft er selig ein, denn Schokolade macht glücklich. Pech gehabt, Herr Mustermann. Denn nach der Ernährungswissenschaft hat er nun keine neutrale Energiebilanz mehr: 100 kcal pro Tag zu viel macht 3000 kcal im Monat, 9000 kcal in 3 Monaten. Und das sind genau die 9000 kcal, die zu einer Gewichtszunahme von 1 kg führen, macht in einem Jahr 4 kg- armer Herr Mustermann! In 10 Jahren hat er 40 kg zugenommen, in 20 Jahren 80 kg, usw. Nun legen ernsthafte Untersuchungen nahe, dass die „zivilisierte" Bevölkerung täglich 500 kcal zu viel zu sich nimmt. Die Rechnung sähe dann so aus: In 18 Tagen nimmt man 1 kg zu, im Jahr also ungefähr 20 kg, in 10 Jahren 200 kg, in 20 Jahren 400 kg usw. Spätestens jetzt dämmert es dem Letzten, dass hier doch etwas nicht stimmen kann. Man kann jetzt zwei Schlüsse ziehen: Entweder die ganze Kalorienrechnerei ist Humbug, oder der Körper besitzt ein wesentlich intelligenteres System der Energieverwertung als wir ihm zutrauen, vielleicht trifft sogar beides zu. Fazit: das ganze Kalorienmodell ist schräg, krumm und schief, es passt einfach nicht!

Wie werden wir nun also das Fett, dass sich über viele Jahre langsam angesammelt hat wieder los? Bevor man darüber nachdenkt, auf welchem Weg man die Gewichtsreduktion angehen möchte sollte man auch hier die Fakten kennen. Der Brennwert reinen Fettes liegt bei 9,3 kcal/g (39 kJ/g). Um ein Kilogramm Fettgewebe abzubauen müssen je nach Alter, Geschlecht, und Körpergewicht etwa 7000 kcal eingespart werden. Das lässt sich nicht in wenigen Tagen erreichen – es sei denn man wählt eine extrem hypokalorische Diät oder gar Nulldiät. In einem späteren Kapitel werden Sie zu diesem Thema Erfahrungsberichte meiner Patienten lesen. Das Thema Fettverbrennung spielt unter anderem bei Sportlern eine sehr wichtige Rolle. Immer wieder wird diskutiert, ob beim körperlichen Training die Energie primär aus dem Glukosestoffwechsel oder aber der Fettverbrennung bezogen wird. Eine einfache Antwort gibt es aber auch hier leider nicht. Man ist sich inzwischen einig, dass es sehr darauf ankommt, ob Ausdauer- oder Kraftsport betrieben wird. Darüber hinaus sind die Faktoren Trainingszustand, Trainingsdauer und Trainingsintensität für die Art der Energiegewinnung von Bedeutung. Auch das Geschlecht spielt hierbei eine wesentliche Rolle. Männer besitzen eine größere Muskelmasse als Frauen, folglich auch eine höhere Energieverbrennung im Ruhezustand. Frauen hingegen haben eine größere Fettspeicherkapazität. Darüber hinaus unterscheidet sich auch das männliche vom weiblichen Gehirn, und zwar sowohl auf mikrostruktureller als auch auf funktioneller Ebene. Vor allem emotionale Reaktionen sind für unsere Gewichtsthematik wichtig – sie beeinflussen das Stresssystem und damit einen wesentlichen Auslöser für Nahrungsaufnahme (Wrase et al. 2003; Schneider et al. 2000).

Wer sich mehr für geschlechtsspezifische Unterschiede bei Hirnfunktionsmustern interessiert, findet dazu in „Ein Blick ins Gehirn" von D. F. Braus (2014) nähere Einzelheiten.

Wenn wir also über die Energiebilanz einer Person nachdenken, dann gibt es hier keine allgemein gültige Formel zur Berechnung. Zu viele Faktoren wirken darauf ein. Für eine erfolgreiche Gewichtsreduktion ist es trotzdem erforderlich, sich der Frage zu stellen, wie viel Energie verbraucht und wie viel zugeführt wurde. Aber nicht nur die Bilanz ist wichtig, sondern auch die Frage, warum man so viel Interesse an Nahrung hat oder so wenig an Aktivitäten, die Energie verbrauchen.

2.6.2 Energieverbrauch

Drei Komponenten bestimmen den Energieverbrauch einer Person:
- Ruheenergieumsatz (Grundumsatz)
- Thermogenese (Wärmebildung)
- Körperliche Aktivität

Dabei macht der Anteil des Grundumsatzes etwa 55–70 % des Gesamtenergieverbrauches aus. Auf die Thermogenese entfallen etwa 10 %. Im Wesentlichen sind dies der Energieverbrauch über Muskelarbeit, psychische Reize, Hormone und Medikamente. Während Grundumsatz und Thermogenese nur wenig beeinflussbar sind, nimmt die körperliche Aktivität von 15 bis über 30 % des täglichen Gesamtenergieverbrauches ein (Wirth 2003). Das ist die Komponente, die Sie, lieber Leser, gestalten können! Deshalb möchte ich im folgenden Abschnitt die körperliche Aktivität näher betrachten.

Als Hobbysportlerin habe ich selbst über viele Jahre miterlebt, wie das mit der Bilanz im praktischen Alltag aussehen kann: vor dem Sport schnell verfügbare Energie in Form von Kohlenhydraten – nach dem Sport etwas Flüssiges zum Ausgleich des Volumenverlustes. Wenn ich bei einer Stunde Joggen 400 kcal verbrauche, davor eine Apfelsaftschorle trinke und danach ein alkoholfreies Weißbier, dann ist die Energiebilanz etwa gleich null. Und da habe ich noch nicht einmal etwas gegessen. Dieses kleine Beispiel soll Sie, liebe Leser, aber nicht entmutigen, sich auf den Weg zu körperlicher Aktivität zu machen. Es soll Ihnen lediglich zeigen, dass der Prozess der Gewichtsreduktion einen langen Atem braucht. Längerfristig bauen Sie über sportliche Aktivität Fett ab und Muskeln auf, was sich auf der Körperwaage anfangs sogar als kleine Gewichtszunahme zeigen kann, denn Muskeln sind schwerer als Fett. Aber – die gute Botschaft – Muskelgewebe

2

verbrennt im Ruhezustand auch mehr Energie als Fettgewebe. In den vielen Jahren meiner ärztlichen Tätigkeit habe ich oft genug erlebt, wie schnell Menschen enttäuscht sind, wenn sich nach Beginn körperlicher Aktivität in den ersten wenigen Wochen keine deutliche Gewichtsabnahme zeigt oder vielleicht sogar eine leichte Gewichtszunahme! Denken Sie daran, dass Fettabbau mit Muskelaufbau das Gewicht zunächst nicht reduzieren kann sondern erst langfristig.

» Ich habe meine Waage in die Badezimmerecke gestellt und da bleibt das Miststück auch, bis es sich entschuldigt hat.

Eine besonders intensive Beratung brauchen Diabetespatienten. Durch die Verbesserung ihrer Blutzuckerwerte – sei es durch Bewegung oder Ernährungsumstellung – kommt es zu einer Reduktion der Zuckerausscheidung über den Urin (reduzierte Glukosurie) und damit einem leichten Gewichtsanstieg. Die Verbesserung des HbA1c-Wertes als Ausdruck einer besseren Stoffwechseleinstellung hat deshalb häufig einen leichten Gewichtsanstieg zur Folge.

Viele Menschen haben auch sehr ungenaue Vorstellungen darüber, wie viel Energie bei zum Beispiel einer halben Stunde Fahrrad fahren verbraucht wird. Wüssten sie es, dann wäre ihre Enttäuschung bezüglich der erzielten Gewichtsabnahme oft kleiner. Grundsätzlich hängt der Energieverbrauch bei Sport aber stark vom Geschlecht, Körpergewicht und Trainingszustand ab (s. oben). Auch die Temperatur spielt eine Rolle (Kälte erhöht den Grundumsatz). Die nachfolgende Tabelle kann also allenfalls eine Orientierungshilfe sein:

🗂 **Tab. 2.2** Kalorienverbrauch bei unterschiedlichen körperlichen Aktivitäten (in 30 Minuten)

Aktivität	Kalorienverbrauch (ca.)
Spazieren gehen	100 kcal
Rad fahren	150 kcal
Schwimmen	200–250 kcal
Gartenarbeit	100 kcal
Treppen steigen	190 kcal
Walken	180 kcal
Langlauf	200–250 kcal

Derartig ungenaue Tabellen gehören inzwischen der Vergangenheit an. Im Netz finden Sie zahlreiche Möglichkeiten, Ihren individuellen Energieverbrauch bei den unterschiedlichsten Tätigkeiten berechnen zu können, sehr übersichtlich und detailliert zum Beispiel auf www.fitrechner.de. Hier lerne ich jeden Tag von meinen Patienten oder auch den eigenen Kindern! Vor allem unsere Jugend ermittelt all diese Zahlen und Werte sozusagen „To Go" – das Armband am Handgelenk bestimmt ihre Schrittzahl, den Kalorienverbrauch und überwacht sogar den Schlaf. Ein sicherlich interessanter Ansatz – leider nicht für jeden finanzierbar und vor allem: bislang hat sich an den steigenden Zahlen von Adipositas im Kindes- und Jugendalter nichts geändert! Es braucht also Motivation – egal wo sie herkommt! Manchmal genügt auch ein altmodischer „Schrittzähler" zur Visualisierung dessen, was jeder eigentlich sowieso spürt: Ich gehe zu wenig und sitze zu viel.

> **Praxistipp**
>
> Der Energieverbrauch für jede Art von körperlicher Aktivität ist abhängig von zahlreichen Faktoren. Das sind insbesondere Alter, Geschlecht, Körpergewicht und Trainingszustand. Nur wenn Sie Ihren Energieverbrauch und Ihre Energiezufuhr kennen, können Sie Ihre persönliche Energiebilanz berechnen.

Im Zusammenhang mit dem Thema Bewegung oder Sport werde ich häufig gefragt: Welche Sportlernahrung empfehlen Sie mir? So lange wir uns im Breitensport ohne jegliches Wettkampfinteresse bewegen, könnten wir spezielle Sport- oder Fitnessprodukte, die der Markt bietet, sicherlich entbehren. Wichtig im Zusammenhang mit Bewegung ist vor allem, auf eine ausreichende Flüssigkeitszufuhr zu achten, insbesondere in der warmen Jahreszeit. Hier gilt die Faustregel: ein Liter Flüssigkeit pro Stunde intensiven Sports, am besten isotonisch. Aber auch Getränke liefern Energie und damit Kalorien. Wenn Sie sich für ein beliebiges Produkt aus der „Fitnesspalette" entscheiden, dann sollten Sie immer die Nährstoffanalyse berücksichtigen. Ob Energy-Drink, Powermüsliriegel oder Eiweißshake – sie alle enthalten Kalorien. Bitte lesen Sie die Nährstoffangaben und entscheiden erst dann, ob Sie zugreifen wollen. Der Markt bietet auch sogenannte "Fatburner" – das sind Nahrungsergänzungsmittel, deren Verzehr die Fettverbrennung steigern soll. Wissenschaftliche Belege hierfür fehlen jedoch bislang.

Und dann wäre da noch das wichtige Thema Alkohol und Fettverbrennung. Selbstverständlich gehört ein Gläschen Wein oder Bier zur Lebensqualität dazu. Man muss allerdings wissen, dass die Fettverbrennung grundsätzlich durch Alkohol gehemmt wird. Wer also auf sein abendliches Glas nicht verzichten möchte, muss an einer anderen Stelle einsparen. Hinzu kommt, dass der Brennwert von einem Gramm Alkohol bei etwa 7 kcal (29 kJ/g) liegt – dies muss bei der Berechnung Ihrer täglichen Energiebilanz berücksichtigt werden.

Welche Strategie also nun zur Gewichtsreduktion wählen? Erst Bewegung, dann Genuss – oder erst Genuss und dann „abarbeiten"? Stellen Sie sich an dieser Stelle einmal die Frage, wie Sie es bislang gemacht haben. Gute Vorsätze sind ja oft vorhanden – und man nimmt sich vor, nach dem Genuss des Stückchen Kuchens dann noch zum Walken zu gehen. Wie oft schaffen Sie es, diese Vorsätze umzusetzen? Vielleicht können Sie ja einmal die andere Variante ausprobieren: erst Walken und danach sich etwas gönnen. Wenn Sie jetzt noch berücksichtigen, wie viel Kalorien Sie verbrannt haben und wie viel Sie anschließend essen wollen, so entscheiden Sie aktiv über Ihre tägliche Energiebilanz. Dann darf es positive und negative Tage geben – am Ende der Woche entscheidet – die Bilanz! So bleibt Lebensqualität erhalten und Sie haben nicht immer das Gefühl des Versagens.

2.6.3 Adaptive Thermogenese (AT)

Der Vollständigkeit halber und insbesondere für interessierte ärztliche Kollegen sei an dieser Stelle der Begriff der adaptiven Thermogenese (AT) erwähnt. Dieser bezieht sich auf Situationen, in denen es zu einer negativen Energiebilanz kommt, also Zeiten des „Sparstoffwechsels". Wenn also Diäten oder Hungerperioden den Stoffwechsel mitbestimmen, kann sich der Organismus anpassen und seinen Energieverbrauch drosseln, etwa um 100 kcal/Tag. Er beschreibt aber ebenso Veränderungen der Energiebilanz in Zeiten des Wachstums, in der Pubertät, Schwangerschaft und Stillperiode sowie im Alter, bei Kälte, Krankheit und Stress. Also immer dann, wenn der Körper besonderen Situationen oder Lebensphasen unterworfen wird. Wir haben es also mit einer metabolischen Anpassung zu tun, die sich in allen Bereichen des Energieverbrauches vollzieht: im Ruheenergieverbrauch, der nahrungsinduzierten Thermogenese, als auch dem Energieverbrauch für körperliche Aktivität (Müller 2015). Wesentliches Merkmal der Adaptiven Thermogenese ist, dass sie eine von Körpermasse und Körperzusammensetzung unabhängige Anpassung von Wärmeproduktion und Energieverbrauch darstellt. Aktuelle Arbeiten zu dieser Thematik gehen davon aus, dass bei etwa 60 % der Menschen eine adaptive Thermogenese von Bedeutung sein könnte. Bislang hat dies jedoch für den praktischen Alltag und die Arbeit mit Patienten keine Bedeutung.

2.7 Abnehmen

2.7.1 Langsam oder schnell abnehmen – was ist besser?

Diese Frage wird mir oft gestellt und ist ein beliebtes Stammtischthema. Was soll man antworten? Gelten meine Erfahrungen oder braucht es Daten? Grundsätzlich beruht unser tägliches ärztliches Handeln und Beraten auf Erfahrung („experience"), und die nimmt im Laufe der Berufsjahre erfreulicherweise zu. Auf der anderen Seite wird unsere ärztliche Tätigkeit vor allem in den letzten Jahren zunehmend dadurch geprägt, dass man versucht, sich auf Studiendaten (Evidenz) zu berufen. Während wir noch vor 50 Jahren überwiegend unsere Erfahrungen zur Therapiesteuerung nützen konnten, wird dies in der heutigen Medizin durch ein „evidenzbasiertes" Vorgehen mehr und mehr abgelöst. Hierzu hat insbesondere die Kostensteigerung im Gesundheitswesen beigetragen. Bei Zunahme der Lebenserwartung und die damit steigenden Kosten für chronische und kostenintensive Erkrankungen steuern mehr und mehr die Evidenz unser ärztliches Handeln. Dies ist der Preis, den wir aktuell für Innovation und mehr Machbarkeit zahlen müssen.

Welche Daten gibt es zur Frage der sinnvollen Geschwindigkeit einer Gewichtsreduktion? Langsam oder „crash" – was ist besser? Was gesünder? Was längerfristig aufrecht zu erhalten? Man könnte es ein wenig vergleichen mit der Frage nach der besten „Diät": fettarm oder kohlehydratarm? Im Laufe der vergangenen 20 Jahre habe ich diese Diskussionen auf jedem Kongress und in unzähligen Veranstaltungen miterlebt. Einigkeit besteht bezüglich der langfristig besten Ernährungsform nicht wirklich. Tatsache ist, dass man bei einer stark kohlehydratarmen Diät anfangs besonders viel Körperwasser verliert – dies wiederum reduziert natürlich das Gewicht. Betrachtet man allerdings die Ergebnisse zwei Jahre nach Therapiebeginn, so sind die Unterschiede in puncto Körpergewicht nicht überzeugend, das Spiel endet sozusagen unentschieden. Das ist in meinen Augen eine gute Botschaft für all die unter Ihnen, die abnehmen wollen. Sie müssen sich eben nicht einem Diätplan unterwerfen, der im Alltag nicht umsetzbar ist oder Mahlzeiten beinhaltet, die Ihnen nicht schmecken. Gestalten Sie Ihren Ernährungsplan selbst! Notieren Sie Ihre „Lieblingsspeisen", die in keinem Fall fehlen dürfen und überlegen, auf was Sie verzichten könnten, ohne dabei an Lebensqualität zu verlieren.

Bislang empfehlen die Leitlinien vieler Länder eine langsame Gewichtsreduktion von etwa 10 % des Ausgangsgewichtes in einem Jahr. Die DGE (Deutsche Gesellschaft für Ernährung) empfiehlt beispielsweise 1–2 kg pro Monat, die DAG (Deutsche Adipositas Gesellschaft) ein tägliches Kaloriendefizit von etwa 500 kcal. Bislang ging man davon aus, dass diese Vorgehensweise seltener zu dem so gefürchteten Jo-Jo-Effekt nach Beendigung der Diät führt. Neuere Studien weisen nun allerdings darauf hin, dass diese Annahme möglicherweise nicht stimmt (Purcell et al. 2014; Bosy-Westphal 2015).

Ist ein schnellerer Diäterfolg ein größerer Motivator als ein langsamer? Und was ist langfristig umsetzbar? Was reduziert den Jo-Jo-Effekt beim einzelnen Individuum? Diese Fragen bleiben derzeit offen. Vielleicht sind es die weiteren Stationen im Leben eines Menschen die hierüber entscheiden. Der persönliche Lebensweg ist nicht wie unter Studienbedingungen planbar!

Abschließend sei noch darauf hingewiesen, dass eine rasche Gewichtsreduktion, wie sie insbesondere nach magenchirurgischen Eingriffen erzielt werden, das Risiko für Gallenblasenentzündungen und Gallenkoliken erhöhen kann (Guadalajara 2006).

Was haben meine Patienten erlebt? Welche verschiedenen Wege haben sie ausprobiert? Wie gehen sie es heute an und welchen Rat geben sie an Betroffene weiter? Was haben Sie in Ihrem Leben verändert?

- **Lesen Sie hierzu ein paar Gedanken von Herrn L.:**

Ich bin nicht wirklich der Mensch für Diätprogramme. Diäten sind mir fast immer zu umständlich, zu aufwändig, oder engen mich in meinem Lebensstil zu sehr ein. Bei mir muss es kurz, prägnant und vor allem simpel sein. Für einige Tage meine Essgewohnheiten radikal umstellen, seien es FdH, Kohlsuppe oder Hafertage, ist nicht das Problem. Ein klares Ziel und einen überschaubaren Zeitraum vor Augen und durch. Für alles andere, ich habe FdH über einen längeren Zeitraum betrieben, ist es für mich schwierig, die Motivation aufrecht zu erhalten. Das geht eigentlich nur mit positivem Einfluss von außen, wie z. B. von Freunden oder Familie. Der schwierigere Teil für mich ist es, ein erreichtes Ziel dauerhaft zu halten, oder sogar meine Gewichtskurve in einen langfristigen Trendkanal nach unten zu bewegen. Erfolge hatte ich dabei mit kleinen Schritt für Schritt Aktionen, die sich langsam in meinen Alltag einschleichen, zur Routine werden und meinen Lebensstil langsam positiv verändern. Zwei Ansätze habe ich dabei bisher gefahren. Einmal ausschließlich über Bewegung: Ich habe mit täglichen Spaziergängen angefangen, die ich über die Zeit regelmäßiger, länger und in schnellerem Tempo gegangen bin. Zudem habe ich mich bei einem Fitness-Studio angemeldet und eine ganze Weile ausprobiert, welches Angebot mir denn liegt. Hängen geblieben bin ich bei den Kardio-Geräten, weil die Trainingszeit bei Musik und Fernsehen für mich einfach am kurzweiligsten war. Anschließend habe ich mich mit einem entspannenden Saunagang und Relaxen im Ruheraum belohnt. Einige Jahre hatte ich durch den Besuch des Fitness-Studios ganz gute Erfolge, ich habe es schlussendlich wieder aufgegeben, als ich die jeweils zwei bis drei Stunden Zeitaufwand immer weniger aufbringen konnte oder auch wollte. Beibehalten habe ich regelmäßige Spaziergänge, die sind zwar nicht so effektiv, dafür unkompliziert und flexibel, was mir entgegenkommt. Der zweite Ansatz ging über mein Essverhalten. Was schlägt am stärksten zu Buche, welche Essgewohnheiten sind am ungesündesten? Nur ist da bei mir mit schnellen Umstellungen nichts zu machen, ansonsten laufe ich ständig mit dem Gefühl herum, mir fehlt etwas und ich bin aus dem Gleichgewicht. Also kann ich schlechte Gewohnheiten, wie meinen abendlichen Süßigkeiten-Konsum, nur Schritt für Schritt reduzieren und den trotzdem vorhandenen Appetit auf gesündere Alternativen lenken. Das braucht natürlich Zeit und ich erfahre auch kurzfristige Rückschläge. Schließlich habe ich mal bessere, mal schlechtere Tage. Auf lange Sicht ist das aber für mich eine durchaus tragfähige Methode um ein für mich gesünderes Gewicht zu erreichen.

❓ Kernfragen

1. Warum wollen Sie Gewicht reduzieren?
2. Worauf sind Sie bereit zu verzichten? Was fällt Ihnen leicht – was schwer?
3. Was gehört für Sie unbedingt zu Lebensqualität dazu?
4. Wie gehen Sie mit Alkohol um?
5. Was können Sie in Ihrem Alltag verändern?
6. Worauf könnten Sie bei Ihrer Ernährung ohne Probleme verzichten?
7. Wer könnte Sie bei Ihrem Vorhaben unterstützen?
8. Wieviel Geld sind Sie bereit, in Ihre Gesundheit zu investieren?
9. Wie viel Zeit sind Sie bereit, sich selbst für Veränderungen zuzugestehen?
10. Wie geduldig sind Sie mit sich selbst?
11. Was könnte Sie zu mehr Bewegung motivieren?
12. Haben Sie schon einmal versucht, sich mit einem Schrittzähler zu motivieren?
13. Würde Sie eine App mit Daten zum täglichen Energieverbrauch motivieren können?
14. Warum können Sie Ihre Vorsätze oft nicht langfristig umsetzen?
15. Warum geben Sie oft frühzeitig Ihre Vorsätze wieder auf?
16. Welches Körperbild haben Sie derzeit von sich?
17. Welches Körperbild streben Sie an? Und warum?

2.7.2 Wieviel und wo abnehmen?

■ **Zur Diskussion dieser Frage zunächst ein paar Gedanken von Herrn J.:**
„Lieber fett und fit als schlank und krank … "

So kolportierte es eine große deutsche Tageszeitung vor einigen Jahren in einem Artikel über den Zusammenhang von Sport und Gesundheit in Verbindung mit Übergewicht. Zugegeben fühle ich mich zu den „Dicken" hingezogen, wenn auch nicht ganz freiwillig. Wenn alle Diäten nicht den gewünschten Erfolg gebracht haben, irgendwann findet man sich mit dem Status Quo ab. Man ist nicht mehr auf Brautschau, und aus dem Alter, wo man jedem gefallen möchte ist man auch raus. Wenn ich mich vor den Spiegel stelle finde ich mich ganz O. K.: Klar, der Bauch ist da, aber ich sehe auch muskulöse Arme und Beine, breite Schultern; nein, ist wirklich O. K. Man sieht also, dass ich Sport mache und ich mache ihn gerne. Das war Gott sei Dank immer so, früher in der Schule ein ganz passabler 100-Meter-Läufer. Immer noch stolz bin ich auf die Teilnahme an den Schulmeisterschaften in der 4×100-Meter-Staffel. Während des Studiums hat der Sport etwas gelitten, was aber keine Auswirkung auf mein Körpergewicht hatte. Erst mit den ersten Berufsjahren und der Familiengründung hat sich das Gewicht rasant nach oben entwickelt. Und das, obwohl ich immer ein bis zwei Mal pro Woche Sport machte. Mit Ende vierzig kam dann der Befund Diabetes, und die Waage zeigte über 100 kg. Da wollte ich doch wissen, ob Sport das Ganze wieder umdrehen kann. Das hieß für mich damals rein in die Turnschuhe und laufen, laufen, laufen. In meinen besten Zeiten brachte ich es auf 60 km in der Woche, die Kondition steigerte sich immens und ich fühlte mich hervorragend. In Paris, gegen meinen Sohn, die Treppen zum Montmartre hochsprinten: chancenlos, der junge Mann. Nur mit dem Gewicht klappte es nicht so wirklich. Acht Kilo weniger war das höchste was ich mal geschafft habe, im Durchschnitt waren es aber 5–6 kg. So ist das also: Durch Sport kann man nicht, oder nur wenig abnehmen. Eigentlich kein Wunder, wenn man sich die Fakten genauer anschaut. Der Kalorienverbrauch bei 5 km Laufen und 100 kg Körpergewicht sind maximal 500 kcal. Das entspricht in etwa einer Tafel Schokolade oder zwei „Halbe" Bier. Ein paar Hundert Kalorien zu verkonsumieren ist so leicht, und dann ist der ganze Vorteil, den man sich erlaufen hat wieder *dahin. Geht man aber den Weg der Askese und vermeidet das ganze Teufelszeug, ist die Frustration vorprogrammiert. Man geht übellaunig durch den Tag und ist wütend über die ständigen Versuchungen, die einem über den Weg laufen. Man lehnt sie strikt ab, obwohl man sich doch so gerne verführen lassen würde. Fazit: Sport verbraucht Kalorien, die wollen ausgeglichen werden, ist leider so. Es passiert aber noch eine zweite positive Geschichte. Man sieht es nicht auf der Waage aber im Spiegel. Der Körper strafft sich, kleinere Fettpölsterchen verschwinden, Muskeln entstehen. Na ja, genau genommen waren die Muskeln immer schon da, sie haben aber den Schlaf der Seligen geschlafen. Fordert man sie, dann entwickeln sie sich, aber sie sind schwerer als Fett. Wenn man also ein Kilo Fett abbaut und ein Kilo Muskeln aufbaut nehmen die Muskeln mehr Platz ein, man sieht es also im Spiegel, nicht aber auf der Waage. Wenn also Sport das Gewicht nur wenig verändert, lohnt es sich dann? Ich kann nur sagen: auf alle Fälle. Die Steigerung der Befindlichkeit erreicht man innerhalb weniger Wochen und zwar schon mit zwei Bewegungseinheiten pro Woche. Was dazu geeignet ist, muss jeder für sich selbst entscheiden. Für den einen ist es Laufen oder Walken, andere mögen es lieber im Fitnessstudio, wieder andere bevorzugen Ballsportarten oder gehen zum Tanzen. Suchen Sie sich etwas, was Ihnen Spaß macht, was Sie mit Gleichgesinnten ausüben können, der innere Schweinehund hat keine Chance. Denken Sie daran, wenn Sie nicht abnehmen: „Lieber fett und fit als schlank und krank."*

Was Herr J. beschreibt, haben viele von Ihnen sicher schon mehrfach erlebt. Man bemüht sich, treibt Sport und nimmt nur unwesentlich ab. Im Gespräch mit meinen Patienten habe ich es über viele Jahre erlebt, dass enttäuschte Erwartungen einer der Hauptgründe für den Abbruch von Bemühungen darstellt. Woran liegt das? Einerseits an falschen Zielvorgaben, andererseits aber auch daran, dass Parameter wie Befindlichkeit oder Gesundheit so schwer messbar und darstellbar sind. Sie haben auch keine „Lobby" – man kann damit auch kein schnelles Geld verdienen.

Für die Begleitung übergewichtiger Menschen ist es wichtig, Ausdauer und Geduld mitzubringen. Darüber hinaus aber brauchen Übergewichtige unser ärztliches Verständnis für Rückschläge und wir sollten uns auch der Vermittlung von Bewältigungsstrategien annehmen für die Zeiten wo es schlecht läuft. Gerade hier sind wir Ärzte gefragt – nicht so sehr für schnelle Ergebnisse die ohne Langzeitnutzen bleiben.

Prof. Dr. Matthias Blüher ist auf dem Gebiet der Adipositasforschung derzeit in Deutschland eine der herausragenden Persönlichkeiten. Er leitet den Sonderforschungsbereich „Mechanismen der Adipositas" an der Universität Leipzig. Seine Arbeitsgruppe kooperiert mit Forschungsgruppen weltweit. Die Universität Leipzig verfügt über eine der größten Biobanken mit Fettgewebsproben. Mit seiner letzten Arbeit wurde erneut bestätigt, dass es Personen gibt, die trotz ausgeprägter Adipositas metabolisch gesund sind. Ebenso können auch schlanke Menschen Krankheiten entwickeln, die eigentlich als typische Adipositas-Folgen gelten. Er bestätigt, dass bei einer Gewichtsreduktion – weitgehend unabhängig von der Strategie – die viszerale Fettmasse überproportional stärker reduziert wird als andere Fettdepots (Blüher 2015). Und wie wir ja zu Beginn dieses Kapitels bereits gesehen haben, ist dieser Fettanteil der gefährliche. Und nun die beste Botschaft überhaupt: Auch geringe Gewichtsreduktionen (etwa 5 % des Ausgangsgewichtes) haben günstige Einflüsse auf den Stoffwechsel. Schon bei geringer Reduktion der Fettmasse kann man aus einer Hochrisiko-Adipositas eine metabolisch risikoarme Adipositas gestalten. Für viele Menschen ist dies leichter vorstellbar und dauerhaft zu halten als eine rapide Gewichtsabnahme, die leider allzu oft vom Jo-Jo-Effekt zunichte gemacht wird.

> **Praxistipp**
>
> Lernen Sie, mit Gelassenheit den Weg der kleinen Schritte zu gehen. Dabei bleibt Raum und Zeit für Ihre persönlichen Möglichkeiten. Auch Rückschläge müssen auf dem Weg der Veränderungen überwunden werden. Dies gelingt leichter, wenn man Sie nicht von vorneherein ausschließt. Ein Neuanfang ist immer möglich, und bereits kleine Erfolge haben positive Effekte auf Ihre Gesundheit.

❓ Kernfragen

1. Warum ist es Ihnen so wichtig, Gewicht zu reduzieren?
2. Was stört Sie genau an Ihrem Körpergewicht?
3. Wie zufrieden fühlen Sie sich in Ihrem Körper?
4. In welchen Situationen stört Sie Ihr Gewicht am meisten?
5. Wann fühlen Sie sich in Ihrem Körper wohl?
6. Werden Sie von ihrem Umfeld auf Ihre Gewichtssituation angesprochen? Falls ja, welche Gefühle entstehen dadurch bei Ihnen?
7. Können Sie über Ihr Gewichtsproblem reden? Falls ja, mit wem?
8. Wie oft haben Sie Jo-Jo-Situationen erlebt?
9. Wie zuversichtlich sind Sie, dass Ihnen eine Veränderung ihrer Gewichtssituation gelingen kann?

Literatur

Acosta RD, Cash BD (2009) Clinical effects of colonic cleaning for general health promotion; a systematic review. Am J Gastroenterol 104(11):2830–6

Axt-Gadermann M (2015) Schlank mit Darm: Das 6-Wochen-Programm. Das Praxisbuch, 3. Aufl. Südwest, München

Beer AM (2015) Wem nutzt Heilfasten? MMW Fortschr Med 157(3):26

Blüher M (2015) „Size, sites and cytes": Bedeutung des Fettgewebes bei Diabetes und darüber hinaus Diabetologie 10: 304–306. DOI http://dx.doi.org/10.1055/s-0035-1566857

Bosy-Westphal A,; Müller MJ (2015) Langsam abnehmen, um das Gewicht zu halten? Ein Mythos der Adipositastherapie. Slow weight loss for a better weight maintenance? A myth about obesity therapy. Adipositas 9:217–220

Braus DF (2014) EinBlick ins Gehirn, 3. Aufl. Thieme, Stuttgart

Chakaroun R, Heyne H, Blüher M, Stummvoll M (2016) Adipositas, Typ-2-Diabetes und das Mikrobiom, unser zweites Genom. Obesity, type 2 diabetes and the microbiome, our second genome. Diabetologie und Stoffwechsel 11:102–112. http://dx.doi.org/10.1055/s-0042-101020

Der niedergelassene Arzt (2016) 02

Enders G (2014) Darm mit Charme. Ullstein, Berlin

Enders (2015) siehe: http://future.arte.tv/de/unser-interview-mit-giulia-enders

Guadalajara H et al (2006) Is prophylactic cholecystectomy useful in obese patients undergoing gastric bypass? Obes Surg 16(7):883–885

Helander HF, Fändriks L (2014) Surface area of the digestive tract. Scand J of Gastroenterol 49 (6):681–689

Klein S et al (2004) Absence of an effect of liposuction on insulin action and risk factors for coronary heart disease. N Engl J Med 350: 2549–2557

Müller MJ et al (2015) Does adaptive thermogenesis exist? Thoughts on reduced metabolism and energy balance. Adipositas 9:210–216

Purcell K, Sumithran P, Prendergast LA, Bouniu CJ, Delbridge E, Proietto J (2014) The effect of rate of weight loss on long-term weight management; a randomized controlled trial. Lancet Diabetes Endocrinol 2(12):954–962

Schneider F, Habel U, Kessler C et al (2000) Gender differences in regional cerebral activity during sadness. Human Brain Mapp 9:226–238

Wabitsch M (1995) Untersuchungen über die Entwicklung des Fettgewebes im Kindesalter. Adipositas 5:12–18

Wirth A (2003) Adipositas-Fibel, 2. Aufl. Springer, S 55–63

Wrase J, Klein S, Gruesser SM et al (2003) Gender differences in the processing of standardized emotional visual stimuli in humans: a functional magnetic resonance imaging study. Neurosci Lett 348:41–45

Internet-Links

Bildquelle: http://1.bp.blogspot.com/_GLH_SocfyGQ/TRDBzgb0Qsl/AAAAAAAAAFI/wFnYyBwbAZY/s640/bmidx510.jpg

www.fitrechner.de

http://future.arte.tv/de/der-kluge-bauch

Webseite der deutschen Hochdruckliga zahlreiche gut verständliche Informationen: www.hochdruckliga.de

Webseite der Deutschen Gesellschaft zur Bekämpfung von Fettstoffwechselstörungen und ihren Folgen DGFF (Lipid-Liga): www.lipid-liga.de

Dicke Medizin

© Springer-Verlag GmbH Deutschland 2017

V. Hollenrieder, *Ich bin dann mal dick!*

DOI 10.1007/978-3-662-53058-0_3

3

Welche medizinischen Informationen brauchen dicke Menschen in Zeiten des Internets? Ist nicht alles längst bekannt und braucht es dazu überhaupt noch ärztliche Ratschläge? Was sollten dicke Menschen wissen, um sich nicht im „Warenhaus Gesundheit" zu verirren? Bewährte Therapieansätze besitzen auch heute noch Gültigkeit, wenngleich die Medien uns etwas anderes glauben machen wollen. Was die Werbung verspricht, klingt auf den ersten Blick immer interessant und erfolgversprechend. Eine neue Diät, ein neues Konzept – man will so gerne daran glauben und zahlt deshalb auch (fast) jeden Preis. Gibt es wirklich etwas Neues? Welche Vor- und Nachteile bieten neue Therapieansätze? Und welche Therapieempfehlungen haben sich bewährt?

3.1   Begleiterkrankungen und Folgeerkrankungen bei Übergewicht

Die Kostenexplosion im Gesundheitswesen ist ganz wesentlich auf die Zunahme der direkten und indirekten Kosten für übergewichtige Patienten zurückzuführen. Im Jahre 2002 gingen etwa 2,1 % der Gesamtausgaben im Gesundheitssystem auf das Konto von Übergewicht und Adipositas, 2008 waren es bereits etwa 3,27 %, und die Hochrechnungen für 2010 liegen bei bis zu 7 %.

Hauptverursacher der Kosten sind nicht Medikamente und Arzthonorare, sondern Folgekosten für Diabetes Typ 2, Herz-Kreislauferkrankungen, degenerative Gelenk- und Wirbelsäulenerkrankungen, Leber- und Gallenleiden sowie Krebserkrankungen. Dazu kommen Kosten für Produktivitätsausfälle wie Arbeitsunfähigkeit oder Frühverrentung. Das alles wird durch Daten gestützt, die über bundesweite Gesundheitserhebungen, epidemiologische Studien, das Statistische Bundesamt und die Sozialversicherungen erhoben werden (Lehnert et al 2014; Konnopka et al. 2011). Die Fakten liegen auf dem Tisch, ebenso die Kosten, trotzdem dreht sich die Teufelsspirale weiter: In der Adipositas-Prävention geschieht wenig, weil sie meist nicht über die Kostenträger abgedeckt ist – die Magenchirurgie allerdings verzeichnet steigende Operationszahlen.

Dicke Menschen benötigen ein gleiches Maß an Unterstützung wie schlanke Patienten. Sie fordern von Ärzten sämtlicher Disziplinen besonders viel Verständnis und Geduld ein. Dicken Patienten wird ihr Körpergewicht leider immer wieder zum Handicap. Sie hören Sätze wie: „Kommen Sie bitte wieder, wenn Sie abgenommen haben", und so mancher gute Vorsatz wird dadurch im Keim erstickt. Dicke Menschen wissen nur allzu gut um ihr Problem, fühlen sich aber oft abgewiesen und wieder mal auf ihr Körpergewicht allein reduziert. Oft haben sie dann nicht mehr den Mut, um Unterstützung zu bitten.

Während Typ-2-Diabetes, Herz-Kreislauferkrankungen, Gelenk- und Wirbelsäulenprobleme als Folgeerkrankungen der Adipositas hinreichend bekannt sind, gibt es ein paar weitere, die sozusagen im Schatten stehen und deshalb in diesem Kapitel ebenfalls kurz dargestellt werden.

Adipositas ist leider immer noch nicht als Krankheit anerkannt, obwohl daran neueren Studiendaten zu Folge nicht mehr zu zweifeln ist. In Deutschland steigen die Zahlen kontinuierlich, insbesondere der Schweregrad bei jungen Erwachsenen. Inzwischen gibt es mehr übergewichtige als normalgewichtige Menschen in unserem Land, etwa 2/3 der Männer und jede zweite Frau sind davon betroffen. Für Deutschland rechnet die World Obesity Federation mit derzeit 36,2 Millionen übergewichtigen Menschen; wenn der Trend anhält, werden es bis in 10 Jahren etwa 37 Millionen sein (Gerlach 2015). Die Betroffenen wenden sich auf der Suche nach Beratung und Unterstützung anfangs oft nicht an einen Arzt sondern wählen eher den Weg zu einem Ernährungsberater oder ins Internet.

Da Adipositas eine der Hauptursachen für chronische Krankheiten wie Bluthochdruck, Diabetes Typ 2, Fettstoffwechselstörung, Gelenk- und Wirbelsäulenprobleme, Schlafapnoe und vieles mehr ist, wäre eine frühzeitige ärztliche Abklärung und Therapie ein wichtiger Schritt auf dem Weg zu einer Reduktion von Kosten im Gesundheitswesen.

Es würde den Rahmen dieses Ratgebers sprengen, auf alle Begleiterkrankungen von Übergewicht einzugehen. Als Internistin und Diabetologin möchte ich mich deshalb auf die häufigsten Stoffwechselprobleme in Verbindung mit Übergewicht beschränken. Da sowohl Diabetes als auch Bluthochdruck und eine

Fettstoffwechselstörung keinerlei Beschwerden oder Symptome verursachen, erfolgt der Arztbesuch bei sehr vielen übergewichtigen Personen viel zu spät. Problembewusstsein alleine reicht für präventive Maßnahmen nicht aus.

Wann sprechen wir von Begleiterkrankung und wann von Folgeerkrankungen? Hier ist die Grenze fließend, insbesondere deshalb, weil wir über die Ursachen der Entstehung von Adipositas immer noch heftig diskutieren. Und so manche Begleit- oder Folgeerkrankung der Adipositas findet sich ebenso bei Patienten mit anderen chronischen Erkrankungen. So haben beispielsweise auch Patienten mit chronischen Schmerzsyndromen gehäuft mit Übergewicht und Depressionen zu kämpfen. Wie erleben es Betroffene, wenn sie ahnen, dass ein Stoffwechselproblem vorhanden sein könnte? Und was wünschen sie sich, ohne es auszusprechen?

- **Lesen Sie hierzu ein paar Gedanken von Herrn L.:**

Dicke Nebenwirkungen

Der Mensch ist Weltmeister darin, Probleme und Negatives zu verdrängen. Solange nichts weh tut, oder man sporadische Schmerzen auf die Schnelle mit einer Tablette in den Griff bekommt, ist alles gut. Zumindest macht man sich das selbst vor. Man geht zu seinem Hausarzt für den jährlichen Check-Up, und wenn ein paar Werte sich zwar im Grenzbereich bewegen, ihn aber nicht grob überschreiten, besteht ja noch keine Handlungsnotwendigkeit. Zumindest macht man sich das selbst vor. Eben weil man noch keine deutlichen und dauerhaften körperlichen Probleme verspürt. Der Arzt hat eigentlich doch längst auf die sich abzeichnenden Risiken hingewiesen, nur eben nicht wachgerüttelt. Der Mensch ist Weltmeister im Verdrängen, das hatte ich eingangs bereits gesagt. Hier sehe ich einen von vielen Ansätzen, die Spirale zu durchbrechen. Sich selbst hinterfragen und Warnsignale des Körpers nicht verdrängen. Aber auch die Bitte an die Ärzte, von Anfang an Klartext zu reden, über Zusammenhänge informieren und wachzurütteln. Das sollte ich auch als Patient aktiv angehen, indem ich mit dem Arzt meines Vertrauens frühzeitig über Zusammenhänge und Konsequenzen spreche, auch wenn es erst mal unangenehm ist.

In ▶ Kap. 2 haben wir bereits die häufigsten Begleiterkrankungen von Adipositas wie Bluthochdruck, Fettstoffwechselstörung und das metabolische Syndrom besprochen. Darüber hinaus sollte bei entsprechenden Risikofaktoren oder klinischen Hinweisen aber auch ein Diabetes Typ 2 und bei Frauen mit Zyklusunregelmäßigkeiten und unerfülltem Kinderwunsch auch ein PCO-Syndrom abgeklärt werden.

> **Praxistipp**
>
> Wenn Sie unter Übergewicht leiden, dann lassen Sie in jedem Fall Ihr Stoffwechselrisiko untersuchen. Diabetes Typ 2, Bluthochdruck und eine Fettstoffwechselstörung verursachen im Anfangsstadium meist keinerlei Beschwerden. Nur durch eine frühzeitige Diagnose und Therapie können Sie drohende Gefäßschäden in ihrer Entstehung verhindern.

3.1.1 Polyzystisches Ovarsyndrom (PCOS)

Diese Erkrankung tritt bei etwa 5–10 % der geschlechtsreifen Frauen auf. Der Erkrankungsbeginn liegt typischerweise zwischen dem 15. Und 25. Lebensjahr. Die betroffenen Frauen suchen zunächst meist ihren Gynäkologen oder Hausarzt auf. Sie schildern Zyklusstörungen sowie eine männliche Behaarung, Akne oder Haarausfall. Vielfach besteht darüber hinaus ein unerfüllter Kinderwunsch. Bei etwa 70 % der Frauen findet man im Ultraschall polyzystisch veränderte Eierstöcke (Ovarien). Die Ursache des Krankheitsbildes ist bislang nicht geklärt – allerdings beobachtet man ein gehäuftes Auftreten im Zusammenhang mit Übergewicht (in der Literatur finden sich Zahlen zwischen 70 und 90 %) oder einem metabolischen Syndrom (s. oben). Zur diagnostischen Abklärung gehören deshalb neben der Bestimmung zahlreicher Hormone und dem Ultraschall eine Abklärung der Schilddrüsenfunktion sowie des Blutzuckerstoffwechsels. All das ist wichtig, um den betroffenen Frauen mit ihrem Kinderwunsch helfen zu können. Wenden Sie sich also im Falle eines derartigen Beschwerdebildes an Ihren Frauenarzt oder Hausarzt.

3.1.2 Gestörte Glukosetoleranz oder Diabetes mellitus Typ 2?

Immer wieder wird darüber diskutiert, welche Personen sich auf Diabetes Typ 2 testen lassen sollten. Um eine einheitliche Vorgehensweise zu erarbeiten, wurde der FINDRISK-Fragebogen entwickelt. Dieser „Selbstbefragungstest" enthält die häufigsten Risikofaktoren für Typ 2. Je höher die erreichte Punktzahl ist, umso größer ist Ihr ganz persönliches Diabetesrisiko. Nehmen Sie also wieder einmal Bleistift und Papier zur Hand und beantworten die folgenden Fragen.

Es geht aber auch etwas moderner: Die APPzumARZT der Felix Burda Stiftung hat im neuesten Update, das seit 15.01.2016 im iTunes-Store und bei Google-Play zum Download bereit liegt, unter anderem einen Diabetes-Risiko-Test integriert. Der Selbsttest der Deutschen Diabetes Stiftung liefert nach wenigen Angaben eine Einschätzung des persönlichen Risikos innerhalb der nächsten zehn Jahre an Diabetes mellitus Typ 2 zu erkranken und zeigt Handlungsempfehlungen auf.

Beantworten Sie den Findrisk-Fragebogen (▶ Arbeitsblätter)!

Ermitteln Sie am Ende Ihre Gesamtpunktzahl. Sollte sie über 15 liegen, haben Sie ein hohes Risiko für eine Zuckerstoffwechselstörung. Dann sollte ein sogenannter „oraler Glukosetoleranztest" (OGTT) durchgeführt werden, idealerweise beim Hausarzt oder Diabetologen. Dabei ist auf eine korrekte Durchführung zu achten: Testbeginn morgens nüchtern, Blutzuckermessung nüchtern, Trinken einer standardisierten Zuckerlösung (75 g Glukose), weitere Blutzuckermessungen nach einer und nach zwei Stunden. Die Testperson muss in der Praxis sitzen bleiben, Bewegung würde das Testergebnis verfälschen. Gemessen werden darf nicht mit Handmessgeräten sondern nur mit einem standardisierten Analyseverfahren in der Arztpraxis oder mittels Probenversand in ein Labor. Viele Patienten haben mir über die letzten 20 Jahre von „grenzwertigen" Blutzuckerwerten berichtet. Hier besteht offensichtlich immer noch ein erheblicher Aufklärungsbedarf, denn ein bisschen Diabetes gibt es nicht! Entweder der Test ist positiv oder negativ. Lassen Sie sich also von Ihrem behandelnden Arzt die Ergebnisse Ihres Testbefundes schriftlich geben und klären Sie

gegebenenfalls den Befund bei einem Spezialisten ab. Das gilt auch für die Glukosebelastung beim Gynäkologen im Rahmen einer Schwangerschaft zur Abklärung eines Schwangerschaftsdiabetes (Gestationsdiabetes). Hier gelten weitere spezielle Testbedingungen (v. a. venöse Blutabnahme, andere Grenzwerte).

Den Findrisk-Score finden Sie auch bei der Deutsche Diabetes Stiftung (www.diabetes-risiko.de)

> **? Kernfragen**
> 1. Für Frauen: Leiden Sie unter Zyklusstörungen oder unerfülltem Kinderwunsch?
> 2. Sind Sie ein Risikokandidat für Diabetes? (siehe Findrisk-Score)
> 3. Kennen Sie die Ergebnisse ihres Glukosetoleranztests?

3.1.3 Psychische Erkrankungen

Übergewichtige Menschen leiden häufiger unter einer Depression, Schizophrenie oder Essstörung (vor allem Binge-Eating-Syndrom) als Normalgewichtige. Ihre schlechte Stimmungslage führt zu immer weniger Aktivität, sie kapseln sich zunehmend von ihrer Umwelt ab und verbringen einen Großteil ihrer Freizeit zu Hause sitzend und oft auch rauchend vor dem Bildschirm. Das wiederum erhöht die Isolation und die permanente Konfrontation mit dem Thema Essen, denn der Kühlschrank befindet sich in unmittelbarer Nähe. Sie leiden unter einem täglichen Teufelskreislauf: ständiges Hungergefühl und Gedanken an Nahrung, die nicht mehr unter Kontrolle gehalten werden können. Nach dem Essen dann das Gefühl, wieder versagt zu haben, es stellen sich Hilflosigkeit und Resignation ein. Menschen mit schweren psychischen Erkrankungen haben ein zwei- bis vierfach erhöhtes Risiko für ein metabolisches Syndrom (Kahl 2005). Psychisch kranke Menschen versterben früher an Herz-Kreislauferkrankungen oder durch Selbstmord (Suizid), haben als Herzinfarktpatienten eine deutlich schlechtere Prognose und benötigen in vielen Fällen Psychopharmaka (Fueßl 2005). Diese Medikamente haben zahlreiche Nebenwirkungen und erfordern deshalb eine enge Überwachung. Sie können das Reizleitungssystem des Herzens oder auch den Zuckerstoffwechsel beeinflussen, deshalb sind regelmäßige EKG-Kontrollen und Blutzuckerkontrollen erforderlich.

Wohin aber sollen oder können sich Menschen mit psychischen Erkrankungen bei Gewichtsproblemen wenden? Da Sie immer mehr unter Scham und Schuldgefühlen leiden, verlassen sie oft kaum noch das Haus und meiden den Gang zum Hausarzt oder Psychiater. Folglich sind psychisch Kranke oft weniger gut versorgt als Menschen, die sich ohne derartige Probleme auf den Weg zum Arzt machen können. Wer begleitet sie heraus aus der Teufelsspirale? Wie kann man diese Menschen erreichen? Wer motiviert sie dazu, sich auf den Weg zum Arzt zu machen? Die zunehmende Körperfülle als Ausdruck einer kranken Seele ist ein Alarmsignal. Hier sind alle medizinischen Disziplinen gefordert, bessere Versorgungskonzepte zu entwickeln. Wohin wenden sich psychisch kranke, übergewichtige Menschen? Es sind insbesondere Hausärzte, Internisten, Orthopäden, Psychologen, Psychiater, Kinder- und Jugendärzte sowie Gynäkologen, die für eine ganzheitliche Versorgung gefragt sind.

In der Diabetologie hat sich seit einigen Jahren eine jährliche Befragung des Patienten zu seinem psychischen Wohlbefinden bewährt. Mit dem WHO-5-Fragebogen (◘ Abb. 3.1) steht ein „Türöffner" zur Verfügung. Die Fragen können Grundlage für ein erstes verständnisvolles Gespräch sein. In den vergangenen Jahren habe ich mit dieser Vorgehensweise sehr gute Erfahrungen gemacht. Die Betroffenen sind überwiegend sehr dankbar, dass man sich ihrer seelischen Verfassung zuwendet und ihnen auch in diesem Bereich Zeit und ein offenes Ohr schenkt. Wenn Sie nun beim Beantworten der Fragen einen Score unter 13 haben, dann sollten Sie Ihren behandelnden Arzt darauf ansprechen.

3.1.4 Schlafapnoe-Syndrom (SAS)

Dieses Krankheitsbild führt immer noch ein Schattendasein. Übergewicht ist eine der wesentlichen Ursachen bei seiner Entstehung. Das vorherrschende Symptom bei den Betroffenen ist eine ausgeprägte Tagesmüdigkeit. Diese wird leider sehr oft auf Stress oder Schlafmangel zurückgeführt und deshalb nicht weiter abgeklärt. Das Krankheitsbild ist gekennzeichnet durch nächtliche Atemstillstände von mehr als 10

Sekunden, die vom Patient selbst meist nicht wahrgenommen werden. Es kommt zu einer absinkenden Sauerstoffversorgung des Blutes (Hypoxämie) und nachfolgend des Gehirnes. Auf diese Weise wird die normale Struktur des Schlafes zerstört und die Erholungsfunktion behindert. Die Folge ist eine starke Tagesmüdigkeit mit Einschlafneigung bis hin zu Sekundenschlafattacken. Darüber hinaus besteht ein Zusammenhang zwischen Schlafapnoe und Insulin-Resistenz. Es kommt zu einer zunehmenden nächtlichen Zuckerneubildung in der Leber (Gluconeogenese) und daraus resultieren erhöhte morgendliche Blutzuckerwerte. In Verbindung mit dem Krankheitsbild entwickeln sich gehäuft Depressionen und Stresserkrankungen wie Magengeschwüre, Tinnitus und Hörsturz.

Wenn Sie alleine schlafen, werden die nächtlichen Hinweise wie Schnarchen, Atempausen oder unruhiger Schlaf von Ihnen selbst oft nicht bemerkt. Wenn Sie Symptome der nachfolgenden Liste bei sich oder Ihrem Partner feststellen, dann sollten Sie an das Krankheitsbild denken und mit einem Arzt darüber sprechen.

SAS-Symptome
- Nächtliche Atempausen von mindestens 10 Sekunden
- Starke Tagesmüdigkeit mit Einschlafneigung
- Kopfschmerzen und Schwindel nach dem Aufstehen („wie gerädert")
- Nächtliches Schwitzen
- Vermehrter nächtlicher Harndrang
- Sekundenschlaf tagsüber ohne Warnsignale
- Konzentrationsstörungen oder Gedächtnisstörungen
- Sekundenschlaf tagsüber ohne Warnsignale
- Konzentrationsstörung oder Gedächtnisstörung
- Depressive Verstimmung
- Potenzstörungen

Eine besondere Gefahr besteht, wenn Sie völlig übermüdet am Steuer Ihres Wagens sitzen. Man nimmt an, dass viele schwere Verkehrsunfälle auf eine unbehandelte Schlafapnoe zurückzuführen

Veronika Hollenrieder: Ich bin dann mal dick

| Arbeitsblatt | WHO-5-Fragebogen zum Wohlbefinden |

WHO-5-Fragebogen zum Wohlbefinden

Die folgenden Aussagen betreffen Ihr Wohlbefinden in den letzten 2 Wochen. Bitte markieren Sie bei jeder Aussage die Rubrik, die Ihrer Meinung nach am besten beschreibt, wie Sie sich in den letzten 2 Wochen gefühlt haben.

In den letzten 2 Wochen	Die ganze Zeit	Meistens	Etwas mehr als die Hälfte der Zeit	Etwas weniger als die Hälfte der Zeit	Ab und zu	Zu keinem Zeitpunkt
… war ich froh und guter Laune	5	4	3	2	1	0
… habe ich mich ruhig und entspannt gefühlt	5	4	3	2	1	0
… habe ich mich energisch und aktiv gefühlt	5	4	3	2	1	0
… habe ich mich beim Aufwachen frisch und ausgeruht gefühlt	5	4	3	2	1	0
… war mein Alltag voller Dinge, die mich interessieren	5	4	3	2	1	0

© 2017 Springer-Verlag Berlin, Heidelberg. Aus: Hollenrieder, V.: Ich bin dann mal dick

Abb. 3.1 WHO-5-Fragebogen

sind. Insbesondere im Bereich der Personenbe-
förderung spielt das eine wichtige Rolle und kann
je nach Rechtslage den Tatbestand der Strafbarkeit
erfüllen. Das Führen eines Kraftfahrzeuges bei unbe-
handelter Schlafapnoe kann folglich Ihr eigenes aber
auch das Leben anderer in Gefahr bringen. Deshalb
ist bei dem Verdacht auf ein Schlafapnoe-Syndrom
Ursachenforschung und Abklärung zwingend erforderlich. Denn nur eine entsprechende Behandlung
führt Sie heraus aus der lähmenden Dauermüdig-
keit. Dann fällt Ihnen körperliche Aktivität wieder
leichter und Ihre Stimmungslage hellt sich auf. Viele
meiner Patienten haben durch die Diagnosestellung
und Behandlung eine wesentliche Verbesserung
Ihrer Lebensqualität und oft auch Gewichtsreduktion erzielt.

Siehe hierzu auch die S3-Leitlinie der Deutschen
Gesellschaft für Schlafforschung und Schlafmedizin
(DGSM) in AWMF (2009).

? Kernfragen

1. Wie schätzen Sie Ihr psychisches
   Wohlbefinden ein?
2. Nehmen Sie Psychopharmaka? Falls ja,
   haben Sie dies Ihren behandelnden Ärzten
   gesagt?
3. Gibt oder gab es depressive Phasen in
   Ihrem Leben?
4. Wie gut schlafen Sie? Was berichtet hierzu
   Ihr Partner?
5. Haben Sie nächtliche Atempausen?
6. Wie ausgeruht wachen Sie morgens auf?
7. Haben Sie tagsüber eine ständige bleierne
   Müdigkeit?
8. Haben Sie tagsüber manchmal das Gefühl,
   einschlafen zu müssen?
9. Hat sich Ihre Stimmungslage verändert?
10. Haben Sie eine Veränderung Ihrer
    Konzentrationsfähigkeit bemerkt?
11. Vergessen Sie häufiger Dinge als früher?

3.2 „Säulen" der Adipositas-Therapie

Nach 20 Jahren Arbeit mit übergewichtigen Patienten sehe ich heute in meiner Praxis vor allem eine
zunehmende Zahl dicker Menschen in jüngerem

Alter. Offensichtlich sind Medikamente, hunderte von
Diäten und alternativen Angeboten nicht in der Lage,
die Adipositas-Welle einzudämmen. Woran liegt das?
An der gestiegenen Lebenserwartung? Oder an unserer
Gesellschaft? Und warum nimmt das Problem bereits
im Kindes- und Jugendalter zu? Haben alle therapeutischen Neuerungen versagt? Warum sind dicke Menschen oft so verzweifelt, dass Sie nach jedem Strohhalm
greifen, und seien es noch so fragwürdige Medikamente oder anderweitige Therapieangebote aus dem
Internet? Warum nimmt die Ratlosigkeit eher zu statt
ab? Warum lese ich auf einer Postkarte Sätze wie:

» Lieber Gott, wenn du schon nicht machst,
   dass ich abnehme, dann mach wenigstens die
   anderen fett
   oder
   Schlanke Menschen sind nur zu doof zum
   Essen

Vielleicht braucht es aber solche durchaus mit
einer Portion Ironie formulierten Sätze. Sehen wir
genauer hin, verbirgt sich dahinter nicht nur der
Frust einer immer größer werdenden Gemeinschaft sondern auch die Frage nach dem eigentli-
chen Problem. Adipositas ist leider „vielschichtig".
Niemand würde behaupten, dass dicke Menschen
alle dasselbe Problem haben, also kann es auch nicht
„DIE" Lösung geben. Weder die eine Diät noch der
eine Therapeut noch der eine Sport können den gol-
denen Weg zum Ziel bewirken. Jeder Mensch hat –
wie wir später noch an Patientenbeispielen sehen
werden – seine ganz persönliche Lebensgewichtskurve. Deshalb ist es umso erschreckender, dass
sich viele Betroffene in dem Glauben befinden, es
gäbe den „Königsweg" mit der Diät „XY", wenn man
nur lange genug danach sucht, obwohl sie derartige
Versuche bereits mehrfach erfolglos unternommen
haben. Warum ist das so? Warum gilt hier nicht –
wie vielleicht in anderen Bereichen des Lebens – der
Grundsatz: Erkenne zuerst das Problem, bevor du
nach einer Lösung suchst? Ist es dem allgegenwärtigen Zeitmangel zuzuschreiben? Die Lebensmit-
telindustrie hat das sehr wohl erkannt und bringt
deshalb immer neue Produkte auf den Markt. Insbesondere im Frühjahr ist Hochsaison für neue ulti-
mative Diäten, der potentielle Käufer hier besonders
empfänglich für neue schnelle Lösungsvorschläge.

Bei allen Gesundheitsdiskussionen darf die Ärzteschaft nicht vergessen, dass wir künftig nur dann etwas ändern können, wenn es uns gelingt, ein neues Bewusstsein zu schaffen. Dazu gehört sicherlich das Wissen um die Gesundheitsprobleme und Kosten, die mit Übergewicht in Verbindung stehen. Stoffwechselstörungen, Gelenkschäden, Wirbelsäulenprobleme, eine Schlafapnoe oder psychische Erkrankungen sind die Hauptverursacher für die vielbeklagte Kostenexplosion im Gesundheitswesen. Nicht nur Medikamente, sondern vor allem eine wachsende Zahl an Hüft- und Kniegelenksoperationen, nachfolgenden Rehabilitationen, Arbeitsausfälle oder Frühverrentung spielen hier eine Rolle.

Aber neben den üblichen Diskussionen um Medikamente und Ernährung benötigen unsere Patienten vor allem Menschen, die ihnen zuhören, mit Verständnis und Geduld entgegen kommen und sie ein Stück auf ihrem Weg begleiten. Das aber kostet Zeit, und ist im Bereich der ärztlichen Vergütung augenblicklich nicht abgebildet.

> **Die vier Säulen eines modernen Adipositas-Managements**
> ... sind nicht neu und haben sich in vielen Fällen bewährt:
> — Diätetische Therapie
> — Bewegungstherapie
> — Soziale Unterstützung
> — Therapeutische Unterstützung

Meines Erachtens müssen wir künftig, wenn wir das Problem an der Wurzel packen wollen, sozialen und therapeutischen Hilfestellungen mehr Platz einräumen. Die Betroffenen brauchen Menschen, die ihnen dabei helfen, ihre Schwächen zu erkennen und Partner, die ihnen ihre Stärken aufzeigen. Auf dem Weg einer Verhaltensänderung ist Motivation kein einmaliges Ereignis sondern ein Prozess, der Kommunikation und Zeit einfordert, jedoch langfristig betrachtet Erfolg verspricht.

Denken Sie nun einmal darüber nach, welche Schritte Sie bislang bereits gegangen sind und wie erfolgreich Sie dabei waren. Dazu sollen Ihnen die folgenden Kernfragen helfen.

? Kernfragen
1. Welche Diäten haben Sie schon ausprobiert? Wie erfolgreich waren Sie dabei?
2. Welche Bewegungsmuster haben Sie? Wie erfolgreich sind Sie damit langfristig?
3. Haben Sie Freude an Bewegung? Falls nein, warum nicht?
4. Wer könnte Sie bei Ihren Bemühungen unterstützen (Partner, Freunde, Arzt)?
5. Mit welcher Vertrauensperson können Sie über Ihre Probleme sprechen?

3.2.1 Diätetische Therapie

Kaum einer meiner Patienten und Gruppenmitglieder hat noch nie eine Diät gemacht. Woher kommt das Wort Diät? Was bedeutet es ursprünglich und wie wird es heute verwendet? Wörtlich aus dem griechischen übersetzt bedeutet Diät (diaita):

» Die für den gesunden und kranken Menschen sinnvolle Lebens- und Ernährungsweise.

Wir verwenden den Begriff Diät heute aber eher für kurzfristige Veränderungen der Ernährungsform. Dabei kann es sich um Reduktionsdiäten handeln oder Ernährungsformen, die zur Behandlung spezieller Krankheitsbilder unterstützend eingesetzt werden (z. B. Gicht, Zöliakie etc.). Leider sind viele Diätformen nicht wissenschaftlich untersucht, häufig einseitig ja gelegentlich sogar gesundheitsschädigend. Außerdem unterliegen sie nur allzu oft dem Wandel der Zeit, dem Trend und der Weltanschauung. Wenn es auch wenig Einigkeit bei der Frage des besten Therapiekonzeptes gibt – in puncto Diät ist man sich einig: Reduktionsdiäten können nur dann von dauerhaftem Erfolg gekrönt sein, wenn sie in Verbindung mit einer Lebensstilveränderung erfolgen. Diese sollte im Idealfall eine ausgewogene Ernährung und vermehrte körperliche Aktivität beinhalten. Zu kaufen gibt es das alles im Gesamtpaket leider nicht! In Kapitel 7 werden wir sehen, dass man die Entstehung der Adipositas heute völlig anders betrachtet. Denn die Neurowissenschaft liefert uns völlig neuartige Erklärungsansätze dafür, dass Diäten langfristig meist erfolglos bleiben.

Oft werde ich nach meiner Meinung zu einer bestimmten Diät gefragt. Dann lautet meine ehrliche Antwort: Jede Diät ist so gut wie die Person, die sie langfristig einhalten kann. Es gibt nicht DIE Diät, die das Gewichtsproblem löst, ja oft bewirken Diäten mit ihrem nachfolgenden Jo-Jo-Effekt nichts Positives. Diäten sind Trends unterworfen, ja man hat fast den Eindruck, wer nicht auf Diät ist gehört nicht dazu (vielleicht mehr bei Frauen als bei Männern).

Die folgende Auflistung in alphabetischer Reihenfolge ist nur eine kleine Auswahl und liest sich fast wie ein Reiseführer: Atkins, Dukan, Eskimo-Diät, FdH, Forever Young, Freundin-Diät, Glyx, Haysche Trennkost, Hollywood-Diät, Immun-Diät, Japan-Diät, Kartoffel-Diät, ketogene Diät, lipotrope Diät, Low-Carb, Mayr-Kur, Mayo-Diät, Metabolic balance, Montignac-Diät, Mond-Diät, Männer-Diät, Optifast, Pudel-Plan, Schlank im Schlaf, Schroth-Kur, Steinzeit-Diät, Treffpunkt Diät, Typ-Diät.

Hochkonjunktur haben Diäten regelmäßig nach Weihnachten, also zum Jahreswechsel. Über die Feiertage hat man es sich mal wieder gut gehen lassen, allen Vorsätzen zum Trotz. Nun müssen die überschüssigen Pfunde noch vor dem Frühling weg, die Zeit der Reue nach den Feiertagen will genutzt sein. Denn wenn die Jahreszeit der kurzen Röcke oder ärmellosen Shirts kommt, spätestens zum Badeurlaub, will man doch wieder in die Kleidungsstücke des letzten Jahres hineinpassen. Egal ob Frauen- oder Männer-Zeitschriften, Sportjournale oder Fernsehzeitungen, in dieser „fünften" Jahreszeit sind Diäten angesagt: Ja man kommt gar nicht daran vorbei. Und weil etwas Neues immer verlockend klingt und die guten Vorsätze ja zum Jahreswechsel noch relativ frisch sind, unternimmt man wieder mal einen Versuch. Nach dem Motto „Same procedure as every year". Das Scheitern ist vorprogrammiert, aber man will sich ja keine Blöße geben. Man sagt zu sich selbst: „Wäre doch gelacht, das bisschen Diät werde ich schon schaffen, immer noch leichter als der Weg zum Sportverein, dazu habe ich jetzt keine Zeit". Außerdem klingt es immer gut, wenn man sagt: „Ich bin gerade auf Diät" – also: Ich habe gute Vorsätze, ich greife wieder mal an, ich habe mein Problem erkannt.

Nun hätte ich dieses Buch nicht schreiben müssen, wenn ich Ihnen eine dieser Diäten als „die" Lösung anbieten könnte. Deshalb lesen Sie bitte selbst nach, was die einzelnen Diäten bedeuten. Nicht nur aus meiner persönlichen Sicht als Internistin und Diabetologin, sondern auch in den Augen zahlreicher Adipositas-Experten gilt:

> **Viele Diäten haben grundsätzlich folgende Probleme:**
> - Einseitig bezüglich der Nahrungszusammensetzung
> - Im Alltag schwer umsetzbar
> - Teuer
> - Beinhalten keine Lebensstilveränderung
> - Werden alleine durchgeführt
> - Gehen an den Grundproblemen dicker Menschen vorbei
> - Führen zum „Jo-Jo-Effekt" und erzeugen damit Frust

Ein weiterer Punkt kommt dazu – vor allem für die „Nicht-Singles": Was macht der Partner in Ihrer Diätphase? Kocht er dann für sich alleine, was isst die restliche Familie? Und was machen Sie bei Einladungen? Gehen Sie nicht hin, weil Sie „auf Diät" sind? Wie handhaben Sie es im beruflichen Umfeld? Fällt der Kantinenbesuch mit den Arbeitskollegen jetzt flach? Hierüber macht man sich leider erst viel zu spät Gedanken. Das aber ist Ihr Lebensumfeld, in dem Sie tagtäglich bestehen müssen. Entweder Sie lernen ganz einfach „Nein" zu sagen oder Sie denken über einen alternativen Weg nach. Stellen Sie sich doch einmal ganz ehrlich die Frage: Muss es eine Diät sein? Könnte ich nicht so manche Kleinigkeit ändern, ohne einen Verlust an Lebensqualität zu haben? Die gute Botschaft lautet: Gestalten Sie Ihre ganz persönliche Diät! Sie ist kostenlos, kann in Ihr berufliches und privates Umfeld integriert werden und Sie verlieren dabei nicht die gute Laune. Die Veränderungen stellen sich zwar nur langsam ein, sind aber längerfristig umsetzbar, es droht kein Jo-Jo-Effekt, und Sie erhöhen Ihre Lebensqualität und Zufriedenheit.

> **Praxistipp**
>
> Gestalten Sie Ihre ganz persönliche „Typ-Diät". Berücksichtigen Sie dabei Ihre Vorlieben, Stärken und Schwächen. So stellen sich Erfolge zwar nur langsam ein, Sie erhalten sich aber Lebensqualität und finden in kleinen Schritten zu einer Lebensstilveränderung mit dauerhaftem Erfolg.

Und da gibt es noch ein Handicap bei allen Diäten: Sie müssen immer wieder „nein" sagen. In einer Gruppenstunde haben wir darüber nachgedacht, warum einem das so schwer fällt:

Es ist in vielen Situationen unhöflich, vor allem aber bei Einladungen:

- Sie wollen Ihr Gegenüber nicht verletzen.
- Sie haben es noch nie geschafft.
- Sie haben es von zu Hause nicht mitbekommen.
- Sie wollen nicht immer Außenseiter sein.

Welche Strategie können Sie entwickeln? Wie vorsorgen, dass Sie erst gar nicht „nein" sagen müssen? Die folgenden Beispiele sollen das veranschaulichen.

Stellen Sie sich vor, Sie sind zu einer Familienfeier eingeladen. Wie immer bei solchen Gelegenheiten soll es ein ganz besonderes Festtags-Menü geben. Dazu natürlich auch ein wenig Alkohol. Nun haben Sie gerade mit Ihrer Ernährungsumstellung begonnen. Die Feier kommt Ihnen ziemlich ungelegen, haben Sie doch Angst, all Ihre Pläne dort wieder über Bord zu werfen. Was können Sie im Vorfeld bereits tun, um den Abend trotzdem so richtig zu genießen? Sie kennen die Fragen, die auf Sie zukommen, wenn Sie sich beim Essen zurückhalten: „Schmeckt es Dir nicht?" – „Du isst das doch sonst so gerne!" oder gar „Bist du krank?" – weil Sie sich anders verhalten als sonst. Wie können Sie all dem vorbeugen? Ein möglicher Weg wäre, dem Gastgeber mitzuteilen, dass Sie sich gerade in einer Ernährungsumstellung befinden – Sie also deshalb nicht alles essen werden was auf den Tisch kommt. Vielleicht wird Ihnen dann einfach kein Dessert serviert – denn der Kellner ist bereits im Vorfeld informiert. So machen es einige meiner Patienten bei Geschäftsessen – denn wenn der Teller erst mal vor einem steht, schafft man es

kaum noch „Nein" zu sagen und nicht doch zuzugreifen. Natürlich gibt es nicht nur leckere Dinge zu Essen – auch Getränke sind ein Thema. Achten Sie deshalb auf die flüssigen Kalorien in Säften, Saftschorlen und Bier sowie im Verdauungsschnaps. Eine mögliche Strategie könnte auch sein, Vorspeise und Dessert mit Ihrem Nachbarn zu teilen – so müssen Sie nicht ganz verzichten und haben dennoch gelernt, Ihre Essensmenge zu reduzieren. Mit derartigen Überlegungen im Vorfeld können Sie trotzdem mitfeiern und die Bilanz am Ende des Tages sieht besser aus als bei bisherigen Feierlichkeiten.

Situationen, in denen man das „Nein sagen" lernen muss gibt es jeden Tag. Da wäre die Nachmittagskaffee-Einladung bei der Freundin: "Den Kuchen magst du doch so gerne, ich habe ihn extra für dich besorgt". Sagen Sie Ihrer Freundin bereits vorab, dass Sie heute keinen Kuchen besorgen soll. Und im Betrieb hat der Kollege heute für alle eine Brotzeit spendiert. Sie können natürlich mitessen, müssen aber lernen, dafür an diesem Tag etwas anderes zu streichen. Am Ende des Tages zählt die Bilanz: Und die können Sie ja auch noch verbessern, wenn Sie sich zusätzlich bewegen – die zweite Säule der Therapie.

> **Praxistipp**
>
> In vielen alltäglichen Situationen ist vorhersehbar, dass es schwer sein wird, „NEIN" zu sagen. Für diese Fälle hilft eine Strategie im Hinterkopf. Damit sind Sie dem Geschehen nicht mehr machtlos ausgeliefert, sondern können mit Souveränität und Überzeugung bereits im Vorfeld handeln.

❓ **Kernfragen**

1. Was könnten Sie in puncto Ernährung verändern?
2. Worauf können Sie ohne großen Verlust an Lebensqualität verzichten?
3. Was können Sie reduzieren?
4. Wie steht es mit Ihrem Alkoholkonsum?
5. Wie oft gönnen Sie sich etwas Besonderes?
6. Wie können Sie lernen „nein" zu sagen?

3.2.2 **Bewegungstherapie**

Es mangelt nicht an Möglichkeiten, sich zu bewegen und trotzdem liegt hier so vieles im Argen. Während ich als Kind noch mit Roller, Sprungseil und Ballspielen groß wurde, bewegt die Jugend von heute überwiegend einen Finger, um das Smartphone zu bedienen. Und das beginnt bereits in der Schule! Schulsport Fehlanzeige, lieber bewegt man sich in den sozialen Netzwerken, und wenn schon Sport, dann muss es im Trend liegen. Aber nicht jeder hat das Geld für ein Fitness-Studio, den Tennistrainer oder so manch andere Trendsportart. Das wäre auch gar nicht notwendig, wenn wir uns auf „Altbewährtes" besinnen würden: zu Fuß oder mit dem Fahrrad zur Schule statt mit dem Auto, Treppen steigen statt Rolltreppe, eine Haltestelle weniger fahren und den Rest zu Fuß zur Arbeit – Möglichkeiten gibt es genug.

» Sport ist toll, deshalb mache ich Ihn auch so selten – es soll ja was Besonderes bleiben.

Warum scheitern wir immer wieder bei dem Thema Bewegung? "Dazu habe ich keine Zeit" ist das häufigste, aber in meinen Augen schlechteste Argument. Jeder ist für seine Zeiteinteilung selbst verantwortlich. Wenn die Gesundheit leidet, ist es an der Zeit, sich „Zeit" zu nehmen! Wir könnten uns in unserem Land große Berge von Medikamenten und damit natürlich auch Kosten sparen, wenn wir auch in der Ärzteschaft nicht müde werden, den Stellenwert von Bewegung immer wieder aufs Neue zu vermitteln. Dazu braucht es aber bei übergewichtigen Menschen ein besonderes Maß an Anleitung und Expertise. Solange aber Bewegung nur zählt, wenn Sie „Sport" heißt, wird sich nicht viel ändern. Das Wort „Sport" impliziert Leistung, und deshalb verwende ich es nur ungerne in der Beratung übergewichtiger Personen. Ein übergewichtiger Mensch muss viele Kilo zusätzlich bewegen, er hat häufig Schmerzen und fühlt sich mit seinem Rucksack nicht wirklich wohl. Also geht es darum, sich überhaupt in Bewegung zu setzen, den inneren Schweinehund zu überwinden, und hier zählt JEDER Schritt, Hauptsache weg von der Couch. Ziel darf nicht alleine der Kalorienverbrauch sein, sondern vielmehr das Einüben neuer Bewegungsmuster. Gehen Sie vor die Haustür und

lassen Sie sich vom Leben mitnehmen: Der Hund oder die Katze, die Ihnen begegnen oder die Natur mit all ihren Farben, Geräuschen und Gerüchen, das lenkt ab von den eigenen Gedanken und bringt Sie auf neue Ideen. Denken Sie vielleicht auch einmal darüber nach, was Sie früher, als Sie noch schlanker waren, gerne gemacht haben. Dieses Gefühl wollen Sie wieder erleben – also raus aus dem Haus! Je weniger Sie sich bewegen, umso mehr geht die Stimmung in den Keller und der Freundeskreis wird kleiner. Verabreden Sie sich mit Gleichgesinnten, die ähnliche Probleme haben und denen Sie nicht nur „hinterherlaufen". Wichtig ist, sich nicht als „letztes Rad am Wagen" zu fühlen, also runter mit dem Leistungsanspruch an sich selbst. Es geht nicht darum, Bewegung zu optimieren, sondern sie in Gang zu setzen! Dafür braucht man keine App und kein Trainingsprogramm!

Natürlich gibt es da auch noch die Möglichkeit, in ein Fitness-Studio zu gehen. Aber auch hier müssen Sie als „Dicker" erst mal Ihre Hemmungen überwinden, ebenso beim Gang ins Schwimmbad oder in die Sauna. Man braucht entsprechende Kleidung und kämpft vielleicht auch mit dem Thema Körpergeruch. Und man fühlt sich zwischen all den gutaussehenden und muskulösen Menschen nicht unbedingt wohl. Also alles nicht so einfach und im Vorfeld zu überlegen, außerdem nicht so ganz billig und oft nicht in unmittelbarer Nähe verfügbar. Aber es gibt Dinge, die jeder kann und die nicht mehr kosten als zum Essen zu gehen. Vielleicht können Sie aber auch ein Studio finden, in dem der Anteil an übergewichtigen Personen größer ist oder wo es besondere Übungseinheiten für Übergewichtige gibt. Erkundigen Sie sich im Freundes- und Bekanntenkreis nach derartigen Möglichkeiten. Und das Schwimmbad? Vielleicht Wassergymnastik? So wie in der Reha? Gehen Sie es einfach an, holen Sie Ihren alten Badeanzug/Ihre Badehose aus dem Schrank oder bestellen einen/eine im Übergrößenkatalog und dann nach dem Motto „Augen zu und durch"! Im Wasser sieht man Ihre Körperfülle nicht, Sie müssen es nur bis zum Becken schaffen und lernen, die Blicke um Sie herum zu ignorieren! Denken Sie immer daran, dass Sie am Ende stolz sein werden darauf, diesen Schritt endlich mal wieder geschafft zu haben. Bei jedem weiteren Mal wird es dann leichter sein!

Hier ein paar Ideen aus der Gruppe:
- Mit dem Partner mal wieder spazieren/ wandern gehen
- Den Sonnenaufgang /Sonnenuntergang besuchen gehen
- In den Tierpark gehen (Jahreskarte)
- Zum Kegeln gehen (Bowling, Billard, Snooker ...)
- Ballspiele machen (Federball, Tischtennis, Boccia ...)
- Einen Kinderspielplatz besuchen – hier ist immer Leben!
- Mal wieder ins Museum gehen ... oder Theater, Kino, Konzert
- Einen Tanzkurs besuchen (z. B. in der Volkshochschule)
- Keine Rolltreppen oder Aufzüge mehr benutzen
- Ein autofreies Wochenende gestalten
- Einen Schrittzähler verwenden
- Thera-Band zu Hause benutzen
- Gymnastik/Yoga vor dem Fernseher – geht bei jedem Wetter
- Ein Hund als neuer Begleiter

Vielleicht haben Sie noch ganz andere Ideen – immer nach dem Motto: "Jeder Schritt zählt!" Mehr zum Thema Bewegung finden Sie in ▶ Kap. 6.

? Kernfragen

1. Welche Art von Bewegung machen Sie gerne?
2. Was ist zeitlich für Sie machbar?
3. Wieviel Geld können Sie für Bewegung ausgeben?
4. Mit wem können Sie sich gemeinsam „in Bewegung" setzen?
5. Wo gibt es Bewegungsangebote für Übergewichtige?
6. Welche Art von Bewegung macht Ihnen Freude?
7. Welche Bewegungsaktivitäten könnten Sie im Urlaub einplanen?

3.2.3   Soziale Unterstützung

Wenn Sie selbst die allerbesten Vorsätze haben können Sie trotzdem damit scheitern, wenn Ihr privates und berufliches Umfeld Ihre Pläne nicht mitträgt. Vor allem die Familie mit Partner, Kindern und Angehörigen sollte hinter Ihnen stehen, wenn Sie eine Verhaltensveränderung erfolgreich umsetzen wollen. Insbesondere Ihren Partner sollten Sie um Unterstützung bei Ihrem Vorhaben bitten. Klären Sie Fragen wie: Was soll eingekauft und gekocht werden? Wer ist für das Kochen zuständig? Gemeinsam geht vieles leichter, sowohl zu Beginn als auch auf lange Sicht betrachtet. Aber genau diese Fragen sind es, die den Betroffenen so große Probleme bereiten, denn sie wollen niemand zur Last fallen. Oft haben dicke Menschen den falschen Ehrgeiz, es alleine schaffen zu müssen. Haben Sie also auch als Partner den Mut, das Gewicht oder die Zufriedenheit Ihres Gegenübers anzusprechen. Fragen Sie einfach nach, wie und auf welche Weise Sie Ihren Partner unterstützen können. Sind Sie Single, dann könnte es ein bester Freund oder eine beste Freundin sein, die Ihr Vorhaben unterstützt. Sie wollen sich selbst helfen, also dürfen Sie auch um Unterstützung bitten, das ist kein Zeichen von Schwäche, sondern vielmehr von Stärke! (Foret 1993; Kayman et al. 1990)

Eine weitere Möglichkeit der Unterstützung kann eine Selbsthilfegruppe sein. Hier finden sich Gleichgesinnte mit einem gemeinsamen Ziel zusammen. Man kann sich gegenseitig Hilfestellung leisten. Das fördert den zwischenmenschlichen Kontakt und gibt einem das Gefühl, mit dem eigenen Problem nicht alleine zu sein. Eine professionell geleitete Gruppe kann der geeignete Ort sein, um stressreich erlebte Situationen am Arbeitsplatz oder in der Familie in Worte umzusetzen und damit den eigenen Druck zu reduzieren. Vielleicht lernen Sie hier aber auch Menschen kennen, mit denen Sie sich künftig gemeinsam „in Bewegung" setzen können. Verabreden Sie sich zu einem gemeinsamen Spaziergang oder zum Besuch einer kulturellen Veranstaltung. Es gibt tausend Möglichkeiten, die Sie erst entdecken werden wenn Sie aus alten Verhaltensweisen ausbrechen (Ellrot 1999).

? Kernfragen

1. Wer könnte Sie bei Ihrer Lebensstilveränderung unterstützen?
2. Welche Unterstützung wünschen Sie sich
   von Ihrem Partner? Ihrer Familie?
3. Wer könnte Sie in Ihrem beruflichen
   Umfeld unterstützen?
4. Könnte eine Selbsthilfegruppe eine
   Unterstützung für Sie sein?
5. Wo finden Sie Gleichgesinnte?
6. Können Sie Wünsche an Ihr Umfeld
   richten? Falls nein, warum nicht?

3.2.4 Therapeutische Unterstützung

Wo finden Sie professionelle Hilfe ohne kommerzielles Interesse? Diese Frage stellen sich viele Übergewichtige, die so manche Enttäuschung hinter
sich haben. Und da es derzeit leider keine Schu-
lungs- und Betreuungsprogramme gibt, die als Kassenleistung angeboten werden, entscheidet oft der
Geldbeutel darüber, was man sich leisten kann. Wir
haben bereits mehrfach gesehen, dass es den „einen
Königsweg" zum Erfolg nicht gibt, und eine Betreuung adipöser Menschen eine vielschichtige, zeit-
aufwändige und Geduld einfordernde Tätigkeit ist.
Und genau das passt nicht in eine Gesellschaft, die
immer schnelllebiger wird und kurzfristige Erfolge
einfordert.

Es ist meine feste Überzeugung, dass es ganz
entscheidend an uns Ärzten liegt, durch Wissensvermittlung und realistische Zielvorgaben dicke
Menschen im Gespräch zu erreichen. Die augen-
blickliche Vermarktung des dicken Menschen könnte
dann einem wachsenden Gesundheitsbewusstsein
weichen. Um das zu erreichen, müssen wir uns aber
viel intensiver als bislang um das Selbstwertgefühl
dicker Menschen kümmern.

Therapeutische Bemühungen brauchen ein mul-
timodales Vorgehen, erfordern Zeit und Geduld
vonseiten der Patienten und Therapeuten. Es ist ein
langer Weg, der aber gelingen kann, wenn die best-
möglichen Voraussetzungen geschaffen werden.
Welche therapeutischen Disziplinen stehen zur
Verfügung? Es sind dies Ärzte, Krankenschwestern,
Bewegungsfachkräfte, Ernährungsfachkräfte und
Verhaltenstherapeuten. Verbergen sich hinter der
Gewichtsproblematik psychische oder psychiatrische Probleme wie Depression, Schizophrenie
oder Angst- und Zwangsstörungen, so ist die Unterstützung durch einen Psychologen oder Psychiater
gegebenenfalls hilfreich. Das gilt insbesondere auch
beim Vorliegen einer Essstörung (Binge eating u. a.).
Haben Sie den Mut, lieber Leser, über Ihre seelischen
Probleme zu sprechen. Denn nur, wenn Ihnen das
gelingt, können Sie aus der Talsohle herausfinden.
Nur Vertrauen und Gespräche können die Basis für
einen neuen Weg sein. Dabei spielt es keine Rolle,
wer Sie begleitet – es kann der Partner, ein guter
Freund, ein Arzt oder eine Selbsthilfegruppe sein.
Bleiben Ihre Probleme im Dunkeln, wird der Weg zu
mehr Lebensqualität kaum möglich. Eine Diät oder
ein Medikament nimmt Ihnen all das nicht ab. Sie
wollen, dass es Ihnen besser geht, und Sie dürfen sich
dabei helfen lassen!

? Kernfragen

1. Welche therapeutische Unterstützung
   können Sie sich vorstellen/könnten Sie
   zulassen?
2. Haben Sie Vertrauen zu Ihrem derzeitigen
   Arzt?
3. Haben Sie oft negative Gedanken?
4. Haben Sie viel Kummer und Sorgen?
5. Wie gut ist Ihr Schlaf? Wachen Sie morgens
   ausgeruht auf?
6. Wie viel Freude bereitet Ihnen Ihr Alltag?
7. Wie schätzen Sie Ihre Stimmung ein? Sind
   Sie oft traurig?
8. Können Sie sich an einfachen Dingen
   freuen?
9. Können Sie lachen und fröhlich sein? Wie
   oft kommt das vor?

> **Praxistipp**
>
> Trennen Sie sich von dem Gedanken, Ihre
> Probleme immer alleine bewältigen zu
> müssen. Unterstützung anzunehmen ist kein
> Zeichen von Schwäche sondern von Stärke!

3.3   Medikamente & Co

Auf der Suche nach einer Lösung für Ihr Problem greifen viele Betroffenen zu Medikamenten. Diese sind im freien Verkauf erhältlich, sei es in der Apotheke oder im Internet, der Markt wächst ständig. Leider gibt es derzeit wenige moderne Ansätze, die aus ärztlicher Sicht empfohlen werden können. Denn viele dieser Produkte haben erhebliche Nebenwirkungen. Diese sollte man kennen, bevor man für teures Geld zu einem der verfügbaren Präparate greift. Warum gibt es überhaupt einen Markt für „Fettpillen"? In meinen Augen liegt es daran, dass die Betroffenen meist bereits viele andere Wege erfolglos gegangen sind. Nun greifen Sie zur Tablette, denn die Versprechungen der Werbung geben dem Hilfesuchenden einen neuen Strohhalm in die Hand. Dieser verspricht „schnelle Erfolge", und dafür ist man dann auch bereit, größere Summen in die Hand zu nehmen.

Wann machen diese Produkte aus ärztlicher Sicht wirklich Sinn? Gibt es Situationen, in denen durch medikamentöse Maßnahmen Unterstützung gegeben werden kann? Im Laufe der vergangenen 20 Jahre habe ich die Markteinführung von so manchem Produkt miterlebt, allerdings auch zahlreiche Marktrücknahmen, so zum Beispiel Sibutramin (Handelsnahe Reductil) und Rimonabant (Handelsnahme Acomplia). All diese Präparate wurden wegen erheblicher Nebenwirkungen, die sich erst nach einigen Jahren der Anwendung gezeigt hatten, vom Markt zurückgerufen. Manche davon können jedoch immer noch über Internetzugänge erworben werden.

Grundsätzlich ist für den Verbraucher bei gewichtsreduzierenden Medikamenten also äußerste Vorsicht geboten. Wenn Sie sich über Versandapotheken aus dem Internet mit derartigen Produkten versorgen wollen, sollten Sie vor dem Einsatz eines Präparates seine Risiken kennen. Die nachfolgende Darstellung der gängigsten Präparate soll Ihnen dabei helfen, Nutzen und Risiken gegeneinander abzuwägen. Grundsätzlich unterscheidet man zwischen Appetitzüglern mit zentraler oder peripherer Wirkung, je nachdem, ob eine hemmende Wirkung auf das Appetitzentrum im Gehirn vorhanden ist oder nicht.

In Deutschland nicht zugelassen sind derzeit zur Gewichtsreduktion die Wirkstoffe Phentermin, Topiramat, Lorcaserin, Rimonabant und Sibutramin. Eine Zulassung besitzen Orlistat und Liraglutid 3,0 mg. Während Orlistat bereits seit vielen Jahren auf dem Markt ist und kaum einer meiner Patienten es noch nicht ausprobiert hat, ist Liraglutid erst seit 2016 für die Indikation Adipositas-Therapie verfügbar. Wie unterscheiden sich nun diese beiden Produkte?

3.3.1   Orlistat

Wie wirkt diese Substanz und wie sollte sie – wenn überhaupt – eingesetzt werden? Wie bei jedem anderen Medikament muss grundsätzlich die Anwendungsempfehlung berücksichtigt werden. Im Falle von Orlistat ist das eine „Kombination mit einer ärztlich überwachten Reduktionsdiät", also mit einer hypokalorischen Ernährung. Der Einsatz der Substanz sollte erst ab einem BMI von 30 ohne weitere Risikofaktoren oder einem BMI über 28 mit weiteren Risikofaktoren erfolgen. Wenn der erzielte Gewichtsverlust nach 3 Monaten Anwendung nicht mehr als 5 % des Ausgangsgewichtes beträgt, sollte die Substanz in jedem Fall wieder abgesetzt werden.

Wie wirkt Orlistat? Es hemmt die Resorption von Fett und damit die Energieaufnahme im Darm. In einer Dosis von 60 mg täglich ist Orlistat in Deutschland derzeit nicht verschreibungspflichtig, man kann es sich also ohne Rezept in jeder Apotheke besorgen. Die erforderlichen Informationen zu dem Präparat bezüglich Nebenwirkungen und Gegenanzeigen sollten dann vom Apotheker vor Abgabe des Produktes erfolgen. Das ist wichtig, weil die Substanz erhebliche Probleme bei ihrer Anwendung verursachen kann. An Nebenwirkungen sind insbesondere Fettstühle, ein unangenehmes Stuhlschmieren, Stuhldrang und Blähungen zu erwähnen. Nicht eingenommen werden darf die Substanz in der Schwangerschaft und Stillzeit, bei einigen Darmerkrankungen und bei einer vorbestehenden Gallenabflussstörung. Darüber hinaus hemmt Orlistat auch die Aufnahme fettlöslicher Vitamine über den Darm (Sjöström et al. 1998) und es wurde in Einzelfällen von einer leberschädigenden Wirkung berichtet (EMA 2011).

Orlistat macht definitiv keine Hemmung des Appetits, es wurde sogar über eine mögliche Appetitsteigerung berichtet. Es hat also keine zentrale, sondern eine rein periphere Wirkung mit der

Ausscheidung von Fett über den Darm (Ellrich, Kapelle et al. 2008).

3.3.2 Inkretin-Mimetika

In dieser Gruppe gibt es auf dem deutschen Markt derzeit drei Substanzen, die zur Behandlung bei Adipositas ab einem BMI von 30 zugelassen sind. Dies gilt allerdings NUR, wenn gleichzeitig auch ein Diabetes mellitus Typ 2 vorliegt. Die drei derzeit verfügbaren Substanzen sind Exenatide, Liraglutide und Dulaglutid. Da es sich bei diesen Substanzen um ein Peptid (Eiweißmolekül) handelt, müssen sie unter Umgehung des Magen-Darm-Traktes verabreicht werden, also in Form einer Injektion. Hierzu stehen den Patienten ähnlich wie bei der Insulintherapie einfach handhabbare Pens zur Verfügung. Die Substanz wird täglich oder wöchentlich verabreicht. Liraglutid ist in einer Dosis von 3,0 mg/Tag seit Mai 2016 auch zur alleinigen Gewichtsreduktion zugelassen, darf also auch eingesetzt werden, wenn kein Diabetes Typ 2 besteht. Allerdings übernehmen die gesetzlichen Krankenkassen bislang die Kosten nicht und damit steht es nur Selbstzahlern oder Privatpatienten zur Verfügung.

Wie wirken nun diese Substanzen? Sie fördern die Insulinfreisetzung aus der β-Zelle und haben dadurch einen blutzuckersenkenden Effekt. Außerdem bewirken Inkretin-Mimetika eine Verzögerung der Magenentleerung. Der Speisebrei verweilt länger im Magen – dies führt zu einer länger anhaltenden Sättigung. Der dritte Effekt spielt sich im Gehirn ab, hier kommt es zu einer Appetithemmung. Die häufigsten Nebenwirkungen dieser Substanzklasse sind Verdauungsprobleme (insbesondere Verstopfung) und Übelkeit. In den allermeisten Fällen sind diese Nebenwirkungen jedoch nur über einen kurzen Zeitraum (wenige Tage) vorhanden, nämlich so lange, bis sich der Körper an die neue Substanz gewöhnt hat. Die Gewichtsreduktion unter Inkretin-Mimetika fällt sehr unterschiedlich aus. Nach meiner Erfahrung ist sie umso höher, je mehr der Patient vorher unter Hungergefühlen litt. Allerdings geht die appetithemmende Wirkung nach längerer Therapie (ein bis zwei Jahre) häufig zurück. Also sollte insbesondere dieses Zeitfenster zur Gewichtsreduktion genützt werden. Viele meiner Patienten haben

unter dem Einsatz dieser Substanzen gelernt, wieder zu einem geregelten Essverhalten zu gelangen. Durch die verzögerte Magenentleerung und die zentrale Dämpfung des Appetits fällt der oft quälende Hunger weg und die Betroffenen erleben dadurch eine erhebliche Steigerung ihrer Lebensqualität. Das motiviert dann zu weiteren Maßnahmen, insbesondere Bewegungsaktivitäten. Wenn die Wirkung dann nach ein bis zwei Jahren nachlässt, haben viele Patienten neue Verhaltensmuster entwickelt und können im weiteren Verlauf ihr Gewicht auch ohne den Einsatz der Substanz halten.

3.3.3 Weitere Substanzen

Topinambur

Dieses Produkt finden Sie am ehesten in Reformhäusern in Form von Tabletten oder als Getränk. Topinambur-Sirup ist auch als Süßungsmittel erhältlich. Topinambur ist eine Nutzpflanze aus der Familie der Korbblütler. Für die Ernährung genutzt wird die Wurzelknolle, die reich an Ballaststoffen ist. In der Homöopathie wird Topinambur zur Gewichtsreduktion eingesetzt. Die Wurzelknolle besteht zu 16 % aus Kohlehydraten in Form von Mehrfachzuckern. Da diese vom menschlichen Organismus nicht verdaut werden können, wirken Sie als Ballaststoff im Darm. Mögliche Nebenwirkung sind Blähungen. Vor den Mahlzeiten eingenommen kommt es zum Aufquellen der Ballaststoffe im Magen, was zu einer Reduktion des Hungergefühls führen soll.

Formoline L112

Basis dieses Produktes ist Chitosan. Es ist ein fettbindendes Biopolymer aus den Schalen von Krebstieren. Zu den fettreichen Mahlzeiten eingenommen soll die Fettresorption gehemmt und so eine Gewichtsreduktion herbeigeführt werden. Nutzen und Wirksamkeit sind umstritten.

Tamarinde

Tamarinden sind die Hülsen des Tamarindenbaumes. Sie sind wasser- und kohlehydratreich und werden als Gewürz vor allem im indischen, thailändischen

3

und indonesischen Raum kulinarisch verwendet. Da sie eine leicht abführende Wirkung haben, sollten sie nur in geringen Mengen verwendet werden.

Hoodia Gordonii

Dies ist eine sukkulente Pflanze aus der Unterfamilie der Seidenpflanzengewächse. Immer noch finden sich auf dem Markt Nahrungsergänzungsmittel mit Hoodia Gordonii, die trotz wissenschaftlicher Widerlegung als Diätpillen gehandelt werden.

L-Carnitin

Diese chemische Verbindung kann vom Menschen aus den Aminosäuren Methionon und Lysin selbst gebildet werden. Eine natürliche Quelle stellt rotes Fleisch, insbesondere Schaf- und Lammfleisch dar. Die Substanz spielt eine Rolle beim Energiestoffwechsel. In Sportlerkreisen, vor allem im Ausdauersport, wird es als Nahrungsergänzungsmittel und „Fatburner" eingesetzt. Es soll insbesondere in der Erholungsphase nach großer sportlicher Aktivität zu einer Leistungssteigerung verhelfen. Die Einnahme von L-Carnitin wird jedoch unter Ärzten sehr kontrovers diskutiert. Eine 2013 in Nature Medicine veröffentlichte Studie zeigte eine Ablagerung von Cholesterin an den Gefäßwänden und damit einen begünstigenden Effekt für die Entstehung einer Arteriosklerose.

Und der Rest …

Als ob das nicht alles schon genug wäre: Das Internet liefert unter dem Begriff „Diätpillen" oder „Schlankmacher" zahlreiche Produkte, die Sie käuflich erwerben können. Hier nur eine kleine Auswahl: Revolyn, Tenoxidol, Calriphen, Burnea, Advana Tone, Vital Extra, MitoSlim, Zellamare, Nuvoryn, Capsiplex. Die Werbebotschaften sind immer die gleichen: „natürliches Produkt", „natürliche Zutaten", „regt den Stoffwechsel an", „stärkt darüber hinaus Ihr Immunsystem", „erhöht den Energieumsatz", "hilft Ihnen bei der Fettverbrennung" und so weiter. Selten wird der Wirkmechanismen erklärt oder Nebenwirkungen erwähnt. Machen Sie sich selbst ein Bild und entscheiden dann, ob Sie diesen Weg für vertrauenswürdig und zielführend halten.

3.4   Diäten & Co

3.4.1   Formula-Diäten

Im Unterschied zu den zuvor besprochenen Präparaten handelt es sich bei Formula-Diäten um ein Nahrungskonzept mit industriell vorgefertigten Nahrungssubstraten. Dabei werden einzelne Mahlzeiten ganz oder teilweise durch die unterschiedlichsten Produkte ersetzt. Das können Fertigdrinks oder Pulver sein, die mit Flüssigkeit selbst zubereitet werden. Es gibt aber auch Suppen, Fertiggerichte und Getränke in allen möglichen Geschmacksvarianten. Sämtliche Produkte für Formula-Diäten fallen unter §14 der deutschen Diätverordnung. Dabei sind die Empfehlungen der Deutschen Gesellschaft für Ernährung bezüglich der Zusammensetzung aus Kohlenhydraten, Fett und Eiweiß einzuhalten. Die Verordnung regelt darüber hinaus den Vitamin- und Mineralstoffgehalt, um einer Unterversorgung vorzubeugen. Bei einer Formula-Diät werden täglich maximal 1200 kcal (5020 kJ) aufgenommen, eine einzelne Mahlzeit enthält maximal 400 kcal (1673 kJ). Siehe auch Partl u. Walter (2000).

Wenn alle Mahlzeiten durch Formula-Produkte ersetzt werden, ist der Hinweis „Darf ohne ärztlichen Rat nicht länger als drei Wochen verwendet werden" gesetzlich vorgeschrieben. Ernährungswissenschaftler und Ärzte empfehlen diese Diätform nur als Einstieg in ein Gewichtsreduktionsprogramm, wenn der BMI über 30 liegt. Grundsätzlich liegt aber bei dieser Vorgehensweise der Schwerpunkt auf einer Veränderung des Ernährungsverhaltens und der Bewegung. Gegenanzeigen für diese Diätform sind: Normalgewicht, Diabetes mellitus Typ 1, Wachstumsphase (Kinder und Jugendliche) sowie während der Schwangerschaft und Stillzeit. Abgeraten wird auch beim Vorliegen einer schweren Nieren- oder Lebererkrankung sowie einer Herzerkrankung oder Alkoholkrankheit. Da die allermeisten Präparate Magermilchpulver enthalten, sollte eine Laktose- und Milcheiweißintoleranz zuvor ausgeschlossen werden. Um Nebenwirkungen zu vermeiden, ist vor allem auf eine ausreichende Zufuhr von täglich 2 bis 3 Liter kalorienfreier Flüssigkeit zu achten. Wenn blutdrucksenkende oder blutzuckersenkende Medikamente eingenommen werden, muss auf eine Dosisanpassung ebenso wie bei einer Insulintherapie geachtet werden. All das muss in jedem Fall mit dem behandelnden Arzt abgesprochen sein. Die gefährlichsten Nebenwirkungen (Stoffwechselentgleisungen, Blutdruckabfall, Elektrolytentgleisungen, Verstopfung, Zyklusstörungen, Haarausfall, Gallenblasenentzündung) lassen sich so weitgehend vermeiden.

Formula-Diäten sind nicht ganz billig, und wer sich im Anschluss wieder wie gewohnt ernährt, hat den bekannten Jo-Jo-Effekt. Wichtig ist also, während der Zeit der Anwendung auf eine Verhaltensveränderung hinzuarbeiten. Die bekanntesten Formula-Diäten sind: Optifast-Programm, Herbalife, Slim-Fast, Modifast, Almased, amapur und Yokebe.

Lesen Sie dazu einen Erfahrungsbericht von Frau S.:

- **Erfahrungsbericht mit dem Optifast Programm**

Es gibt viele Wege, um abzunehmen: FDH, Weight Watchers und nicht zu vergessen die diversen Diäten wie Brigitte Diät, Atkins-Diät,... Wenn man durchhielt, war der Erfolg auch da – aber für wie lange? Ich selber befand mich in einem Teufelskreis – hatte hohen Blutdruck durch Übergewicht und nahm einen Betablocker. Immer, wenn ich endlich ein paar Kilos abgenommen hatte, nahm ich diese wieder schnell zu und natürlich durch den aufgebauten Frust noch mehr. Dass dies aufgrund der Einnahme von dem Betablocker war (der stellt sich jeweils auf den reduzierten Grundumsatz der Abnahmen ein und somit nimmt man nicht weiter ab), habe ich erst später festgestellt. Verzweifelt suchte ich Hilfe bei meiner Krankenkasse. Da mein BMI sehr hoch war (Adipositas), und der Sachbearbeiter sah, wie verzweifelt ich war, gab er mir den Tipp, mich mal über Optifast zu erkundigen. Die Krankenkasse würde auch bei Erfolg einen Teil der hohen Kosten übernehmen. Gesagt – getan. Per Internet hatte ich schnell die Informationen und bald fand auch eine Informationsveranstaltung statt. Ich war von dem Konzept begeistert und freute mich, dass ich daran teilnehmen konnte. Das Optifast-Programm basiert darauf, dass das Essen durch Ersatznahrung (Tüten mit Pulver in unterschiedlichen Geschmacksrichtungen) ersetzt wird. Zusätzlich läuft das Programm über ein Jahr und wird sowohl durch Ernährungsberater, Psychologen, Ärzte und einem Sportteam betreut. Man trifft sich einmal pro Woche

zu einer Gruppenstunde mit kurzer vorheriger Arztbetreuung, Sport und Beratung. Alles läuft in einer sehr angenehmen Atmosphäre ab – es wird auch sehr viel gelacht und gelernt.

Die Psychologen gehen ein Konzept über das Essverhalten durch – dazu einige Beispiele:

- *Warum will ich abnehmen? (Lebensqualität, Gesundheit, ...)*
- *Warum esse ich überhaupt? (Hunger, Langeweile, Frust, Stress, Belohnung, ...)*
- *Was kann ich tun? (ausgewogene Ernährung, Sport als Stressbewältigung, Blumen/Kino statt Essen als Belohnung, ...)*

Das Konzept gefällt mir, da es mir viele Verhaltensformen bewusst gemacht hat (dies wird bei Weight Watchers zwar angesprochen, aber nicht so intensiv behandelt).

Die Ernährungsberatung findet nach dem Abnehmen statt und begleitet den Übergang zum normalen Essen. Hier wird auf eine ausgewogene Ernährung geachtet, und der Kalorienbedarf bis zur Zunahme ermittelt. Dies erfolgt über ein Punktesystem. Toll und beliebt sind die Kochabende – Hand in Hand wird da gekocht und es gibt viele Rezeptvorschläge, die man ausprobieren kann.

Der sportliche Teil macht viel Spaß, da die Übungen speziell für uns Dickere sind, also einfache Übungen, die jeder mitmachen kann. Ebenso ist es super, dass man unter sich ist, – d. h. jeder hat mit seinen Problemen bei den Übungen zu kämpfen – es ist keine Schlanker oder gut Trainierter dabei, der stören würde. Ebenso passiert es auch nicht, wie es des Öfteren schon in Fitnessstudios vorgekommen ist, das sich jemand über den Schweiß der Dicken beschwert, obwohl die Person selbst aus allen Poren trieft.

Die kurzfristigen Erfolgsquoten bei Optifast sprechen für sich – es sind Abnahmen von über 50 kg möglich (bei entsprechendem Ausgangsgewicht)... Ein tolles Lebensgefühl stellt sich ein, bis man wieder auf den Alltag losgelassen wird. Ich selber habe die Erfahrung gemacht, dass bei fast allen Personen, die das Optifast-Programm mitgemacht haben, nach 4–7 Jahren das alte Gewicht wieder erreicht wurde. Meine Teilnahme ist jetzt 10 Jahre her (Gewichtsverlust über 20 kg, somit dann Normalgewicht) und die Waage zeigt fast mein altes Gewicht an. Zwar bietet jetzt Optifast auch Auffrischungskurse über 9 Wochen

an, sowie offene Gruppen – aber inwieweit die längerfristig erfolgreich sind, weiß ich nicht (es ist aber sehr
gut, das Optifast sich weiter entwickelt hat und zusätzliche Hilfen anbietet, gegen Geld).

Warum nimmt man nach solchen Erfolgen wieder
zu? Hier einige mögliche Erklärungen:

- Mit dem Optifast-Programm hat man ziemlich
  einfach sehr viel und schnell abgenommen. War
  das zu einfach? Hätte man sich mehr quälen
  müssen, wie man es in der Vergangenheit von
  den vielen Diäten kennt? Hat man überhaupt
  das neue tolle Lebensgefühl verdient (kein Lohn
  ohne Arbeit)?
- Das Spiel mit dem Essen: Wieviel kann ich
  essen, ohne zuzunehmen? Der Magen gewöhnt
  sich an mehr Essen, und dann kommen noch
  ein paar Feiern oder Grillabende hinzu – und
  die Disziplin ist auf und davon … Das, was
  oft Normalgewichtige können, einen Tag oder
  ein paar Tage mehr Essen und danach wieder
  weniger, das funktioniert bei mir leider meistens
  nicht.
- Aber ich möchte dies lernen und sehe es als
  Möglichkeit an, sich auch mal etwas zu gönnen
  und somit auch selbstzufriedener zu werden,
  ohne direkt ein schlechtes Gewissen mit Frustfraß
  etc. als Folge zu haben. Jedoch geht das nur mit
  ganz, ganz kleinen Schritten…
- Arbeitsalltag: Die Priorität des Abnehmens wird
  wieder zurückgestuft. Vorher nahm man sich Zeit
  für Optifast, hat vielleicht auch noch mit dem
  Sport begonnen – aber dann kommt der Arbeitsalltag zurück – bei mir fiel mein Chef für längere
  Zeit aus und dumm, wie ich war, habe ich fast
  ein halbes Jahr mehr als 50 Stunden die Woche
  gearbeitet. Das Ergebnis ließ nicht lange auf sich
  warten – kein Sport, Schokolade zum Durchhalten, Frust und die Waage schnellte nach oben.
  Immer wieder stellt man sich selber zurück – die
  Arbeit ist wichtiger. Und langsam baut sich
  die Schutzschicht in Form von Rettungsringen
  wieder auf. Ich muss immer wieder lernen, das
  ich die Nummer eins bin und nicht die Arbeit.
- Familie, Stress: Diejenigen, die sogenannte
  Stressfresser sind, kennen es zur Genüge. Stress
  in der Arbeit, in der Familie oder in der Freizeit
  wird mit Essen ausgeglichen – nur so kann alles
  bewältigt werden. Ähnlich wie schon oben im
  Arbeitsalltag beschrieben, werden die Prioritäten
  neu festgelegt – nicht nur von einem selber,
  sondern auch von der Gesellschaft, die einem
  eine bestimmte Rolle zuschreibt. Oder – wie in
  meinem Fall, dass ich selber meine, ich müsste
  so funktionieren. Ich setze meine persönliche
  Priorität tiefer, obwohl meine Familie mich
  bei all meinen Bemühungen und Aktivitäten
  unterstützt. Vielleicht hängt das mit der
  Erziehung und dem klassischen Rollenbild von
  Vater und Mutter zusammen. Ich will da noch
  an mir arbeiten und immer daran denken, dass
  ich selber entscheiden kann, ob ich die Rollen
  annehme und wie ich sie ausführe. Kleine
  Änderungen sind als große Erfolge zu zählen,
  aber auch das muss ich erst einmal akzeptieren.
  Ich habe dazu einen passenden Spruch gefunden:
  „Wichtiger als deine Erfolge ist, wie oft du
  gefallen und wieder aufgestanden bist.“
- Neid: Viele, gerade auch die rundlicheren
  Freunde und Bekannten, möchten Dich immer
  wieder zu mehr essen überreden – geteiltes
  (Übergewichts-) Leid ist halbes Leid – was
  natürlich nicht stimmt. Bei manchen Leuten
  habe ich dann das Gefühl, dass sie ein bisschen
  neidisch sind, auf das was durch die Abnahme
  erreicht und bewiesen (Disziplin und Durch-
  haltevermögen) wurde. Sie versuchen, mit
  allen Mitteln alte Verhaltensweisen wieder
  einzuführen – gerne werden Sprüche gemacht,
  die ein schlechtes Gewissen erzeugen – „komm,
  stell Dich nicht so an, trink einen mit … früher
  hast Du alles mitgemacht …). Wofür wurden
  all die Strapazen aufgenommen, wenn Du
  jetzt nicht mal wieder viel trinken und essen
  darfst…. Und so wirst Du unbewusst/bewusst
  ins alte Fahrwasser gezogen und die Pfunde
  klettern wieder rauf. Bei solchen Fällen,
  erinnere Dich daran, dass es bei Verführungen
  mindestens 2 Personen gibt – der Verführende
  und der sich verführen lässt. Auch hier fällt es
  schwer, den Personen zu sagen, dass Du Dich
  geändert hast und nicht in alte Gewohnheiten
  zurückfallen möchtest (Trotze Deinem inneren
  Schweinehund!!). Das klappt nicht immer,
  aber, versuche es immer und immer wieder und
  irgendwann wird es akzeptiert werden – da ist
  Geduld und viel Kraft gefragt.

Aber hier geht es letztendlich um meine Erfahrungen, die ich mit Optifast gemacht habe. Abschließend beurteile ich Optifast als positiv – wenn man wirklich verzweifelt ist und einen BMI von über 30 hat – ist Optifast eine Alternative – allerdings darf man sich für die Langfristigkeit dieser Abnahme durch das Programm keine falschen Hoffnungen machen. Gut finde ich, dass das Programm über ein Jahr läuft und dadurch viele hilfreiche Informationen erhält und Motivationsmöglichkeiten aufzeigt. Sobald das Optifast-Programm zu Ende ist, besteht die Gefahr, durch das Alltagsleben wieder in die alten gewohnten Abläufe zurück zu fallen. Unser Schweinhund ist da sehr aktiv – nach dem Motto „das wurde früher immer schon so gemacht, das war gut, und jetzt kannst Du es wieder so machen". Es gibt natürlich noch viele Gründe, warum man das abgenommene Gewicht wieder zunimmt, z. B. Sportverletzungen, die einen daran hindern weiterzumachen (insgeheim frage ich mich, warum ich kein Hanteltraining mache, wenn der Fuß verletzt ist), neue Arbeitsstelle, Umzug etc. Also sammeln sich die Pfunde ganz langsam wieder an – über viele Jahre hinweg – so wie bei mir ... und die Suche beginnt von neuem ...

Frau S. hatte mit Optifast viel erreicht, steht aber heute, viele Jahre später, wieder am selben Ausgangspunkt. Und das trotz aller therapeutischer Unterstützung. Aber sie ist fest dazu entschlossen, nicht aufzugeben und sich erneut auf die Suche nach einem für sie passenden Weg zu machen. Eine wichtige Erfahrung hat sie bereits gemacht und auch bei vielen Betroffenen miterlebt: Ich kann wieder aufstehen wenn ich gefallen bin. Mehr hierzu finden Sie im Kapitel „Der Umgang mit Rückschlägen".

Einen Erfahrungsbericht zu Optifast hat Bertram Eisenhauer in seinem Buch „Weil ich ein Dicker bin" unlängst veröffentlicht.

▪ **In einem Interview sagte er:**

Ich habe 52 Wochen an dem ambulanten Programm teilgenommen, in dem Ernährungsberatung, Sportprogramm, Verhaltenstherapie und medizinische Betreuung kombiniert werden. Es ist ein komplettes Rebooting des Verhaltens. Demnächst will ich mit drei der Leute aus meinem Abnehmkurs eine selbstorganisierte, selbstüberwachte neue Runde beginnen. Sie sehen also: Ich kämpfe weiter.

❓ **Stellen Sie sich die folgenden Fragen, um einen Neuanfang zu machen:**

1. Welche Möglichkeiten zur Gewichtsreduktion können Sie sich vorstellen?
2. Wie viel Zeit und Geld sind Sie bereit und in der Lage, in Ihr Vorhaben zu investieren?
3. Welche Möglichkeiten bieten sich in der Nähe Ihres Wohnortes oder Arbeitsplatzes?
4. Wer könnte Sie bei Ihrem Vorhaben begleiten oder unterstützen?
5. Wo können Sie sich informieren?
6. Wo fühlen Sie sich mit Ihren Problemen verstanden und angenommen?
7. Wie ernst ist es Ihnen mit dem Wunsch, eine Veränderung anzugehen?
8. Welche Einschränkungen sind Sie bereit für Ihr Ziel in Kauf zu nehmen?
9. Wie wichtig sind Sie sich selbst?

3.4.2 Weitere Gewichtsreduktionsprogramme

Um eine Gewichtsreduktion langfristig zu stabilisieren wird grundsätzlich in allen kommerziellen Gewichtsreduktionsprogrammen ein multidisziplinärer Ansatz gewählt. Ziel ist die Veränderung von Bewegung, Ernährung und Verhalten. Dabei wird eine langsame Gewichtreduktion von 5-10% des Ausgangsgewichtes in einem Jahr angestrebt.

Die bekanntesten evaluierten Programme sind:
▬ „Ich nehme ab" von der Deutschen Gesellschaft für Ernährung e.V.
▬ Abnehmen mit Genuss (AOK)
▬ Weight Watchers
▬ M.O.B.I.L.I.S

Darüber hinaus gibt es zahlreiche Online-Gewichtsreduktionsprogramme wie „Lean and Healthy", „HausMed" oder „KiloCoach": Die Kosten liegen bei etwa 50 Euro im Jahr, wissenschaftliche Evaluationen fehlen aber bei diesen Programmen meist.

3.4.3 Trenddiäten

Was heute im Trend liegt wird morgen schon völlig „out" sein. Egal, wie sich die Trenddiät nennt, sie

3

verfolgt wirtschaftliche Interessen und schnelle Umsätze. Oft sind sie im Alltag nicht durchführbar, zum Teil beinhalten sie sogar gesundheitliche Risiken durch einseitige Nährstoffzusammensetzung. Die bekanntesten sind Metabolic Balance, 10 in 2, Schlank im Schlaf, LOGI, GLYX, SHRED, hCG Diät und Skinny Bitch.

Low-Carb

Die bekanntesten Low-Carb-Diäten sind die South-Beach, Paleo- (Steinzeit) oder die die Dukan-Diät. Hierbei wird der von der Deutschen Gesellschaft für Ernährung e.V. (DGE) empfohlene Kohlehydratgehalt einer gesunden Ernährung von mindestens 50 % meist deutlich unterschritten. Der Gewichtsverlust ist anfänglich höher als unter einer fettarmen Diät (Wasserverlust!), dieser Effekt ist aber nur in den ersten 6 Monaten erkennbar. Nach einem Jahr findet man keinen wesentlichen Unterschied mehr gegenüber einer Low-Fat-Diät.

Low-Fat

Der Fettanteil einer gesunden Ernährung sollte nach den Empfehlungen der DGE bei etwa 30 % liegen. Dieser Anteil wird bei Low-Fat-Diäten streng eingefordert. Da die Deutschen aktuell deutlich mehr Fett in ihrer täglichen Ernährung haben (überwiegend über Milchprodukte, Streich-, Brat- und Backfett sowie Wurstwaren), bedeutet eine Fettreduktion automatisch auch eine Gewichtsreduktion. Der Nachteil ist allerdings, dass Fett als Geschmacksträger nun fehlt und diese Diätform deshalb langfristig selten umgesetzt werden kann. Bekannt sind z. B. die „Low-Fat-30-Diät" oder „Pfundskur". Hinsichtlich des Sättigungsgefühls gibt es keine Unterschiede zu Low-Carb-Diäten. Siehe auch Sacks (2009).

Mediterrane Kost

Diese Kost ist charakterisiert durch einen hohen Konsum an pflanzlichen Lebensmitten (Getreideprodukte, Hülsenfrüchte, Nüsse, Obst und Gemüse). Die Hauptfettquelle ist Olivenöl, in Maßen erlaubt sind Milchprodukte, Fisch und Geflügel. Rotes Fleisch und Wurstwaren gibt es nur in geringen Mengen. Vergleicht man nun den Effekt einer fettreduzierten,

kohlehydratreduzierten und mediterranen Diät miteinander, so ergeben sich allenfalls in den ersten wenigen Monaten Unterschiede. Wie aber ist der Unterschied in der Gewichtsentwicklung nach 2 Jahren? In einer israelischen Studie aus dem Jahr 2008 wurde dieser Frage nachgegangen mit dem Ergebnis: Nach zwei Jahren sind alle gleich effizient – also keinerlei Überlegenheit für eine der drei Diätformen (Shai et al. 2008).

Fassen wir zusammen

Wenn Sie Gewicht reduzieren wollen, so ist eine Reduktion von etwa 500 kcal täglich gegenüber der bisherigen Kalorienzahl empfehlenswert. Zu berücksichtigen ist aber, dass der Körper bei jeder Gewichtsabnahme nicht nur Fettmasse, sondern auch Muskelmasse abbaut. Das wiederum zieht einen geringeren Grundumsatz nach sich. Deshalb muss also nach einer erfolgreichen Gewichtsreduktion die Energiezufuhr angepasst werden. Bleibt dies aus, so stellt sich unausweichlich der Jo-Jo-Effekt ein. Nur durch eine gleichzeitige Erhöhung der körperlichen Aktivität kann eine langfristige Gewichtsstabilisierung erreicht werden. Egal wofür Sie sich entscheiden – vermeiden sollten Sie auf jeden Fall ein anhaltend großes Energiedefizit. Denn dann stellt sich ein Hungerstoffwechsel ein, der den Energieverbrauch des Körpers drosselt und den Appetit steigert. Damit sind Rückfälle vorprogrammiert (Holzapfel et al. 2011).

> **Praxistipp**
>
> Für den langfristigen Erfolg von Diätmaßnahmen ist es neben einer Kalorienreduktion von etwa 500 kcal pro Tag wichtig, dass die gewählte Ernährungsform über einen längeren Zeitraum beibehalten werden kann. Gleichzeitig sollte eine Lebensstilveränderung mit mehr täglicher Bewegung erfolgen. Nur realisierbare Zielvorgaben sind erreichbar, also sollten kleine Veränderungen im Alltag im Vordergrund stehen. Keine Diät nimmt Ihnen diese Schritte ab.

Die folgenden Fragen sollen Ihnen dabei helfen, eine klare Vorstellung von Ihrem ganz persönlichen Ziel zu entwickeln. Das ist eine wichtige Voraussetzung für positive Veränderungen.

❓ Kernfragen

1. Was ist Ihr kurzfristiges Ziel?
2. Was ist Ihr langfristiges Ziel?
3. Brauchen Sie rasche Erfolge, um weiter durchhalten zu können?
4. Wie viel Zeit und Geld können Sie in die geplante Gewichtsreduktion investieren?
5. Welche Begleiterkrankungen haben Sie?
6. Welchen Nutzen oder Schaden können Medikamente für Sie haben?
7. Fühlen Sie sich ausreichend informiert?
8. Können Sie Ihre Pläne im Alltag umsetzen?
9. Warum ist eine Gewichtsreduktion für Sie so wichtig?
10. Was könnte Ihre Zufriedenheit auch ohne Gewichtsreduktion erhöhen?

Nur Sie selbst kennen Ihre ganz persönlichen Stärken und Schwächen. Deshalb müssen Sie auch Ihren ganz eigenen und persönlichen Weg gestalten. Vielen Menschen fällt es schwer, Hilfe vom Partner oder Freunden in Anspruch zu nehmen, sie wollen niemand mit ihren Sorgen zur Last fallen. Ich möchte Ihnen Mut machen, das Schweigen zu brechen und sich Ärzten, Therapeuten oder einer Gruppe von Gleichgesinnten zu öffnen. Das kann ungeahnte Kräfte freisetzen. Sehr gut erinnern kann ich mich an einen Patienten, der zu mir nach einem Jahr in unserer Adipositas-Gruppe sagte:

„Der Moment, in dem ich akzeptiert habe dass ich es alleine nie schaffen werde war für mich entscheidend. Hilfe anzunehmen hatte ich immer als Schwäche empfunden. Inzwischen habe ich aber gelernt, es als Stärke zu betrachten, mich anderen Menschen öffnen zu können und erlebt, wie befreiend das sein kann. Diese Erfahrung hilft mir jetzt auch in anderen Lebensbereichen."

Haben Sie also den Mut, Ihre Mitmenschen in Ihre Gedanken, Sorgen und Wünsche mit einzubeziehen.

Nach über 20 Jahren intensiver Arbeit mit übergewichtigen Menschen bin ich überzeugt davon, dass man es in den allermeisten Fällen schaffen kann, alte Verhaltensmuster zu verlassen. Hier machen uns

Menschen wie Nicole Jäger Mut (Jäger 2015). Als sie mit 340 kg bereits kurz vor der Magenoperation stand und davon erfuhr, dass es etwa 2 % aller Fettleibigen auch ohne diesen Eingriff schaffen, dauerhaft Gewicht zu verlieren, wollte sie genau das sich selbst beweisen. In einem Interview sagte sie:

Der Schlüssel zum Erfolg war, dass ich irgendwann meinen eigenen Weg fand – wie jeder seinen persönlichen Weg finden muss. Es geht nicht um eine Zahl auf der Waage, es geht um Lebensqualität und Respekt sich selbst gegenüber.

Fazit

Gewicht zu reduzieren fällt nicht schwer – es dann beizubehalten ist das Problem!

Egal, auf welche Weise sie den Weg beginnen – letztlich ist es entscheidend, die erreichten Erfolge dauerhaft zu stabilisieren. Dafür ist die Änderung Ihres derzeitigen Verhaltens in kleinen Schritten erforderlich. Setzen Sie sich realistische Ziele – mehr dazu erfahren Sie in ▶ Kap. 11.

Literatur

Der niedergelassene Arzt (2015) 2:89

Eisenhauer B (2016) Weil ich ein Dicker bin – Szenen eines Lebensgefühls. Bertelsmann, Gütersloh

Ellrichmann M, Kapelle M et al (2008) Orlistat inhibition of intestinal lipase acutely increases appetite and attenuates postprandial glucagon-like-peptide-1-(7-36)-amide-1, cholecystokinin and peptide YY concentrations. J Clin Endocrinol metab 93(10):3996–3998

Ellrot T (1999) Verhaltensmodifikation in der Adipositastherapie. Aktuel Ernaehrungsmed 24:91–96

Foreyt JP, Goodrick GK (1993) Evidence for success of behavior modification in weight loss and control. Ann Int Med 119:698–701. DOI:10.7326/0003-4819-119-7 Part 2-199310011-00014

Füeßl HS (2005): MMW-Fortschr Med 42:856/31

Gerlach, S (2015) Die Welt wird immer dicker – die Politik muss handeln. Adipositas 7:235

Holzapfel C, Hauner H (2011) Weight maintenance after weight loss – how the body defends its weight. Dtsch Med Wochenschr 136:89–94

Jäger N (2015) Die Fettlöserin – Eine Anatomie des Abnehmens. Rowohlt, Hamburg

Kahl KG (2005) Metabolisches Syndrom und psychische Erkrankungen: Relevanz Risikofaktoren, und praktische Konsequenzen. MMW-Fortschr Med 42:32–36

Kayman S, Bruvold W, Stern JS (1990) Maintenance and relapse after weight loss in women. Behavioural Aspects. Am J Clin Nutr 52:800–807

Koeth RA et al (2013) Intestinal microbiota metabolism of
    l-carnitin, a nutrient in red meat, promotes artherosclero-
    sis. Nature Medicine 19:576–585.

Konnopka A, Bödemann M, König HH (2011) Health burden
    and costs of obesity and overweight in Germany. Eur J
    Health Econ 12(4):345–52.

Lehnert T, Streltchenia P, Konnopka A, Riedel-Heller S, König
    HH (2014) Health burden and costs of obesity and over-
    weight in Germany: an update. Eur J Health Econ Nov 8

Partl S, Wallner SJ (2002) Die Formuladiät als Hilfsmittel in
    der Kombinationstherapie von Adipositas. Marktana-
    lyse angebotener Produkte und Darstellung möglicher
    Anwendungsbereiche (Stand: Mai 2000). J Ernaeh-
    rungsmed 4(3):14–19 (s. auch http://www.kup.at/kup/
    pdf/1177.pdf)

Sacks FM et al (2009) Comparison of weight-loss diets with
    different compositions of fat, protein, and carbohydrates.
    N Engl J Med 2009; 360:859–873

Shai et al (2008) Weight loss with a low-carbohydrate, Mediter-
    ranean, or low-fat-diet. N Engl J Med 359:229–241

Sjöström L et al (1998): Randomised placebo-controlled trial
    of orlistat for weight loss and prevention of weight regain
    in obese patients. European Multicentre Orlistat Study
    Group. In: Lancet 352:167–172. PMID 9683204

Internet-Links

Deutsche Diabetes Stiftung (www.diabetes-risiko.de)

DGSM (2009) S3-Leitlinie: Nicht erholsamer Schlaf/
    Schlafstörungen (http://www.awmf.org/leitlinien/
    detail/11/063-001.html) der Deutschen Gesellschaft für
    Schlafforschung und Schlafmedizin (DGSM). In: AWMF
    online (Stand 2009)

EMA European Medicines Agency starts review of orlistat-
    containing medicines-Evidence relating to very rare cases
    of liver injury to be considered in depth (http://www.
    ema.europa.eu/docs/en_GB/document_library/Press_
    release/2011/09/WC500112798.pdf) Pressemitteilung
    vom 22.September 2011

www.felix-burda-stiftung.de/APPzumARZT

http://pcos-selbsthilfe.org/pcos

Dicke Karriere

© Springer-Verlag GmbH Deutschland 2017
V. Hollenrieder, *Ich bin dann mal dick!*
DOI 10.1007/978-3-662-53058-0_4

4

4.1   Elternschaft beginnt vor der Geburt

Eine verantwortungsbewusste Mutterschaft/Vaterschaft/Elternschaft bedeutet grundsätzlich, mögliche Risiken für das Kind im Vorfeld zu beachten. Auch schlanke Frauen unterziehen sich zu Beginn einer Schwangerschaft einer Reihe von Standarduntersuchungen (siehe Mutterpass), um Schwangerschaftsrisiken rechtzeitig zu erkennen. Für übergewichtige Frauen sind diese von ganz besonderer Bedeutung, denn es bestehen häufig bereits vor der Empfängnis (Konzeption) chronische Begleiterkrankungen. Diese sind Risikofaktoren, die eine normale Entwicklung des Kindes bereits im Mutterleib ungünstig beeinflussen können. Besonders wichtig ist es bei übergewichtigen Frauen, dass Blutdruck, Fettstoffwechsel und Zuckerstoffwechsel untersucht werden. Diese Erkrankungen bestehen oft schon vor Beginn einer Schwangerschaft, sind den Frauen aber wegen fehlender Beschwerden nicht bewusst. Auch bei einer vorbestehenden Dauermedikation und Planung einer Schwangerschaft sollten Sie Ihren behandelnden Frauenarzt nach möglichen Nebenwirkungen fragen. Gegebenenfalls müssen Medikamente wegen möglicher Effekte auf die frühkindliche Entwicklung vor Eintritt einer Schwangerschaft abgesetzt oder umgestellt werden. Dies sind insbesondere Bluthochdruckmittel aus der Gruppe der ACE-Hemmer oder ATIII-Blocker sowie Statine, die bei Fettstoffwechselstörungen eingesetzt werden.

Frauen mit Übergewicht leiden vielfach unter einem unerfüllten Kinderwunsch – die Ursache hierfür ist nicht selten ein PCO-Syndrom (▶ Kap. 3). Leider haben viele Frauen Hemmungen, darüber mit einem Arzt zu sprechen. Haben Sie deshalb den Mut, Ihren Frauenarzt oder Hausarzt darauf anzusprechen, denn es gibt zahlreiche Möglichkeiten der Behandlung.

Das Risiko übergewichtiger Frauen, während der Schwangerschaft einen Schwangerschaftsdiabetes (Gestationsdiabetes, GDM) zu entwickeln ist gegenüber normalgewichtigen Frauen bei einem Ausgangs-BMI von 30–35 kg/m² auf das 4-fache, bei einem BMI über 40 kg/m² auf das 9-fache erhöht. Ein Schwangerschaftsdiabetes birgt nicht nur für die Mutter, sondern auch für das Kind erhebliche Risiken. Bei steigenden Zahlen übergewichtiger junger Frauen ist es für die Betroffenen, aber auch für

Ärzte aller Fachrichtungen wichtig, ein größeres Problembewusstsein für diese Themen zu entwickeln. In meiner Praxis sehe ich viele Frauen in der Schwangerschaft leider viel zu spät, nämlich erst dann, wenn bereits Probleme aufgetreten sind. Rechtzeitige Aufklärung und Information sind immer noch die beste Vorsorge!

4.2   Adipositas und Schwangerschaft

Übergewichtige Frauen haben ein erhöhtes Risiko für Fehlgeburten. Derzeit geht man davon aus, dass hierfür vor allem adipositasbedingte Veränderungen im Hormonstoffwechsel verantwortlich sind (Landres 2010). Auch das Risiko einer spontanen Frühgeburt steigt ab einem BMI >30 kg/m² (Cnattingius et al. 2013). Bei übergewichtigen Frauen entwickelt sich häufig ein schwangerschaftsinduzierter Bluthochdruck (SIH) oder eine Präeklampsie. Auch hier steigt das Risiko mit zunehmendem BMI (Marchi et al. 2015). Kindliche Komplikationen in der Schwangerschaft sind insbesondere Fehlbildungen wie Spina bifida, Neuralrohrdefekte oder kardiovaskuläre Defekte, sowie ein erhöhtes Risiko für einen intrauterinen Fruchttod (Stothard et al. 2009). Während der Geburt kommt es vermehrt zur sogenannten Schulterdystokie (einer erschwerten Entwicklung der Schulter, Robinson 2003). Auch die Wahrscheinlichkeit für eine Entbindung per Kaiserschnitt (Sectio) steigt mit zunehmendem BMI (Heslehurts et al. 2008). Ebenfalls konnte in Studien gezeigt werden, dass adipöse Mütter bis zu 50 % seltener und kürzer stillen als normalgewichtige (Krause et al. 2011). Eine aktuelle Übersicht zum Thema Adipositas und Schwangerschaft findet sich von Frau Schäfer-Graf in Der Diabetologe 1-2016.

> **Praxistipp**
>
> Sind Sie übergewichtig, muss eine Schwangerschaft besonders sorgsam geplant werden. Mögliche Risiken für die Entwicklung des Kindes stellen vor allem Blutdruck und Zuckerstoffwechsel dar. Lassen Sie sich deshalb vor Eintritt einer Schwangerschaft umfassend untersuchen und beraten. Ihr Kind hat eine gute Startposition ins Leben verdient!

4.3 Schwangerschaftsdiabetes (Gestationsdiabetes=GDM)

Wir verstehen darunter eine Zuckerstoffwechselstörung, die erstmals in der Schwangerschaft auftritt. Wenn Sie einen der folgenden Risikofaktoren haben, sollte eine Abklärung bei Ihrem Gynäkologen, Hausarzt oder in einem Diabeteszentrum erfolgen:

Risikofaktoren
- Alter über 45 Jahre
- Übergewicht
- Diabetes bei Eltern oder Geschwistern
- Geburt eines Kindes über 4500 g Geburtsgewicht
- Gestationsdiabetes bei vorhergehender Schwangerschaft
- Blutzuckerstoffwechselstörung in der Vorgeschichte
- Erhöhter Blutdruck
- Fettstoffwechselstörung
- Frühere Totgeburt
- Frühere Geburt eines Kindes mit Fehlbildungen
- Mehrfacher Schwangerschaftsabgang (Abort)
- Polyzystisches Ovarsyndrom (s. auch ▶ Abschn. 3.1.1)

Es ist wichtig, eine Zuckerstoffwechselstörung so früh wie möglich in der Schwangerschaft zu entdecken. Erfreulicherweise werden seit März 2012 die Kosten für ein Screening auf Schwangerschaftsdiabetes in der 24. bis 28. Schwangerschaftswoche von den gesetzlichen Krankenkassen übernommen. Für Frauen mit Risikofaktoren ist diese Vorgehensweise allerdings nicht ausreichend. Sie sollten bereits vor der 24.SSW untersucht werden. Denn nur so lassen sich Risiken vor und nach der Geburt für Mutter und Kind minimieren. Geschieht dies nicht, geben Sie Ihrem Kind bereits während der Schwangerschaft ein erhöhtes Risiko für Übergewicht und Typ-2-Diabetes mit auf den Weg.

Frauen, die in der Schwangerschaft einen GDM hatten, entwickeln in den darauffolgenden 15 Jahren zu etwa 70 % einen Typ-2-Diabetes. Sie sollten deshalb auch nach der Geburt alle ein bis zwei Jahre eine Kontrolluntersuchung durchführen lassen. Darüber hinaus sollte die Gewichtssituation der Mutter nicht vernachlässigt werden. Viele Frauen denken nur noch an ihr Kind und vernachlässigen sich in dieser Lebensphase, ohne sich dessen bewusst zu sein.

Auch Frauen, die bereits vor Beginn einer Schwangerschaft einen Typ-1 oder Typ-2-Diabetes haben, benötigen eine intensive Betreuung. Im Verlauf der Schwangerschaft verändert sich der Insulinbedarf kontinuierlich und muss in Rücksprache mit einem Diabetologen entsprechend angepasst werden. Zu hohe Blutzuckerwerte während der Schwangerschaft können massive Folgen für Mutter und Kind mit sich bringen: Lungenunreife des Kindes, verzögerter Geburtsverlauf, Kaiserschnitt, Unterzuckerung des Neugeborenen – um nur einige zu nennen. Dank der Erkenntnisse aus den vergangenen 30 Jahren sind heute jedoch bei guter Stoffwechselführung in der Schwangerschaft die Komplikationen gegenüber nichtdiabetischen Müttern nicht mehr wesentlich erhöht. Das gilt allerdings nur, wenn die Mutter sich gemeinsam mit dem behandelnden Frauenarzt, Hausarzt oder Diabetologen um eine optimale Blutzuckereinstellung während der gesamten Schwangerschaft bemüht. Insbesondere bei Typ-1-Diabetikerinnen kommt hier wegen dem kontinuierlich ansteigenden Insulinbedarf in der Schwangerschaft dem Einsatz einer Insulinpumpe eine wesentliche Bedeutung zu. Ein schlecht eingestellter Diabetes während der Schwangerschaft erhöht also grundsätzlich die Risiken für Mutter und Kind. Aber auch der Stillzeit (s.u.) kommt für die Gewichtsentwicklung des Kindes eine sehr wichtige Rolle zu. Mehr zu diesen Themen finden interessierte bei der Leitlinie GDM der DDG (s. Literatur).

4.4 Die Stillzeit

Experten sind sich einig: Trotz aller Innovationen im Bereich Säuglingsnahrung gibt es für das Neugeborene nichts Besseres als Muttermilch. Inzwischen wissen wir, dass Stillen eine einfache und kostengünstige Prävention von Erkrankungen wie Übergewicht, Adipositas, Typ 2 Diabetes und einem Metabolischen Syndrom ist. Auch hier muss ein größeres Bewusstsein geschaffen werden. Denn das Stillen kann unseren Kindern ihre Startbedingungen ins

Leben verbessern und langfristig ihre Gesundheit fördern. Tatsache ist jedoch leider, dass insbesondere Kinder von übergewichtigen Frauen bis zu 50 % seltener und kürzer als die von normalgewichtigen Müttern gestillt werden. Das hat zum einen mechanische Gründe (übergroße Brüste mit kleinen Brustwarzen), aber auch hormonelle Gründe, die zu einer Veränderung des Milcheinschusses führen können. Auch von Frauen mit Diabetes Typ 1, Typ 2 und Gestationsdiabetes wird seltener und kürzer gestillt als von stoffwechselgesunden Frauen.

In zahlreichen Studien konnte inzwischen gezeigt werden, dass Stillen sowohl auf die Mutter als auch auf das Kind positive Auswirkungen hat. Je länger Mütter stillen, umso geringer ist ihr Risiko, im späteren Leben einen Typ-2-Diabetes zu entwickeln. Und – einfach aber, wahr! – gestillte Kinder haben ein niedrigeres Risiko für Übergewicht im späteren Leben! Eine Stillzeit von 4–6 Monaten muss also allen Müttern nachdrücklich empfohlen werden (Stupin 2016).

Fassen wir zusammen:

Für die Entstehung von Adipositas haben bereits die Rahmenbedingungen vor und während der Schwangerschaft eine zentrale Bedeutung. Die Stoffwechselsituation und das Verhalten der Mutter während dieser Zeit haben für den Lebensweg des Kindes massive Auswirkungen. Die beste Vorsorge besteht also in einer entsprechenden Schwangerschaftsvorbereitung und Planung. Ebenso wie Rauchen in der Schwangerschaft können Übergewicht, Schwangerschaftsdiabetes und alle anderen Diabetesformen zu Problemen für Mutter und Kind führen. Ständig verbesserte Technologien in der Geburtshilfe und Neonatologie machen heute vieles möglich: Frühgeburten haben auch bei weniger als 1000 Gramm gute Überlebenschancen, stark übergewichtige Babys können in der Regel durch Kaiserschnitt problemlos entbunden werden. Trotz oder vielleicht gerade wegen dieser zunehmenden „Machbarkeit" schenken wir der vorgeburtlichen Entwicklungsphase eines Menschen zu wenig Aufmerksamkeit. Die beste, einfachste und billigste Prävention darf nicht erst im Kindesalter einsetzen sondern muss bereits vor der Schwangerschaft beginnen!

Empfehlungen

1. Vor Eintritt einer Schwangerschaft sollten abgeklärt sein: Blutdruck, Hormonstatus, Zuckerstoffwechsel, Fettstoffwechsel, Schilddrüsenfunktion.
2. Besprechen Sie bei Kinderwunsch mit Ihrem Frauenarzt die bestehenden Dauermedikamente (Blutdruckmittel, Fettstoffwechselpräparate, Metformin). Diese müssen gegebenenfalls wegen schädigender Effekte auf das werdende Kind abgesetzt oder umgestellt werden.
3. Reduzieren Sie, wenn möglich, Ihr Gewicht vor Beginn einer Schwangerschaft auf einen BMI unter 30. Damit reduzieren Sie sämtliche Risiken vor, während und nach der Geburt für Sie selbst und Ihr Kind.
4. Fragen Sie nach Unterstützung für Ihre Gewichtssituation.
5. Lassen Sie bei vorhandenen Risikofaktoren einen Zuckerbelastungstest durchführen.
6. Messen Sie regelmäßig Ihren Blutdruck und legen die Werte Ihrem behandelnden Arzt vor.
7. Beziehen Sie Ihren Partner in Ihre Bemühungen mit ein.
8. Versuchen Sie in jedem Falle, Ihr Neugeborenes 4–6 Monate zu stillen.
9. Verzichten Sie auf Nikotin und Alkohol in der Schwangerschaft.
10. Vermeiden sie eine Mangelernährung während der Schwangerschaft.

4.5 Was Mütter (und Väter) sonst noch wissen sollten

Die Betrachtung des Themas „Dick sein" beginnt also nicht erst mit der Geburt eines Menschen, sondern bereits viel früher. Jeder von Ihnen, lieber Leser, hatte eine völlig andere Startposition. Nun können Sie sagen „Das interessiert mich doch heute nicht mehr – alles Schnee von gestern". Lassen Sie mich versuchen, Ihnen nahezubringen, warum es in meinen Augen einen extrem hohen Stellenwert hat, sich in einer Gesellschaft mit zunehmenden Adipositas-Zahlen eben doch Gedanken darüber zu machen.

In den vergangenen Jahren haben wir durch viele Studien erkannt, welch massiven Einfluss die Schwangerschaft auf die künftige Gewichtsentwicklung des Kindes hat. Der Lebensstil der Mutter beeinflusst so bereits vor der Geburt den kindlichen Stoffwechsel und prägt ihn für sein gesamtes Leben. Heute wissen wir, dass sich das ungeborene Kind sowohl funktionell als auch strukturell den Umgebungsbedingungen im Mutterleib anpasst. Dieser Vorgang wird als „pränatale (vorgeburtliche) Prägung„ bezeichnet. So konnte z. B. gezeigt werden, dass Kinder nach der Geburt solche Geschmackseindrücke bevorzugen, die sie bereits im Mutterleib über Nabelschnurblut und Fruchtwasser in niedrigen Konzentrationen kennengelernt haben (Schaal et al. 2000). Dieser Prägungsprozess setzt sich dann über das Stillen fort, denn auch hier schmeckt das Kind die mütterliche Nahrung mit und sammelt wichtige Geschmackseindrücke, die es auch nach dem Abstillen weiter bevorzugt (Galef et al. 1972, Menella et al. 2001).

Im Gegensatz zu dieser Prägung steht die angeborene Vorliebe des Neugeborenen für den Geschmack „süß". Derzeit nimmt man an, dass die Gründe hierfür folgende sind: Der Süßgeschmack der Muttermilch, die hohe Energiedichte süßer Speisen, was bei einem knappen Nahrungsangebot evolutionsbiologisch wichtig war und die Tatsache, dass es praktisch keine süß schmeckenden Lebensmittel in der Natur gibt, die giftig sind, also gewissermaßen ein Sicherheitsaspekt der Evolution (Ellrott 2012).

Fazit
Die Entstehung von Übergewicht und damit das Risiko des Kindes für die Entstehung metabolischer und kardiovaskulärer Erkrankungen wird durch den Lebensstil der Mutter während der Schwangerschaft mitbestimmt. Auch der Stillzeit kommt dabei eine Schlüsselrolle zu.
Die allermeisten meiner heutigen Patienten können ihre Mutter zu diesem Thema leider nicht mehr befragen. Es ist mir jedoch ein großes Anliegen, mit diesem Buch ein Bewusstsein in der Bevölkerung zu schaffen und Menschen auch außerhalb meiner Praxis zu erreichen. Es ist meine feste Überzeugung, dass wir nur durch unermüdliche Aufklärung und vor allem Anleitung zum Handeln der bestehenden „Adipositas-Epidemie" entgegenwirken können. Die Fakten liegen seit vielen Jahren auf dem Tisch, trotzdem erreichen sie viele Menschen nicht. Ist es mangelndes Interesse oder eher eine gewisse Hilflosigkeit, weil eigene Bemühungen immer wieder scheitern? In der Gesellschaft von heute ist Übergewicht zu einem lukrativen Markt geworden, und es wird für den Laien immer schwerer, zu unterscheiden, was seriöse Information darstellt und was eher dem Umsatz dient. Meine Multiplikatoren sind nun Sie, lieber Leser, indem Sie im Gespräch über das Thema „Essen und Ernährung" auf werdende Mütter und junge Menschen einwirken können. Das geschieht in Familien, Schulen und Ausbildungsstätten. Mit den nun folgenden Abschnitten möchte ich versuchen, einen Beitrag zur psychosozialen Erziehung unserer Kinder und Jugendlichen zu leisten.

4.6   Kindertage

Wer von Ihnen, liebe Leser, kann sich noch erinnern, als Kleinkind über Themen wie Essen, Trinken oder Gewicht nachgedacht zu haben? Wohl erinnern wir uns an einzelne Situationen – Lieblingsgerichte oder Gerüche – ebenso aber auch an Dinge, die wir als Kinder überhaupt nicht mochten. Aus unserer Gruppe erinnern sich nur wenige an Geschichten aus dem Vorschulalter. Heute wissen wir, dass diesen ersten Lebensjahren für die spätere Entwicklung eines Kindes eine wesentliche Rolle zukommt. Die Risikofaktoren für Kinder, später Gewichtsprobleme zu bekommen, sind insbesondere ein erhöhtes Geburtsgewicht (Makrosomie) sowie ein niedriger Sozialstatus. Hier sind also Eltern, Kinderärzte und all diejenigen, die mit Heranwachsenden in Berührung kommen, auf ganz besondere Weise gefordert. Während wir die genetischen Risikofaktoren für das Entstehen von Übergewicht und Adipositas nicht beeinflussen können, haben wir im Kindes- und

4

Jugendalter sehr wohl die Möglichkeit, die Weichen zu stellen. Tatsache ist leider, dass adipöse 3–5-jährige Kinder, deren Eltern ebenfalls adipös sind, ein Risiko von 62 % haben, auch im Erwachsenen-alter adipös zu bleiben. Sind die Eltern allerdings schlank, haben die adipösen 3–5-jährigen nur ein Risiko von 24 %.

» Klar hab ich zugenommen – ich wog mal 3.500 Gramm.

Was hat sich an Umweltbedingungen für die Kinder von heute gegenüber vor 50 Jahren verändert?

Wir können es jeden Tag beobachten:
- Zunehmender Medienkonsum bereits im Vorschulalter (TV, PC, Mobiltelefon)
- Reduzierte körperliche Aktivitäten mit zunehmenden motorischen Defiziten
- Veränderte Essensbedingungen

Zahlreiche Leitlinien und Empfehlungen beschäftigen sich mit der Frage, wie wir diese veränderten Rahmenbedingungen mit ihren negativen Auswirkungen auf die Gewichtsentwicklung unserer Kinder angehen können. Aus der Vielzahl möchte ich nur einige wenige herausgreifen (Tab. 4.1). Mehr dazu finden Sie in den Leitlinien der Arbeitsgemeinschaft Kinder und Jugendliche der Deutschen

Adipositas-Gesellschaft sowie in den Empfehlungen der American Academy of Pediatrics.

Um unseren jungen Menschen eine optimale Startposition ins Leben zu ermöglichen, müssen wir mit unserer Beratung bereits bei den Eltern beginnen. Genetische Faktoren sind nicht beeinflussbar, sehr wohl aber viele Rahmenbedingungen. Eltern können mit gutem Beispiel voran gehen und so für sich und ihre Kinder gleichermaßen das Risiko für die Entstehung von Übergewicht und Adipositas reduzieren. Also nach dem Motto: Zurück zur guten alten Zeit mit viel frischer Luft, Spaß an jeder Art der Bewegung und wenig Medienkonsum. Meine Mutter sagte immer: „Husten und Schnupfen gehören an die Luft". Natürlich ist mir bewusst, dass es in Großstädten anders aussieht als in ländlichen Regionen. Faktoren wie Schadstoffbelastung der Luft oder Lärm werden bislang bei der ärztlichen Beratung wenig berücksichtigt, vielleicht aber in den kommenden Jahren einen zunehmenden Stellenwert erhalten.

Aber nicht immer wissen Eltern, was ihre Kinder in der Schule erleben. Lesen Sie hierzu die Gedanken eines heute normalgewichtigen jungen Mannes, der sich an seine Schulzeit erinnert:

▪ **Meine Schulzeit**

Im Alter von etwa 12 Jahren wurde es immer schlimmer. Begriffe wie „Fettsack", „Schwein" oder „Vielfraß" musste ich täglich über mich ergehen lassen. Mitschüler nehmen in diesem Alter kein Blatt vor den Mund. Was auf den ersten Blick oder heute rückblickend für

 Tab. 4.1 Was können also Eltern, Kinderärzte und Erzieher berücksichtigen?

Kleinkinder (bis 3 Jahre)	Kein Fernsehkonsum bis mindestens zum 2. Lebensjahr. Spielen im Freien unter Aufsicht, wenig Spielgeräte, um motorische Entwicklungen zu fördern.
Vorschulkinder (bis 6 Jahre)	Maximal 2 Stunden pro Tag Medienkonsum, freies Spielen (rennen, schwimmen, fangen, werfen, wandern), Schulung motorischer Fähigkeiten, möglichst wenig passiver Transport („zum Kindergarten bringen").
Grundschulkinder (bis 9 Jahre)	Viel Bewegungszeit, Erlernen spezieller Fähigkeiten (z. B. Tennis, Fußball), Spaß und nicht Wettkampf soll im Vordergrund stehen, möglichst wenig passiver Transport („zur Schule bringen").
Schulkinder (bis 12 Jahre)	Verfeinerung der erlernten Fähigkeiten, Erlernen neuer und komplexerer Bewegungsabläufe durch Ausprobieren, leichtes Krafttraining möglich; Sportarten, die Spaß machen, ausprobieren.
Jugendliche	Sport treiben mit Freunden, aktive Gestaltung des Schulweges (Rad, zu Fuß), alle Sportarten, die Spaß machen. Ausprobieren.

mich nicht mehr so dramatisch wirkt – damals war es für mich die Hölle. Ratschläge von Erwachsenen wie: „Ignoriere Sie doch einfach" oder „Irgendwann wird es Ihnen schon langweilig" sind zwar gut gemeint, helfen aber nicht viel. „Sie haben ja recht" schleicht sich hin und wieder in meine eigenen Gedanken. Mein Selbstbewusstsein war dürftig und wurde auch im Schulsport und der Freizeit nicht gestärkt. Bei der Mannschaftsauswahl ist man immer einer der letzten, man erhält schlechte Noten im Sport und die Mitschüler setzen alles daran, dass man nicht vergisst, dass dies mit dem eigenen Übergewicht verbunden ist. In diesem Alter bespricht man so ein Thema nicht mit den Eltern und auch nur mit wenigen Freunden, denn es ist einem peinlich. So habe ich meinen Trost in der großen Auswahl an Süßigkeiten am Kiosk gefunden. Erst durch einen Schulwechsel konnte ich mir langsam mein Selbstbewusstsein wieder aufbauen. Das dortige Umfeld (neue Lehrer, neue Freunde und viel Sport) half mir dabei, mein früheres Gewicht wieder zu erreichen.

Betroffen machen mich auch Studien, die auf neuartige Zusammenhänge hinweisen, so zum Beispiel eine australisch-finnische Längsschnittstudie. Hier wurden Daten von 1.376 Teilnehmern der „Cardiovascular Risk in Young Finn"-Kohorte analysiert. Untersucht wurden Kleinkinder, die wegen mindestens einer schweren Infektion in eine Klinik aufgenommen werden mussten. Ergebnis der Studie: Schwere Infektionen im Kleinkindalter waren signifikant mit erhöhten BMI-Werten im Erwachsenenalter (p=0,02) assoziiert, sowie mit einem erhöhten Taillenumfang (RR: 1,56; p=0,03). Auch das Risiko für ein metabolisches Syndrom im Erwachsenenalter war bei Ihnen um 36 % erhöht. Des Weiteren diskutieren Pädiater die Möglichkeit, dass der Zusammenhang zwischen Infektionen im Kindesalter und einem erhöhten kardiometabolischen Risiko auf der Anwendung von Antibiotika beruht. Diese reduzieren die Vielfalt der Mikrobiom-Zusammensetzung im Darm, was ebenfalls im Zusammenhang mit Adipositas und metabolischem Syndrom stehen soll (Burger et al. 2015).

Macht also unsere Umwelt uns krank? Im Interesse unserer Kinder müssen wir darüber nachdenken, Ursachenforschung und vor allem auch Aufklärung zu betreiben. Der Thematik Darm werden wir uns in ► Kap. 5 ausführlicher widmen.

4.6.1 Gewichtsentwicklung im Kindes- und Jugendalter – Früher und heute

Für heranwachsende Menschen sieht das Leben heute grundlegend anders aus als zu meiner Jugendzeit. In einer unserer Gruppenstunden machen wir uns Gedanken zu der Frage, was sich in den vergangenen 40 bis 50 Jahren geändert hat. Dabei stellen wir fest, dass sich die Veränderungen auf mehreren Ebenen abspielen:

- Art der Lebensmittel und Getränke,
- Art der Nahrungsaufnahme (zu Hause oder unterwegs),
- Situationen, in denen Nahrungsaufnahme stattfindet (Hauptmahlzeit, Einladung, Party, Kino, Konzert, Volksfest, Kneipe etc.).

Wie sah es vor etwa 50 Jahren in einem klassischen Haushalt aus?

- Grundnahrungsmittel wurden in der Speisekammer und im Kühlschrank aufbewahrt, wobei ein Kühlschrank noch keine Selbstverständlichkeit war.
- Grundnahrungsmittel waren Butter, Milch, Eier, Wurst und Brot.
- Kartoffeln, Konserven, Marmelade und Kompott befanden sich in der Vorratskammer für schlechte Zeiten.
- Eine Fanta gab es allenfalls an Sonn- oder Feiertagen, damals 0,3 l – nennt sich heute Nostalgieflasche.

» Essen direkt aus dem Kühlschrank macht nicht dick.

Das Anlegen von Vorräten bedeutete früher Sicherheit – Essen und Trinken war nicht immer und überall verfügbar. Gegessen wurde zu meiner Kinderzeit in den allermeisten Familien zu Hause gemeinsam mit der Familie, es gab „Hauptmahlzeiten", Essen „to go" kannten wir nicht. Die absolute Ausnahme war es, im Lokal zu essen, das war allenfalls zu Geburtstagen oder Feiertagen üblich. In den wenigsten Familien gab es einen Tiefkühlschrank.

» Essen im Stehen setzt nicht an.

4

Und welche Situation finden wir demgegenüber heute vor?

Essen ist immer und überall garantiert:
Der Tiefkühlschrank ist in vielen Familien der zentrale und meist gefüllte Aufbewahrungsort für Lebensmittel aller Art: Fertiggerichte, Pizza, Fleisch, Fisch, Eis und Torten – alles immer verfügbar.
Mikrowelle für den kleinen Hunger zwischendurch oder
Snacks „to go" befinden sich im Vorratsschrank.
Fanta, Cola, Eistee et Co. sind heute in der 1,5 l-„Sparflasche" an der Tagesordnung.
Vor nahezu jeder Schule gibt es zahlreiche Einkaufsmöglichkeiten.
Kein soziales „Event" ohne ausreichend Gelegenheit für Essen und Trinken (Kino, Konzert, Theater, Volksfest, Open-Air-Festival, Flohmarkt etc.)!

Gegessen wird oftmals unterwegs (im Auto, in Bus oder Bahn), gemeinsame Mahlzeiten sind selten geworden. Mein Lektor schrieb mir dazu noch als Kommentar:

》 Sie kennen nicht die Familie M. aus München. Gemeinsames Abendessen bedeutet „Mikrowelle und Backofen koordinieren": Eine gemeinsame Mahlzeit für vier Personen besteht dann z. B. aus Pizza, Griechisch, Sushi und Schweinebraten im Kantinen-Alu. „Nee, Anna, für Nudelnkochen hab ich heute keine Zeit!" …

Vieles wurde früher noch selbst hergestellt, so zum Beispiel Marmeladen und Kompott oder Fleischpasteten. Grundnahrungsmittel wie Kartoffeln und Gemüse wurden selbst zubereitet, dazu fehlt heute oft die Zeit. Und es ist nicht nur schneller, sondern auch billiger, diese Produkte fertig zubereitet zu kaufen. Getrunken wurde früher Wasser und Tee, allenfalls Saftschorlen in kleinen Mengen, Limonade und Cola waren die Ausnahme. Heute dominieren unter den Getränken hochkalorische Energy-Drinks, Eistee und Softgetränke – viele davon gibt es auch in der

kalorienarmen Süßstoffvariante. Welche Auswirkungen Süßstoffe auf unser Gehirn haben, dazu erfahren Sie mehr in ▶ Kap. 7.

Vorratskammern wie früher gibt es kaum noch, denn Wohnraum ist teuer, also haben moderne Kühlschränke ebenfalls viel Platz für Tiefkühlware. So muss man sich um die ständige Verfügbarkeit von Essen keine Sorgen machen. Notfalls gibt es heute auch noch Tankstellen oder den „Home-Service", der mir rund um die Uhr Essen und Getränke liefern kann. Das kostet zwar mehr Geld, ist aber bequem und gerade bei den jungen Leuten heute durchaus angesagt.

Nun sollte man meinen, dass diese vielen neuen Möglichkeiten wenigstens dazu geführt haben, dass seltener Nahrungsmittel weggeworfen werden. Leider ist genau das Gegenteil der Fall: Wir werfen jedes Jahr Tonnen von Lebensmitteln weg – nicht zuletzt auch wegen eines Mindesthaltbarkeitsdatums. Man stelle sich nur einmal vor, wie viele Menschen davon täglich satt werden könnten!

Soweit ein paar theoretische Überlegungen zu der Frage, wie wir mit Lebensmitteln in unserer Gesellschaft umgehen. Warum dieser Exkurs? Was hat das alles mit Übergewicht zu tun? Im Grunde geht es um die Frage, welche Verhaltensmuster wir oft in jungen Jahren erwerben und vielfach ein Leben lang beibehalten. Wie weit, lieber Leser, reicht die Erinnerung in Ihre Kindertage zurück? In ▶ Kap. 5 werden wir uns intensiver mit Ihrer „Lebensgewichtskurve" beschäftigen. Deshalb spielt es eine Rolle, was aus Kindertagen in Erinnerung zu rufen ist. Welche Rolle hat hier Essen gespielt? War es eher Lust oder Frust? Welchen Stellenwert hatte Essen? In welchen Situationen wurde gegessen – wann gerne und wann erzwungen? Wer kann sich an Dinge wie „Hunger und Sättigung" erinnern?

▪ **Hierzu eine kurze Geschichte von Herrn L.:**
Wenn ich an meine Kindheit zurückdenke, habe ich schon immer gerne Süßigkeiten genascht, bei entsprechender Verfügbarkeit auch gerne, bis der Zahnarzt kam. Um die ganze Sache ein wenig in geordnete, sprich rationierte Bahnen zu lenken, gab mir meine Mutter, meist nach dem Mittagessen, eine kleine Schüssel mit Bonbons oder anderen Schleckereien. Was ich auch als Kind schon gerne gemacht habe, war Lesen. Also zog ich mich mit einem spannenden Buch und

meiner Schüssel Bonbons zurück, habe mich in das Buch versenkt und nebenher Süßes geschleckt. Diese Stunden habe ich als sehr entspannend und genussvoll zugleich empfunden. Während meiner Kindheit wurde das praktisch zu einer Gewohnheit. Die Lust auf Süßes war immer vorhanden, wenn es Richtung Entspannung und Gemütlichkeit ging, und in der Not gab es auch mal Nutella ohne Brot. Es hat sich bei mir von Kindheit an eingeschliffen, dass Gutes, wie ein spannendes Buch und Leckereien, zusammengehören. Im Laufe der Jugend hat sich dann das Spektrum erweitert, zum Lesen kamen Fernsehen, Kino oder ein Abend mit Freunden, und zu den Süßigkeiten kamen guter Käse, luftgetrockneter Schinken oder andere deftige Leckerbissen. Das kann ich in die verschiedensten Richtungen bzw. Lebensabschnitte weiterspinnen, die Grundzüge sind jedoch immer ähnlich: Man nehme ein gutes Buch oder einen schönen Film und als Verstärkung, um die Sache rund zu machen, leckeres Essen: je nach Stimmung süß oder deftig, idealerweise auch ein gutes Getränk dazu. Als Kind durfte das auch Zuckerwasser sein, im fortschreitenden Alter eher Säfte oder das Gläschen Wein. Dann lasse man alle Fünfe gerade sein, und als Belohnung setzt angenehme Entspannung ein, oft gefolgt von seliger Schläfrigkeit.

4.6.2 Gewichtsentwicklung im Kindes- und Jugendalter – Perzentilen und BMI

Während wir bei Erwachsenen nach wie vor den BMI als Bezugsgröße verwenden gelten für Kinder und Jugendliche bis zum 18.Lebensjahr die sogenannten Perzentilenkurven. Diese sehen für Mädchen und Jungen etwas unterschiedlich aus. Die Perzentile legt fest, in welchem Bereich sich der Heranwachsende befindet:

- BMI-Perzentile 90–97: Übergewicht
- BMI-Perzentile 97–99,5: Adipositas
- BMI-Perzentile >99,5: Extreme Adipositas

Hierzu auch die Grafiken in ◘ Abb. 4.1 und ◘ Abb. 4.2.

Welche Kinder haben ein besonders hohes Risiko, Übergewicht zu entwickeln? Hier spielen Umweltfaktoren eine große Rolle: Betroffen sind vor allem Kinder aus sozial schwachen Familien, wenn Vater oder Mutter alleinerziehend sind oder ein Elternteil psychisch erkrankt ist. Meist werden die Kinder in der Schule auffällig, ADHS, Lernstörungen und Depressionen sind ernstzunehmende Signale. Die Teufelsspirale beginnt häufig mit Schulfehlzeiten,

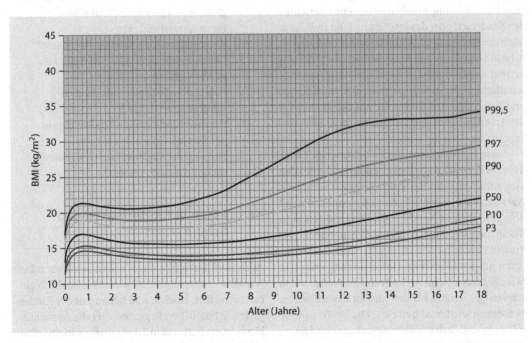

◘ **Abb. 4.1** Perzentilkurven für den Body-Mass-Index (Jungen 0–18 Jahre); Wirth (2013) nach Kromeyer-Hauschild et al. (2001)

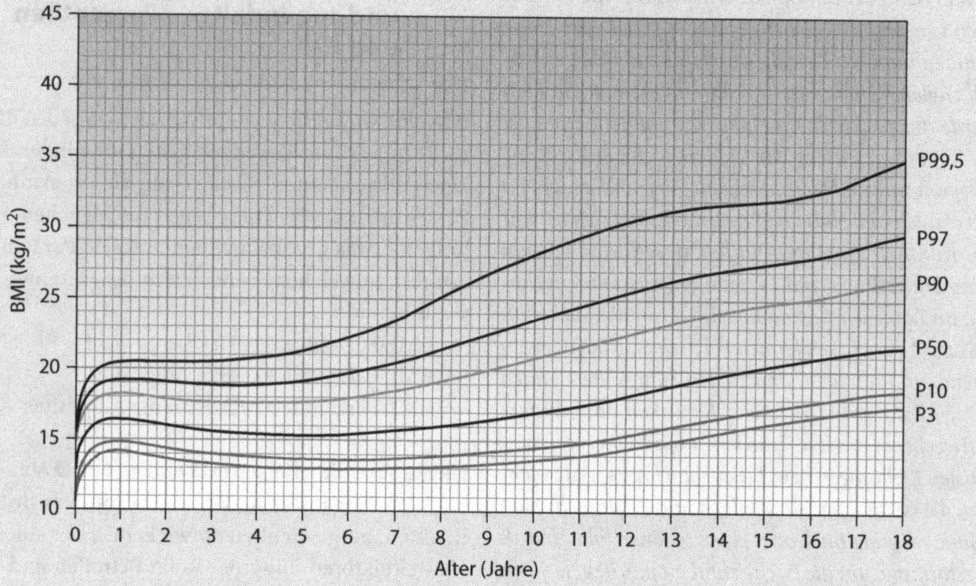

4

◘ Abb. 4.2   Perzentilkurven für den Body-Mass-Index (Mädchen 0–18 Jahre); Wirth (2013) nach Kromeyer-Hauschild et al. (2001)

daraus resultiert vielfach ein Leistungsabfall und im ungünstigsten Fall die Entwicklung einer Depression. Unterstützung erhalten betroffene Eltern über den Kinderarzt oder das Jugendamt. Sind ambulante Maßnahmen erfolglos, können Kinder und Jugendliche in Deutschland in Reha-Kliniken längerfristig betreut werden und dort auch eine entsprechende schulische Unterstützung erhalten. Einrichtungen und Informationen finden Sie auf der Homepage der Arbeitsgemeinschaft Adipositas im Kindes- und Jugendalter.

Diese Informationen sollen betroffenen Eltern dabei helfen, bei Auffälligkeiten ihres Kindes den Weg zum Arzt oder Beratungsgespräch zu finden. Aber auch alle anderen Personengruppen, die mit übergewichtigen Kindern und Jugendlichen in Berührung kommen, sollten den Mut haben, das Problem zur Sprache zu bringen, damit die betroffenen jungen Menschen Unterstützung erhalten. Je länger das Übergewicht bestehen bleibt, umso schwieriger wird es für den jungen Erwachsenen, sich davon wieder zu befreien. Die Teufelsspirale sollte also möglichst frühzeitig erkannt und angegangen werden.

❓ Kernfragen

1. Hat sich mein Kind im Verhalten verändert?
2. Zieht es sich zunehmend aus dem Freundeskreis zurück?
3. Was berichtet mein Kind aus der Schule?
4. Geht mein Kind gerne in die Schule, falls nicht – warum?
5. Haben sich die Schulnoten deutlich verschlechtert?
6. Hat mein Kind zunehmende Fehltage in der Schule?
7. Was sagt der Kinderarzt zur Gewichtsentwicklung meines Kindes?

4.6.3   Essen in Kindergarten und Schule

Auch hier könnten wir sagen: Früher war alles anders. Je nachdem ob man ländliche oder städtische Regionen betrachtet: Noch vor 30 Jahren war der Kindergarten in ländlichen Regionen eher die Ausnahme. Heute ist er ab etwa dem 2. Lebensjahr nahezu selbstverständlich. Und ebenso natürlich auch, dass unsere

Kinder dort nur „gesundes Essen" bekommen. Was aber wird darunter verstanden? Hier hat jede Mutter und auch jeder Vater so seine ganz eigenen Vorstellungen, und auch darüber, was man in der Brotzeitdose mitbringen darf. Ich habe abendfüllende Diskussionen zu diesem Thema bereits zur Schulzeit meiner Kinder miterlebt. Was unsere Kinder aber leider in Kindergarten und Schule immer weniger vorfinden ist ausreichend Platz für Bewegung, sei es in der Turnhalle oder auf dem „Pausenhof". Warum ist das so: Raum kostet Geld! Zwar steht der Sportunterricht im Lehrplan und auch im Stundenplan, im Schulalltag fällt aber leider gerade diese Stunde oft aus. Präventivmediziner fordern derzeit eine Stunde Bewegung täglich für jede Schule!

Mittagessen in der Schule? Alternativ gehen viele Schüler mit ihrem Taschengeld mal eben zum Supermarkt nebenan oder der Döner-Bude, denn: Das schmeckt besser und ist auch nicht viel teurer. Essen zu Hause findet im Familienverbund oft nicht mehr statt. Oft sind beide Elternteile berufstätig und gemeinsame Mahlzeiten so wie noch zu meiner Jugendzeit lassen sich nicht mehr organisieren, die Arbeitszeiten der Familienmitglieder sind zu unterschiedlich. Das funktioniert vielleicht gelegentlich am Wochenende – aber auch dann herrscht Zeitmangel: Man will ja was unternehmen – also wieder „schnelles Essen" ohne Zeit für eigene Zubereitung.

Heranwachsende Jugendliche wollen heute vielfach mit Gleichaltrigen unterwegs sein und essen folglich immer seltener zu Hause. Dagegen ist grundsätzlich nichts zu sagen – allerdings müssen wir uns der Tatsache bewusst sein, dass die gesellschaftlichen Strukturen ganz erheblich das Ernährungsverhalten unserer jungen Menschen beeinflussen.

4.6.4 Weitere Ursachen für Übergewicht

Nicht nur eine gestörte Energiebilanz kann zu Übergewicht führen. Wäre es so einfach, müssten ja die vielen Diätbücher und Sportratgeber in der Lage sein, unser Adipositas-Problem in den Griff zu bekommen. In ▶ Kap. 7 werden wir sehen, dass man heute von einem völlig neuartigen Ursache-Wirkungs-Prinzip ausgeht. Folglich genügt es auch nicht, sich lediglich mit Energiezufuhr und Energieverbrauch

zu beschäftigen. Ich möchte Sie mit diesem Buch auf eine lange Reise mitnehmen. Manche Stationen werden Ihnen vertraut vorkommen, andere vermutlich sehr fremd. Der Energiestoffwechsel ein und derselben Person kann in unterschiedlichen Lebensphasen auf verschiedene Weise ablaufen – das haben Sie sicherlich alle schon erlebt: Sie denken nicht viel über Ihr Gewicht nach, und ohne besondere Aktivitäten zu unternehmen sind Sie plötzlich ein paar Kilo leichter geworden. Wir kennen heute zahlreiche Mechanismen, die an der Gewichtsregulation beteiligt sind. Neben der Veranlagung (Genetik) sind es vor allem Umweltfaktoren, die die Gewichtsentwicklung einer Person beeinflussen. Dazu gehören

- Medien (Werbung),
- Schlafmangel,
- Ein- und Durchschlafstörungen,
- Lärm,
- Ständige Verfügbarkeit (soziale Netzwerke),
- Schichtarbeit,
- Arbeitsplatz.

In all diesen Bereichen erleben Menschen „Stress". Was wir darunter genau zu verstehen haben, und welchen Einfluss Stress auf die Gesundheit und Gewichtsentwicklung einer Person haben kann, erfahren Sie in ▶ Kap. 7. Wenn Sie auf der Suche nach möglichen Ursachen für Ihre ganz persönliche Lebensgewichtskurve sind, dann ist es wichtig, sich all diesen Themen zuzuwenden. Denn nur, wenn Sie sich störender Einflüsse in Ihrem Leben bewusst sind, können Sie eine Veränderung herbeiführen. Auf diesem Weg kann auch therapeutische Unterstützung erforderlich sein. Werden über viele Jahre Stressfaktoren ertragen, weil die Kraft für Veränderungen fehlt, so endet dies leider viel zu oft in einem „Burn-out". Der Körper bricht zusammen, und es dauert meist viele Monate, bevor man im beruflichen und privaten Alltag wieder ausreichend belastbar ist. Leider erleben viele Menschen diesen Zusammenbruch, bevor sie in der Lage sind, ihrem Leben eine neue Richtung zu geben. Mehr zum Thema Burn-out lesen Sie in ▶ Kap. 10.

Lärm

Sieht man sich die Liste der oben erwähnten Umweltfaktoren an, dann könnte man wieder einmal sagen: früher war alles besser. Was hat sich im Alltag geändert? Und wer ist besonders gefährdet? In einer Studie der Universität Duisburg-Essen (Heinz-Nixdorf-Recall-Studie) wurden Menschen, die an Straßen mit viel Verkehrslärm wohnen mit solchen, die in vergleichsweise ruhigen Straßen wohnen, über einen Zeitraum von 5 Jahren untersucht. Die Studienteilnehmer, die viel Straßenlärm ausgesetzt sind, entwickelten häufiger depressive Symptome. Ihr Risiko steigt gegenüber der Vergleichsgruppe um etwa 25 %, und zwar sowohl für gemittelte 24-Stunden- als auch für Nachtlärmwerte über 55 bzw. 50 Dezibel.

Umweltschadstoffe

Eine aktuelle Studie des Helmholtz-Zentrums für Umweltforschung (UFZ) konnte zeigen, dass das Phthalat DEHP zu einer Gewichtszunahme führen und Stoffwechselprozesse beeinflussen kann. Phthalate werden in der Kunststoffverarbeitung als Weichmacher eingesetzt, um Kunststoffe weich, biegsam oder dehnbar zu machen. Unter bestimmten Bedingungen können Phthalate aber auch aus dem Material austreten und über die Nahrung in unseren Körper aufgenommen werden. Bei Lebensmittelverpackungen treten Phthalate insbesondere in fetthaltige Produkte über, beispielsweise in Käse oder Wurst. Bei Mäusen nimmt der Anteil ungesättigter Fettsäuren unter Phthalat-Einwirkung zu und stört damit den Glukosestoffwechsel. Hier sind weitere Studien erforderlich, um mögliche Stoffwechselauswirkungen zu untersuchen. So läuft derzeit zusammen mit dem Department für Umweltimmunologie eine Mutter-Kind-Studie (LiNA), die den Einfluss von Phthalaten auf die Entwicklung frühkindlicher Erkrankungen untersucht.

Schlafmangel

Die Deutsche Gesellschaft für Schlafforschung und Schlafmedizin (GDSM) widmete sich auf ihrer 23. Jahrestagung im Dezember 2015 dem Thema „Die schlaflose Gesellschaft". Dabei ging es insbesondere um die Frage, in wieweit sich unsere heutige „24-Stunden-Non-Stop-Gesellschaft" auf unseren Schlaf und unsere Gesundheit auswirkt. Bekannt ist, dass gesunder und ausreichender Schlaf das Leistungsvermögen, die Aufmerksamkeit sowie Lern- und Gedächtnisprozesse fördert. Was aber passiert,

wenn immer mehr Menschen unter Ein- und Durchschlafstörungen leiden? Und worin haben diese ihren Ursprung? Insbesondere Internet, Smartphones und PCs rauben bereits jungen Menschen den Schlaf und führen zu Übermüdung in Schule und Unterricht. Dazu kommt das blaue Display-Licht. Es hat eine melatoninunterdrückende Wirkung und hält somit wach. Dr. Alfred Wiater, Vorsitzender der DGSM: „Schlafmangel führt zu einer Störung des Sättigungsgefühls und erhöht somit das Adipositas-Risiko. Bei zu wenig Schlaf entstehen hormonelle Imbalancen, die das Essverhalten beeinflussen." Bei Kindern und Jugendlichen ist Übergewicht häufig vergesellschaftet mit übermäßigem und nicht altersgemäßem Medienkonsum.

❓ Kernfragen
1. Wie viele Stunden Medienkonsum hat Ihr Kind?
2. Wie lange schläft Ihr Kind?
3. Essen Sie mit Ihrem Kind zu Hause gemeinsam?
4. Haben Sie regelmäßige gemeinsame Mahlzeiten in der Familie?
5. Isst Ihr Kind viel „zwischendurch"?
6. Welche Getränke werden bevorzugt?
7. Isst oder trinkt Ihr Kind heimlich?

4.6.5 Dicke Eltern – dicke Kinder?

Es ist längst kein Geheimnis mehr – die Zahlen adipöser Menschen in Deutschland steigen kontinuierlich an, und wir müssen uns folglich auch fragen, wie wir in den nächsten Jahren damit umgehen wollen. Präventionsmaßnahmen werden zwar heftig und meist kontrovers diskutiert – greifbare Konsequenzen sind jedoch nicht erkennbar. Haben wir dafür keine finanziellen Ressourcen? Viele Zusammenhänge sind seit langem bekannt – werden auf Kongressen in der unterschiedlichsten Art und Weise präsentiert – alleine wo bleiben die Konsequenzen? Wo sollen wir mit der Prävention beginnen? Im Kindergarten? In der Schule? Bei den Eltern? Hierzu ein paar Daten aus einer aktuellen Studie, die 2015 auf der Jahrestagung der Deutschen Gesellschaft für Kinder- und Jugendmedizin e.V. vorgestellt wurden. Ein Team aus München hat im Rahmen der MediKus-Studie (Medien, Kultur und Sport bei jungen Menschen) den Zusammenhang von sportlicher Aktivität und Übergewicht bei 4.931 Personen zwischen 9 und 24 Jahren untersucht (Starostzik 2015). Hier nur ein paar zusammenfassende Ergebnisse:

- Je höher der BMI, desto geringer der Anteil sportlich aktiver, z. B. in der Altersgruppe 13–17 Jahre 81 % der Normalgewichtigen, aber nur noch 72 % der Adipösen, in der Altersgruppe 18–24 Jahre 78,3 % der Normalgewichtigen, 59,7 % der Adipösen.
- Der Anteil aktiver Wettkampfsportler sank mit zunehmendem Gewicht: Normalgewichtige betreiben diesen zu 40,9 %, Übergewichtige zu 26,2 % und Adipöse zu 18,1%.
- Die wichtigsten Sportarten von Jugendlichen mit Übergewicht und Adipositas waren Fitness und Radfahren – Ballsportarten dagegen sind eher eine Domäne bei Normalgewichtigen.
- Großen Einfluss auf das Bewegungsverhalten hat das Vorbild der Eltern: Von 88,9 % der normalgewichtigen Kinder und Jugendlichen war mindestens ein Elternteil sportlich aktiv. Bei den Übergewichtigen lag die Aktivitätsquote der Eltern bei 8,7 % und bei den Adipösen bei 2,4 %.

Familiäre Strukturen sehen heute definitiv anders aus als noch zu meiner Jugendzeit. Die Rahmenbedingungen, unter denen junge Menschen heute aufwachsen, haben sich massiv verändert. Vor 50 Jahren waren Kinderkrippe und Kindergarten im Vorschulalter noch die Ausnahme – vor allem in ländlichen Regionen. Heute hingegen ist es die Ausnahme, wenn ein Kind nicht frühzeitig eine Kinderkrippe oder einen Kindergarten besucht. So können die Mütter wieder in ihren Beruf zurückkehren und das Kind erwirbt frühzeitig soziale Kompetenzen in der Gemeinschaft mit Gleichaltrigen. In einigen europäischen Ländern ist man uns Deutschen hier an Erfahrung voraus. Aber man muss berücksichtigen, dass dieser neue gesellschaftliche Rahmen, der sich außerhalb des Familienverbundes abspielt, neue Verhaltensformen mit sich bringt:

Das Frühstück von damals wird gegen das „Frühstück to go" auf dem Weg in den Kindergarten ersetzt, später dann durch den „Coffee to go" – oft genug gibt es aber auch überhaupt kein Frühstück mehr! Das Mittagessen findet theoretisch in der Schule statt, mit Ausnahme der sehr ländlichen Regionen sind aber Bäcker, Supermarkt oder die Döner-Bude in unmittelbarer Nähe. Hier schmeckt es unseren Heranwachsenden besser und es ist meist billiger als die offizielle Schulverpflegung (die oft leider auch zu wünschen übrig lässt). Das gilt auch für Schulpausen: Statt dem Pausenbrot gibt es heute oft einen Energy-Drink. Da vielfach beide Elternteile berufstätig sind, führt der Weg nach Schulschluss oft in die „Mittagsbetreuung", wo die Kinder essen, was sie sich zuvor gekauft haben. Unsere Tagesabläufe sind flexibler geworden – der elterliche Einfluss wird folglich geringer und unsere jungen Menschen werden immer früher sich selbst überlassen. Wie können wir in dieser Lebensphase informieren und aufklären? Wo sind die „Risikokandidaten"? Wen können wir überhaupt erreichen in einer Zeit, die immer schnelllebiger wird? Wenn für Sport oder die Zubereitung einer gesunden Mahlzeit kaum noch Zeit bleibt, gibt es nur die Möglichkeit von Bewusstmachung.

> **Praxistipp**
>
> Der Speiseplan unserer jungen Menschen enthält mit Mahlzeiten „To go", Fertiggerichten, Snacks und Fast-Food einen großen Anteil an Lebensmitteln mit sehr hoher Energiedichte. Da Kinder und Jugendliche immer früher selbstständig werden und ihren Alltag gestalten müssen Aufklärung und Information in dieser Lebensphase einsetzen.

Seit vielen Jahren wissen wir, dass Übergewicht besonders häufig in Familien mit einem niedrigen sozialen Status anzutreffen ist. In der Gruppe der 14–17-jährigen ist die Häufigkeit von Adipositas in sozial benachteiligten Familien fast dreimal so hoch wie in Familien mit hohem Sozialstatus (Kurth et al. 2007).

In der ESKIMO-Studie – vom Robert Koch-Institut der Universität Paderborn als Teil von KiGGS durchgeführt – wurden das Ernährungsverhalten von 2605 Kindern und Jugendlichen im Alter von 6–17 Jahren in Deutschland untersucht (Mensink et al. 2007). Fazit: zu viele fettreiche, tierische

Lebensmittel (Fleisch und Wurst) und deutlich zu viele Süßigkeiten, sowie zu viel Fast Food und Limonaden. Auch die Eiweißzufuhr ist zu hoch. Dagegen zu wenig pflanzliche Lebensmittel, insbesondere Gemüse, Obst, Brot, Kartoffeln und andere kohlenhydratreiche Beilagen.

Alle sind sich einig, dass wir die gesellschaftlichen Veränderungen der vergangenen 50 Jahre nicht zurückschrauben können. Wie wir in den Patientengeschichten gesehen haben, konnten auch die damaligen Verhältnisse mit geregelten Essenszeiten und stabileren familiären Strukturen die Entstehung von Übergewicht nicht verhindern. Allerdings nehmen die Zahlen in immer früheren Lebensjahren zu, und damit auch in immer früheren Jahren die gefürchteten Folgeerkrankungen: Fettleber, Bluthochdruck, Zuckerstoffwechselstörung, Fettstoffwechselstörung, Senkspreizfuß, Essstörungen, Depression, PCO-Syndrom mit Unfruchtbarkeit bei Frauen und einiges mehr. Im Adipositas-Zentrum Insula für Kinder und Jugendliche in Bischofswiesen wurden zwischen 2006 und 2010 etwa 600 Patienten zu Adipositas-Folgekrankheiten, aber auch ihren Verhaltensmustern untersucht. Die Jugendlichen wiesen zum Aufnahmezeitpunkt ein Durchschnittsalter von 17,2 Jahren und einen BMI von 41,5 kg/m^2 auf. An der Spitze der Folgeerkrankungen steht bei der Datenauswertung die Fettleber mit 89 %, gefolgt von Bluthochdruck mit 63 % und einer gestörten Glukosetoleranz von 51 %. Das sind alarmierende Zahlen, die einmal mehr die Bedeutung der Stoffwechselrisiken bei Adipositas vor Augen führen.

Untersucht wurden bei dieser Studie außerdem die Verhaltensmuster der übergewichtigen Jugendlichen: Vielfach finden sich ein Medienkonsum von über 3 Stunden täglich, Schulfehlzeiten, Nikotinabusus und Alkoholkonsum.

Dieses Trio nennen wir heute das sogenannte ISO-Syndrom:
- I = Internetabhängigkeit
- S = Schulvermeidendes Verhalten und
- O = Obesitas (Adipositas)(Siegfried 2011).

Wir haben es hier also mit einem Krankheitsbild zu tun, das aus den gesellschaftlichen Veränderungen der letzten 50 Jahre resultiert. Stellt sich die Frage, wer für diese Entwicklung zuständig ist. Sind es die Eltern, Erziehungsberechtigten, Lehrer, Ausbilder,

Arbeitgeber, oder vielleicht doch die Politik, der Staat und die Krankenkassen? Ich bin der festen Überzeugung, dass wir nur dann etwas zum Positiven bewegen können, wenn ein ernst gemeinter Austausch stattfindet, der zu einem ganzheitlichen Konzept ohne kommerzielle Interessen führt. Andernfalls werden wir lernen müssen, mit den steigenden Adipositas-Zahlen zu leben.

Wenn wir also an den gesellschaftlichen Veränderungen nicht vorbeikommen – können dann vielleicht Ansätze erfolgversprechend sein, die unsere technologischen Errungenschaften nützen? Ein interessantes Projekt hierzu wurde in der MEDIGREIF Inselklinik Heringsdorf GmbH, einer Fachklinik für Kinder und Jugendliche mit Förderung durch diabetesDE – Deutsche Diabetes-Hilfe e.V. durchgeführt. Hierzu im Folgenden Abschnitt ein paar Fakten.

Bei Kindern und Jugendlichen, die ambulant und stationär behandelt werden, wird bei etwa 56 % das Therapieziel erreicht (Hoffmeister et al. 2011). Allerdings beobachtet man in der Nachbeobachtungsphase in Deutschland bei etwa 72,3 % eine erneute Gewichtszunahme. Somit bleibt das Ergebnis stationärer Maßnahmen oft enttäuschend (Kubiak et al. 2008, Schiel et al. 2008, van Egmond-Fröhlich 2006).

Dies war die Grundlage für das Projekt „InterLearn". Hierbei wurden teletechnologische und telemedizinische Elemente sowohl im stationären Bereich als auch in der Nachsorge eingesetzt. Dabei nützt man einerseits Sensoren, die in handelsübliche Mobiltelefone integriert werden, um eine Aufzeichnung von Gewichtsverlauf, körperlicher Aktivität und Energiezufuhr zu erhalten. Darüber hinaus werden Interaktionselemente in die Mobiltelefone integriert, die zur Motivation der Gewichtsreduktion beitragen sollen. Dabei zeigte sich, das sowohl Kurz- als auch Langzeitergebnisse verbessert werden können, wenn übergewichtige und adipöse Kinder und Jugendliche derartige Elemente nutzen (Schiel 2015).

Es gibt also genug Studien und Daten, die uns auf vielfältige Weise zeigen, dass bereits im Kindes- und Jugendalter die Weichen für die künftige Gewichtsentwicklung gestellt werden. Und wir wissen, dass der Einfluss durch die Eltern auf die Verhaltensweisen der Heranwachsenden immer mehr durch den Einfluss von Medien und Peer-Groups abgelöst wird. Was man täglich in der Werbung sieht, hinterlässt Spuren, auch bei jungen Menschen.

Wer sich zu diesen Themen noch umfassender informieren möchte, findet ausreichend Datenmaterial z. B. auf der Homepage der Deutschen Adipositas-Gesellschaft.

Die nachfolgenden Kernfragen, die sich an Eltern richten, erfassen nur eine kleine Auswahl an wesentlichen Elementen. Aus eigener Erfahrung und Betroffenheit kann ich sagen, dass Kinder mit Gewichtsproblemen den Eltern gegenüber oft schweigen. Dafür gibt es viele Gründe, einer davon sind Schamgefühle, die in der Pubertät bei Jungen und Mädchen zu unterschiedlichen Entwicklungsphasen auftreten können. In Extremfällen führt das zu Essstörungen (Anorexie, Bulimie) oder einer Suchtproblematik (Alkohol, Drogen), auch hier nehmen die Zahlen leider nicht ab, und die Betroffenen brauchen dann in jedem Fall therapeutische Unterstützung.

❓ Kernfragen

1. Welche Rolle spielt Medienkonsum für Sie und Ihre Kinder?
2. Welche Aktivitäten unternehmen Sie in Ihrer Freizeit zusammen mit Ihrem Kind?
3. Haben Sie gemeinsame Bewegungsaktivitäten?
4. Was isst und trinkt Ihr Kind gerne? Was zu Hause, was unterwegs?
5. Wie beurteilen Sie Ihr persönliches Vorbildverhalten? Was könnten Sie ändern?
6. Zeigen Sie Interesse für die Probleme Ihres Kindes?
7. Was sagt der Kinderarzt zur Gewichtsentwicklung Ihres Kindes?
8. Hat sich das Bewegungsverhalten Ihres Kindes verändert?
9. Was macht Ihr Kind in seiner Freizeit?
10. Hat Ihr Kind häufige Fehlzeiten in der Schule? Haben diese zugenommen?
11. Wie geht es Ihrem Kind in der Schule? Ist es beliebt oder Außenseiter im Klassenverband (Mobbing)?
12. Hat sich die Stimmung Ihres Kindes verändert?
13. Hat Ihr Kind Freunde?

4.6.6   Einmal dick – immer dick?

Ist das so oder können aus dicken Kindern völlig gesunde, schlanke Erwachsene werden? Und wie steht es mit den kardiovaskulären Risiken? In welchem Lebensalter können sie entstehen, und bis zu welchem Lebensalter sind sie möglicherweise reversibel? Dieser Frage geht man in zahlreichen Studien weltweit nach – ich möchte an dieser Stelle nur über ein paar wesentliche Erkenntnisse berichten. In der US-Amerikanischen Studie Nhanes (= National Health and Nutrition Examination Study – veröffentlicht von A. Skinner et al. im New England Journal of Medicine) wurden zwischen 1999 und 2012 insgesamt 8579 Kinder und Jugendliche untersucht. Fazit: Je höher der Adipositas-Grad, umso höher waren die Risiken für erhöhten Blutdruck (systolisch und diastolisch), erhöhte Triglyceride und HbA1c, sowie für niedrige HDL-Spiegel. Auch ergaben sich Hinweise darauf, dass sich diese kardiometabolischen Risikofaktoren bei den Jungen früher entwickeln als bei den Mädchen. Möglicherweise bedeutet ein und derselbe Adipositas-Grad aber nicht das gleiche Risiko für die beiden Geschlechter. Eine erfreuliche Botschaft liefert eine Studie von M. Juonala aus dem Jahre 2011. Beim Einschluss in die Studie waren die Kinder 3–18 Jahre alt und wurden dann über 23 Jahre weiter verfolgt; Ergebnis: 35 % der Kinder mit Übergewicht und Adipositas wurden normalgewichtig, 15% der Kinder mit Normalgewicht wurden übergewichtig. Überraschend war, dass Kinder und Jugendliche, die ihr Übergewicht bis zum jungen Erwachsenenalter verloren hatten, das gleiche Risiko aufwiesen wie solche, die immer schon normalgewichtig waren. Durch eine Gewichtsnormalisierung in dieser Altersphase kann also das kardiometabolische Risiko komplett verschwinden, es gibt offensichtlich kein „metabolisches Gedächtnis" (Wirth 2012). Das muss uns alle, insbesondere aber Kinder- und Jugendmediziner sowie Eltern, Erziehungsberechtigte und Pädagogen motivieren, in dieser Altersgruppe besondere Anstrengungen zu unternehmen.

Warum habe ich so ausführlich das Thema Kinder und Jugendliche dargestellt? Weil hier der Grundstein für die Entwicklung der Adipositas gelegt oder verhindert wird. Auch stellt Adipositas inzwischen weit mehr als eine Stoffwechselstörung dar. In Verbindung mit den Folgeerkrankungen entstehen immense gesellschaftliche Probleme wie Arbeitsfehlzeiten, Kosten für Medikamente oder stationäre und ambulante Maßnahmen. Auch orthopädische Erkrankungen wie Hüft-, Knie- oder Wirbelsäulenoperationen und die Kosten für anschließende ambulante und stationäre Rehabilitationen sind hier zu erwähnen. Welche Risiken oder Chancen geben wir den Kindern auf ihrem Weg durchs Leben mit? Was wird aus dicken Kindern und Jugendlichen? Wie wir gesehen haben, liegt es durchaus in unserer Hand, durch strukturierte und langfristig angelegte Programme etwas zum Positiven zu verändern.

Zahlreiche Institutionen bieten weitergehende Informationen für Betroffene oder Fachkräfte zum Thema Adipositas (Holzapfel 2015):

1. Berufsverbände: - Ärztekammern/Kassenärztliche Vereinigungen
    - Berufsverband Oecotrophologie e.V. (VDOE)
    - Berufsverband Deutscher Ernährungsmediziner e.V. (BDEM)
    - Verband der Diätassistenten – Deutscher Bundesverband e.V. (VDD)
    - Deutsche Gesellschaft der qualifizierten Ernährungstherapeuten und Ernährungsberater – QUETHEB e.V.
    - Verband für Ernährung und Diätetik e.V. (VfED)
2. Fachgesellschaften:
    - Deutsche Adipositas-Gesellschaft e.V. (DAG)
    - Deutsche Diabetes Gesellschaft (DDG)
    - Deutsche Gesellschaft für Ernährung e.V. (DGE)
3. Selbsthilfegruppen:
    - www.adipositas24.de
    - Nationale Kontakt- und Informationsstelle zur Anregung und Unterstützung von Selbsthilfegruppen – NAKOS
4. Sonstige:
    - aid infodienst
    - Betriebsärzte
    - Krankenkassen/Rentenversicherungen
    - Kompetenznetz Adipositas
    - Verbraucherzentralen

Was ist zu tun, um die steigenden Zahlen dicker Kinder zu bremsen? Zahlreiche Präventionsprogramme wurden in den vergangenen Jahren geschaffen:

- FOTOC: Programm für 8–11-jährige Kinder, Dauer ein Jahr
- Mobby Dick/KIFAZ: für übergewichtige Kinder im Alter von 3–17 Jahren, Dauer ein Jahr
- Power Kids: für Kinder zwischen 8 und 12 Jahren, Dauer 12 Wochen

Die Struktur dieser Programme sieht grundsätzlich Ärzte, Ernährungsfachkräfte, Sportlehrer oder Bewegungstherapeuten und Psychologen vor. Ziele sind sowohl Wissensvermittlung als auch Verhaltenstraining.

Insbesondere der Bewegung kommt in jungen Jahren eine entscheidende Rolle zu. Was Erwachsenen oft schwerfällt, gelingt in dieser Altersgruppe wesentlich leichter und verbessert nicht nur die Energiebilanz, sondern stärkt die Ausbildung des Selbstbewusstseins. Diese Anstrengungen sind erforderlich, um im späteren Leben nicht durch Übergewicht benachteiligt zu sein. Worunter leiden übergewichtige Kinder bereits im Schulalter? Ebenso wie dicke Erwachsene unter Ausgrenzung, Mobbing oder Spott. Leider kommen dazu oft noch schlechtere Beurteilungen und geringere Chancen am Ausbildungsplatz. Junge Menschen stehen dieser Situation oft ziemlich hilflos gegenüber. Auch hier brauchen sie Unterstützung.

In ▶ Kap. 6 werden wir uns ausführlicher mit unserem Körperbild befassen. Insbesondere bei Mädchen führt der wachsende psychosoziale Druck in der Jugendzeit heute vielfach zu einem Körperbild, das ohne Diäten nicht mehr erreicht werden kann (Wirth 2003). Hier beginnt oft eine „Diätkarriere", aus der zu entkommen umso schwerer wird, je länger sie bestehen bleibt. Eingeübte Verhaltensmuster zu verlassen ist schwerer, als gesunde Verhaltensweisen zu erlernen. Helfen wir unseren Kindern und Jugendlichen dabei durch Aufmerksamkeit und Zuwendung, denn Ihre Gesundheit gibt es nicht für Geld.

Literatur

Burger, DP et al (2015) Schwere Infektion als Kleinkind – adipös im Alter? MMW Fortschritte der Medizin 157:17

Cnattingius S, Villamor E, Johansson S, Edstedt Bonamy AK, Persson M, Wikström AK, Granath F (2013) Maternal obesity and risk of preterm delivery. JAMA 309(22):2362–2370

Der niedergelassene Arzt 02/2016

Ellrott T (2012) Determinanten des Essverhaltens im Kindes- und Jugendalter. In: Reinehr T, Kersting M (Hrsg) Pädiatrische Ernährungsmedizin. Schattauer, Stuttgart

Galef BG Jr, Henderson PW (1972). Mother's milk: a determinant of the feeding preferences of weaning rat pups. J Comp Physiol Psychol 78:213–219.

Heslehurst N, Simpson H, Ells LJ, Rankin J, Wilkinson J, Lang R, Brown TJ, Summerbell CD (2008) The impact of maternal BMI status on pregnancy outcomes with immediate short-term obstetric resource implications: a meta-analysis. Obes Rev 9(6):635–683. Doi:10.1111/j.1467-789X.2008.00511.x

Heinz Nixdorf Recall Studie (2016) Der niedergelassene Arzt 1:12

Hoffmeister U, Molz E, Bullinger M et al (2011) Evaluation von Therapieangeboten für adipöse Kinder und Jugendliche (EvAKuJ-Projekt). Bundesgesundheitsbl – Gesundheitsforsch – Gesundheitsschutz 54:603–610

Holzapfel C, Eichhorn C (2015) Gewichtsreduktion: Trends und Evidenz – Abspecken – aber richtig! MMW Fortschr Med 157(3):54–59

Juonala M et al (2011) Childhood adiposity, adult adiposity, and cardiovascular risk factors. NEJM 365:1876–1885

Krause KM, Lovelady CA, Ostbye T (2011) Predictors of breastfeeding in overweight and obese women: data from Active Mothers Postpartum (AMP). Matern Child Health J 15(3):367–375 DOI:10.1007/s10995-010-0667-7

Krell J, Bös K (2012) Adipositasprävention durch körperliche Aktivität im Kindes- und Jugendalter. Adipositas 6:30–41

Kromeyer-Hauschild K, Dortschy R, Stolzenberg H, Neuhauser H, Rosario AS (2011) Nationally representative waist circumference percentiles in German adolescents aged 11.0–18.0 years. Int J Pediatr Obes 6(2-2):e129–37

Kromeyer-Hauschild K, Gläßer N, Zellner K (2008) Waist circumference percentile in Jena children (Germany) 6- to 18-years of age (Perzentile für den Taillenumfang bei Jenaer Kindern im Alter von 6 bis 18 Jahren). Aktuelle Ernährungsmedizin 33 (3):116–122

Kromeyer-Hauschild K, Moss A, Wabitsch M (2015). Referenzwerte für den Body-Mass-Index für Kinder, Jugendliche und Erwachsene in Deutschland. Anpassung der AGA-BMI-Referenz im Altersbereich von 15 bis 18 Jahren. Adipositas 9:123–127.

Kromeyer-Hauschild K, Wabitsch M, Kunze D, et al (2001) Perzentile für den Body-Mass-Index für das Kindes- und Jugendalter unter Heranziehung verschiedener deutscher Stichproben. Monatsschr Kinderheilk 149:807–818

Kubiak T, Vögele C, Siering M et al (2008) Daily hassles and emotional eating in obese adolescents under restricted dietary conditions – the role of ruminative thinking. Appetite 51:206–209

Kurth BM, Schaffrath Rosario A (2007) Die Verbreitung von Übergewicht und Adipositas bei Kindern und Jugendlichen in Deutschland. Ergebnisse des bundesweiten Kinder- und Jugendgesundheitssurveys (KiGGS). Bundesgesundheitsbl – Gesundheitsforsch – Gesundheitsschutz 50(5–6):736–43

Landres IV, Milki AA, Lathi RB (2010) Karyotype of miscarriages in relation to maternal weight. Hum reprod 25(5):1123–1126. Doi:10.1093/humrep/deq025

Marchi J, Berg M, Dencker A, Olander EK, Begley C (2015) Risks associated with obesity in pregnancy, for both mother and baby: a systematic review of reviews. Obes Rev 16(8):621–638. doi:10.1111/obr.12288

Menella JA, Jagnow CP, Beauchamp GK (2001) Prenatal and postnatal flavor learning by human infants. Pediatrics 107:E88)

Mensink GBM et al (2007) EsKiMo – Das Ernährungsmodul im Kinder- und Jugendgesundheitssurvey. Bundesgesundheitsbl – Gesundheitsforsch – Gesundheitsschutz 50:902–908 Doi:10.1007/s00103-007-0254-2

Robinson H, Tkatch S (2003) Is maternal obesity a predictor of shoulder dystocia? Obstet Gynecol 101(1):24–27

Schaal B, Marlier L, Soussignan R (2000) Human foetus learn odours from their pregnant mother's diet. Chem Senses 25:729–737

Schäfer-Graf U (2016) Adipositas und Schwangerschaft. Diabetologe 12:6–12. doi:10.1007/s11428-015-0051-8

Schiel R et al (2015) InterLearn – Interaktives Lernen und telemedizinische Nachsorge bei Kindern und Jugendlichen mit Übergewicht und Adipositas. Diabetologie 10:314–321

Schiel R, Beltschikow W, Radon S et al (2008) Long-term treatment of obese children and adolescents using a telemedicine support programme. J Telemed Telecare 14:13–16

Siegfried W (2011) ISO-Syndrom: Internetabhängigkeit, Schulvermeidendes Verhalten, Obesitas. Diabetes aktuell 9(7):320–321

Starostzik C (2015) MediKuS-Studie. MMW Fortschr Med 157:21–22

Stothard KJ, Tennant PW, Bell R, Rankin J (2009) Maternal overweight and obesity and the risk of congenital anomalies: a systematic review and meta-analysis. JAMA 301(6):636–650. Doi:10.1001/jama.2009.113

Stupin JH (2016) Bedeutung des Stillens für diabetische Mütter und ihre Kinder. Diabetologe 12:13–21 DOI:10.1007/s11428-015-0053-6

Van Egmond-Fröhlich A, Brauer W, Goldschmidt H et al (2006) Effects of a programme for structured outpatient follow-up care after inpatient rehabilitation of obese children and adolescents – a multicentre, randomized study. Rehabilitation (Stuttg.) 45:40–51

4

WHO (2000) Obesity: preventing and managing the global
    epidemic. WHO Technical Report Series 894
Wirth A (2012) Aus dicken Kindern können völlig gesunde,
    schlanke Erwachsene werden. MMW Fortschr Med
    154(4):41
Wirth A (2013) Adipositas-Fibel. Springer, Berlin Heidelberg

Internet-Links

www.aga.adipositas-gesellschaft.de
DDG: Leitlinie GDM der DDG: http://www.deutsche-diabetes-
    gesellschaft.de/fileadmin/Redakteur/Leitlinien/Evidenz-
    basierte_Leitlinien/Gestationsdiabetes_EbLL_Endfas-
    sung_2011_08_11_.pdf
www.dgsm.de
www.ufz.de

Dickes Leben

© Springer-Verlag GmbH Deutschland 2017
V. Hollenrieder, *Ich bin dann mal dick!*
DOI 10.1007/978-3-662-53058-0_5

Ein Leben ohne Gedanken und Sorgen wegen des eigenen Gewichtes – ist es das, was sich dicke Menschen wünschen? Aber gibt es das überhaupt? Und ab wann leiden Menschen unter ihrem Körpergewicht oder auch ihrem ganz alltäglichen Essverhalten? Warum denken viele Menschen täglich über Essen und Trinken, Kalorien und Süßstoffe, Kochrezepte und Diäten nach, auch wenn sie schlank sind? Wie entwickelt sich unser Essverhaltens und wodurch wird es beeinflusst? Warum werden Hunger und Sättigung oftmals gar nicht mehr wahrgenommen? Welche Wege zur Gewichtsreduktion machen Sinn? Und was hat unser Darm mit dem Gewicht zu tun?

5.1   Die „Lebensgewichtskurve"

Vielleicht haben sie davon noch nie gehört – die Lebensgewichtskurve ist ein wichtiges Element bei der Arbeit mit Übergewichtigen. Lassen wir ganz zu Beginn Frau M. zu Wort kommen, die mit ihrem Bericht viele wichtige Stationen im Leben eines Menschen beschreibt:

- **Mein Leben als Dicke – Erfahrungen, Erlebnisse und Konsequenzen aus einem starken Thema**

Als Kind war ich in meiner Erinnerung normalgewichtig – aus heutiger Sicht eher etwas zu schlank. Das änderte sich abrupt, als ich den Sommer 1956 bei meiner Tante in Bayern verbrachte. Sie lebte auf dem Land, hatte freilaufende Hühner, einen Obst- und Kräutergarten und es gab dort jede Menge frische Luft! Für ein Kind, das sonst in der Stadt lebt, ein Ereignis, und die Entdeckungstouren und dazu die viele frische Luft machten Appetit. Meine Tante war eine ausgezeichnete Köchin, die ihre Nichte gerne verwöhnte und lecker bekochte. Es blieb nicht ohne Folgen. Meine arme Mutter traf fast der Schlag, als sie mich am Ferienende wieder in Empfang nahm. Der Rock passte nicht mehr und musste mit einer großen Sicherheitsnadel zusammen gehalten werden. Nun, das Gewicht purzelte schnell wieder, die Stadtluft, das andere Essen und eine Blinddarm-Operation taten ihre. ABER: Die Fettzellen waren angelegt und sollten mich von nun ab ständig begleiten. Im Laufe der Jahre durchlitt ich unzählige Diäten, versuchte mich an Appetitzüglern, Abführtabletten etc. – es half immer nur kurzzeitig.

Das Gewicht kam immer wieder zurück und es gab dann noch einen „Zuschlag" – ein nicht enden wollendes Spiel.

*Zu meiner Zeit wurden Mädchen noch mit dem Gedanken erzogen, dass man hübsch zu sein hätte, rücksichtsvoll, eher schweigsam als zu forsch. Sätze wie: „Wer schön sein will, muss leiden", „Du willst doch später mal heiraten, da musst du heute schon etwas für tun" waren an der Tagesordnung, die Reihe lässt sich beliebig fortsetzen. Auch die täglichen Rituale wie 1000 Bürstenstriche für die Haare, bis sie glänzen etc. gehörten zu meinem Alltag. Daneben Klavierstunden, Ballett und viele Dinge, die mit Kunst und Kultur zu tun hatten. Man sollte ja eine präsentable Ehefrau werden. Meine Ideen und Vorstellungen vom Leben gingen in eine ganz andere Richtung: soziale Arbeit in der Entwicklungshilfe, in jedem Fall Auslandsaufenthalte, Menschen und Kulturen kennenlernen, deren Sitten, Gebräuche etc. Meinen Kummer über die Erwartungshaltung meiner Umwelt und meine eigenen Vorstellungen versuchte ich durch falsche Ernährung auszugleichen: Kuchen statt Vollkornbrot, Süßes statt Obst. Das ist sicherlich jedem vertraut, der – so wie ich – ein Frustesser ist/war. Ich brauchte viele Jahre, bis ich mein Verhalten erkannte und etwas ändern konnte: Vollwertkost, die auch den geschädigten Darm wieder in einen Rhythmus versetzte, mehr Bewegung, um Kalorien zu verbrennen, einfach gesünder leben. Da mein Job sehr stressig und zeitaufwändig war, kam die eigene Bewegung immer wieder ins Hintertreffen, und auch die gesunde Ernährung blieb oft auf der Strecke, weil ich mir auf die Schnelle etwas besorgte. Dann überstürzten sich die Ereignisse, die mein Gewicht extrem in die Höhe jagten: Meinem Mann musste der rechte Unterschenkel amputiert werden – das bedeutete viel und intensive Pflege – er hatte schwere Depressionen, die mich viel Kraft kosteten etc. Beim Essen wählte ich instinktiv viel Süßes, Schweres, Kohlenhydrathaltiges – wie immer, wenn ich unter großem Druck stehe. Mein Gewicht erreichte ungeahnte Höhen, ich hätte einen respektablen Sumo-Kämpfer abgeben können. So sehr ich diese Kämpfer verehre, ihre körperliche Statur wollte ich nie erreichen. Mein EKG zeigte Extrasystolen, ich bekam Atemnot, eine handfeste Schlafapnoe, und mein Hausarzt stellte einen Typ 2 Diabetes fest. Es **musste** etwas geschehen, und ich begann eine strikte Ernährungsänderung einzuhalten. Nach 1½ Jahren hatte ich es tatsächlich* *geschafft, 45 kg Gewicht von meinem Körper weg zu trainieren. Die Schlafapnoe ist am Abklingen, die Blutzuckerwerte besser, und insgesamt fühle ich mich seitdem wohler. Schlank bin ich nach wie vor nicht, das ist aber auch gar nicht mein Ziel. Ich möchte für mich gesünder und leistungsfähiger sein, mehr Freude am Leben haben, ohne auf die Bemerkungen meiner Umwelt zu hören. Die haben mich ohnehin nicht interessiert. Für mich war es immer das Wichtigste, mit mir selber im Reinen zu sein, egal in welcher Verfassung und in welcher Gewichtsklasse. Dies ist MEIN Leben, für das nur ich verantwortlich bin. Ich mache das für mich Beste daraus, genieße es und erlaube mir auch die ein oder andere Ernährungssünde. Dann aber bewusst und mit vollem Genuss! So verkneife ich mir nicht dauernd vieles/alles, befriedige meine „Essensgelüste" und bin zunehmend zufrieden.*

Meine Geschichte liest sich eventuell für Außenstehende so, als habe ich alle meine Probleme gelöst oder sei heute völlig abgeklärt, aber weit gefehlt. Mein heutiges Denken ist das Ergebnis von Verletzungen, bösen Bemerkungen, abfälligen Blicken und Zeiten tiefster Verzweiflung und dem unrealistischen Wunsch, über Nacht möge das Fett meinen Körper verlassen. Das Auf und Ab des Gewichts, der Frust, die Entsagung, nein es war wirklich kein Zuckerschlecken. Aber ich habe herausgefunden, wie ich weiterleben will. Jedem Übergewichtigen kann ich nur empfehlen, herauszufinden, woher das Übergewicht stammt, welche Gründe für die Fehlernährung vorhanden sind und immer das Wichtigste im Blick zu behalten: sich selbst!

Lassen wir die Stationen, die Frau M. beschrieben hat noch einmal kurz Revue passieren: Kindertage – Rolle als werdende Frau – Berufsvorstellungen – Vorstellung vom Leben – Diätkarriere – Schicksalsschläge – Komplikationen auf Grund des Übergewichtes – Verletzungen und Verzweiflung – Selbstfindung. Frau M. beschreibt hier ihre ganz persönliche Lebensgewichtskurve und gibt uns eine Vorstellung davon, wie sie zu ihrem „Selbst" gefunden hat. Wie jeder Dicke musste sie auf diesem Weg lernen, sich mit ungeliebten Komplikationen auseinanderzusetzen, insbesondere dann, als zusätzlich ein Diabetes Typ 2 diagnostiziert wurde. So grausam es ist, aber diese Diagnose ist für viele Menschen der Augenblick, in dem sie erstmals bewusst realisieren, dass ihr Übergewicht nun einen „Krankheitswert" hat. Und das ist oft eine Chance, etwas an den

bestehenden Verhaltensweisen zu verändern. Immer wieder erlebe ich, wie ab dem Zeitpunkt der Diabetesdiagnose plötzlich eine Ernährungsumstellung gelingt, die Pfunde purzeln und auch die Bewegung wieder aufgenommen wird. Bedauerlich ist allerdings, dass wir erst dann strukturierte Patientenschulungen als Kassenleistung anbieten können, wenn zu dem Übergewicht ein Diabetes Typ 2 dazu gekommen ist. Zwar gibt es jede Menge evaluierte und zertifizierte Schulungsprogramme im Bereich Hypertonie und Diabetes – sie alle sind Leistung der gesetzlichen Krankenkassen. Ein derartiges Programm für adipöse Erwachsene existiert nicht, in meinen Augen ein Skandal, der angesichts steigender Erkrankungszahlen kaum vorstellbar ist!

Zum besseren Verständnis ein kurzer Blick in die Historie von Schulungsprogrammen: Bereits 1921 beschreibt der Diabetologe Eliot Joslin die Patientenschulung als eine der wesentlichen Säulen der Diabetestherapie. Strukturierte Patientenschulungen gab es in Deutschland seit 1985 (Assal et al. 1985).

Das erste strukturierte Schulungsprogramm für Diabetes Typ 2 entstand 1987 (Kronsbein et al. 1988; Berger et al. 1987) und konnte 1992 erstmals als Kassenleistung abgerechnet werden. Um den Effekt der vom Patienten besuchten Schulungen zu beurteilen, wurden damals Evaluationen eingeführt. Diese brachten ernüchternde Ergebnisse: Zwar nimmt das Diabeteswissen zu, die Stoffwechseleinstellung bleibt aber viel zu häufig unbefriedigend. So kam es Mitte der 90er-Jahre zu einem Paradigmenwechsel: Nun stand nicht mehr die reine Wissensvermittlung im Vordergrund – man rückte ab von der reinen „Diabeteserziehung" und der Forderung, der Patient müsse sich „compliant" verhalten – also entsprechend den Vorgaben des Behandlers. Das neue Schlagwort lautete nun „Selbstmanagement" (Mensing et al. 2001; Clement 1995; Herpertz et al. 2003). Für die Evaluationen wurden künftig Parameter wie individuelle Zielerreichung und Lebensqualität bedeutsam (Noecker 1998).

Eine moderne Patientenschulung sollte heute folglich neben einer reinen Wissensvermittlung vor allem zu einer Änderung von Verhaltensweisen führen und somit den Betroffenen einen Zuwachs an Zufriedenheit und Lebensqualität vermitteln – womit wir nach einem kleinen Ausflug in die Historie von Schulungsprogrammen wieder bei dem Untertitel dieses Buches wären.

Wie sieht nun aber die Realität der Patientenschulungen aus? Seit 25 Jahren bin ich als Schulungsreferentin in Bayern unterwegs – wir haben jede Menge Diabetes- und Hypertonie-Schulungsprogramme sowie Programme für spezielle Themenbereiche: Hypoglykämie, Kinder, Schwangerschaft, Geriatrische Patienten, Neuropathie, alles zertifizierte und evaluierte Schulungsprogramme. Wie bereits erwähnt – ein Adipositasprogramm fehlt. Übrigens gibt es auch kein Disease Management Programm (DMP Adipositas) wie bei Diabetes Typ 1 und 2, Hypertonie und KHK. Anmerkung der Autorin: Wo bleibt die Prävention in Deutschland? Trotzt zahlreicher Fachgesellschaften und Institutionen, die sich dem Thema immer wieder widmen – z. B. auch mit groß angelegten Studien: Die Prävalenzzahlen steigen kontinuierlich. Spannende Fakten liefert diesbezüglich auch die aktuelle DAK-Studie 2016: „XXL-Report – Meinungen und Einschätzungen zu Übergewicht und Fettleibigkeit". Auch gebe ich noch folgendes zu bedenken: Was macht ein adipöser Patient, der sich zunehmend vom Alltagsgeschehen entfernt, in seine Wohnung zurückzieht, den Gang zum Arzt scheut aus Scham oder Angst, seine Lebensmittel online bestellt und nicht über ausreichende finanziellen Mittel verfügt, um individuelle Gesundheitsleistungen in Anspruch zu nehmen? Er wäre auf die Leistung seiner Krankenkasse angewiesen – auf Unterstützung trotz Adipositas – diese gibt es aber derzeit nicht!

Mit meinem Buch möchte ich auch gerade die Menschen erreichen, die resigniert haben und deshalb nicht mehr zu Ärzten gehen. Vielleicht kann die Lektüre des einen oder anderen Kapitels eine „Initialzündung" auslösen und etwas in Gang setzten – Sie wieder auf den Weg bringen. Egal wie alt Sie sind, was Sie beruflich machen oder in welchem sozialen Umfeld Sie leben: Haben Sie den Mut, Ihre Sorgen und Fragen zu äußern und machen Sie sich auf den Weg zur Abklärung Ihrer Befunde und zu ärztlicher oder therapeutischer Unterstützung. Das gilt auch dann, wenn Sie bereits mehrfach gescheitert sind – damit sind Sie nicht alleine!

Was hat es nun mit der „Lebensgewichtskurve" auf sich? Sie ist ein Schulungselement in dem Diabetes-Schulungsprogramm MEDIAS 2 (MEDIAS 2 steht für „Mehr Selbstmanagement für Diabetes Typ 2") – entwickelt von B. Kulzer et al. Neben der reinen Diabetesthematik beschäftigt sich MEDIAS 2 auch mit den Themen Gewichtsentwicklung und Bluthochdruck.

An dieser Stelle dürfen Sie, lieber Leser, nun Bleistift und Papier zur Hand nehmen und versuchen, Ihre ganz persönliche Lebensgewichtskurve aufzuschreiben. Dabei hilft Ihnen Arbeitsblatt Nr. 1, s. ◘ Abb. 5.1.

Gehen Sie soweit wie möglich zurück und orientieren Sie sich an den markanten Punkten Ihres ganz persönlichen Lebensweges: Erster Schultag, Schulabschluss, Beginn der Ausbildung oder des Studiums, Abschluss der Ausbildung oder des Studiums, Kennenlernen des Partners, Hochzeit, die Frauen nun erste, zweite oder weitere Schwangerschaften (gilt aber auch indirekt für Männer), Scheidung, Tod eines Elternteils, runde Geburtstage. Welches sind die Stationen in Ihrem Leben, an die Sie sich erinnern können? Begeben Sie sich auf die Suche nach den markanten Lebenssituationen und Einschnitten – egal, ob Sie nun mit positiven oder negativen Erinnerungen verbunden sind. Sehr hilfreich kann es auch sein, für diese Arbeit alte Fotos herauszusuchen, wie man es gerne zu runden Geburtstagen macht (ab etwa meinem Alter). Oder Sie befragen Ihre besten Freunde und Partner, an welche Dinge Sie sich im Hinblick auf Ihre Gewichtsentwicklung noch erinnern können. Denn die eigene Wahrnehmung ist oft getrübt. Ehrlichkeit vorausgesetzt, kann Ihnen dabei Ihr Partner oder ein guter Freund helfen. So begeben Sie sich auf eine Reise in Ihre ganz persönliche Vergangenheit und gelangen auf diese Weise zu Ihren persönlichen Themen.

Versuchen Sie, sich daran zu erinnern, in welchen Lebensphasen Sie Gewicht reduzieren wollten und mit welchen Mitteln (Diät, Sport, Medikamente). An welche Diäten können Sie sich erinnern? Und wie waren Ihre Erfolge? Oder Rückschläge? Was sind oder waren die Hindernisse, um langfristig erfolgreich abzunehmen? Welche Schwierigkeiten hatten Sie in früheren Lebensjahren und welche vielleicht heute noch? Aber auch die Erfolge, die Sie schon einmal im Hinblick auf eine Gewichtsreduktion hatten sind wichtig! Warum gelang etwas damals? Warum nur kurzfristig? Immerhin hatten Sie ja bereits auch positive Ergebnisse!

◘ Abb. 5.2 zeigt als Beispiel eine persönliche Lebensgewichtskurve.

Im Gegensatz zur reinen Wissensvermittlung bevorzugen wir heute bei der Therapie vieler

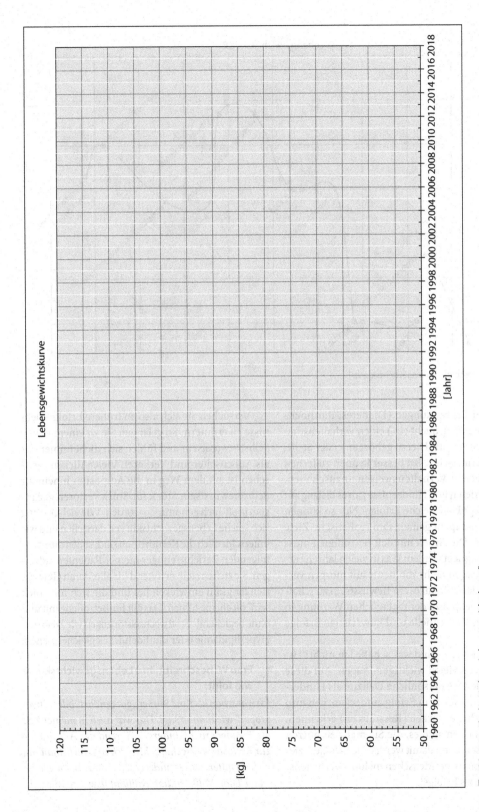

□ **Abb. 5.1** Blanko-Vorlage „Lebensgewichtskurve"

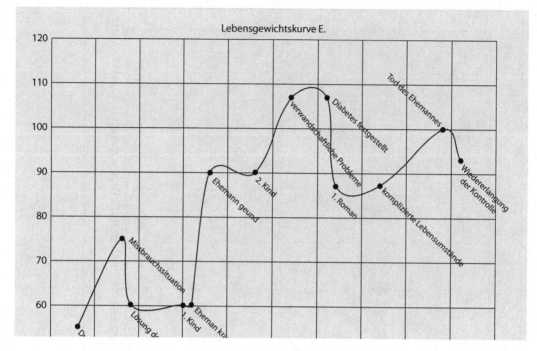

Lebensgewichtskurve E.

Abb. 5.2   Beispiel: Lebensgewichtskurve E.

chronischer Erkrankungen (Diabetes, Bluthochdruck, Depression, Sucht etc.) einen verhaltenstherapeutischen Ansatz. Hierzu gehört an erster Stelle, dass man lernt, sich selbst besser kennen zu lernen und die eigenen Verhaltensweisen anzuschauen. Welche Barrieren und Hindernisse gab es bislang auf meinem Weg? Und welche Erfolge? Nur so können Arzt und Therapeut gemeinsam realistische Ziele formulieren. Die Arbeit mit den Betroffenen muss langfristig angelegt werden: Was in vielen Jahren entstanden ist, kann nicht von heute auf morgen verschwinden. Hierfür gilt es ein Bewusstsein zu schaffen – als Gegenpol zu der tagtäglichen Werbung in den Medien, die schnelle und kurzfristige Erfolge verspricht.

„Was kann ich – und was schaffe ich nicht?" ist dabei eine von vielen wichtigen Fragen. Auf diese Weise werden Sie persönliche Defizite als Hindernisse auf dem Weg zum Erfolg aufdecken, genauso aber persönliche Stärken (Ressourcen) erkennen. Und Ihre Stärken sind es, die Sie mehr zu nutzen lernen müssen, denn damit werden Sie Erfolge erzielen. Nichts motiviert Menschen mehr zu Verhaltensänderungen als Erfolge!

Versuchen Sie sich also an frühere Erfolgserlebnisse zu erinnern. So gelangen Sie zu einem neuen Selbstbewusstsein und fühlen sich nicht immer nur als Außenseiter und Verlierer. Vielen dicken Menschen ist auf dem Weg in die Adipositas hinein ihr Selbstbewusstsein Stück für Stück verloren gegangen, ja oft auch genommen worden. Wie vielschichtig sich solche Lebensgewichtskurven darstellen und wie unterschiedlich die Kernthemen sind, sollen die nachfolgenden Berichte einiger meiner Patienten aufzeigen. Sie stehen stellvertretend für alle, deren Gewicht sich langsam entwickelt hat und die sich mit „dick sein" oft alleine fühlen. Das gilt für Betroffene mit und ohne begleitende Stoffwechselstörungen wie Diabetes, Hyperlipidämie oder Bluthochdruck gleichermaßen.

▪ **Frau W. beschreibt ihre Lebensgewichtskurve wie folgt:**

Ich war schon als Kind immer „gut genährt" oder „etwas proper" wie man so sagt. Das war auch in meiner Zeit als Teenager nicht anders. Während der Ausbildung zur Rechtsanwaltsgehilfin habe ich mich ernsthaft mit vielen Diäten auseinandergesetzt. So z. B. die Hollywood-Diät, Vollkorndiät, Nulldiät usw. Die Kilos, die ich dabei abgenommen habe, waren genauso schnell wieder drauf, am Ende das Gewicht sogar manchmal noch mehr – der bekannte Jo-Jo-Effekt. Nach meiner Ausbildung bin ich zur damaligen Deutschen Bundespost (heute Deutsche Telekom) gegangen. Hier war eine Voraussetzung zur Einstellung, dass ich Gewicht reduziere, damit ich nach fünf Jahren in den Beamtenstatus übernommen werden kann. Damals habe ich es mit diesem Ziel vor Augen doch glatt geschafft, mein Gewicht um 20 kg zu reduzieren. Allerdings hatte ich nach einem Jahr alles wieder drauf, aber da fragte dann keiner mehr danach! Da ich mich sehr gut mit meiner damaligen Chefin verstand und diese unbedingt auch ein paar Kilos abnehmen wollte, machte sie mir den Vorschlag, zusammen zu den Weight Watchers zu gehen. Also wieder auf in den Kampf! Das haben wir dann also gemeinsam getan – und siehe da – mit dem damaligen Programm der WW nahm ich 35 kg ab. Es gab zur Belohnung auch eine Urkunde! Ich fühlte mich wahnsinnig gut und konnte mich endlich wieder vernünftig bewegen. Das Schnaufen fiel nicht mehr schwer und ich konnte wieder taillierte Kleider tragen ohne auszusehen wie hineingepresst.

Dann lernte ich meinen Mann kennen und lieben. Und mit ihm kamen die Pfunde langsam wieder zurück. Ja, ich gebe es zu, er isst genauso gerne wie ich, und plötzlich waren wieder 15 kg drauf. Dann wurde ich Mutter, und wie es so ist in einer Schwangerschaft, man muss hier ja für zwei essen. Vor allem Schweinefleisch süß-sauer vom Chinesen hatte es mir angetan, und ganz viel Schokolade. Nach der Entbindung wog ich stolze 95 kg und dachte immer, das krieg ich schon wieder runter. Aber irgendwie war der Zug abgefahren, ich nahm stetig zu bis auf 161 kg. Natürlich haben meine Familie und meine Bekannten gesagt „Mensch du musst was gegen dein Gewicht tun", und ich wusste es ja auch selber. Aber irgendwie habe ich mich nicht mehr in der Lage gefühlt, dagegen anzukämpfen. Je mehr mir die Leute sagten „Du musst was tun", desto mehr habe ich mich dagegen gesperrt und weiter drauf los gefuttert. Natürlich sieht man die Blicke von fremden Menschen, die einen beim Einkaufen anstarren und ihrer Begleitung zuflüstern: „Mensch, hast du diese dicke Frau gesehen". Oder wenn Kinder (die man gar nicht kennt) zu einem sagen: „Mensch, bist du aber dick!" Vielleicht wäre es ewig so weitergegangen, wenn nicht eines Tages mein Hausarzt bei einer Routineblutuntersuchung Diabetes festgestellt hätte. Wegen des zusätzlich massiven Übergewichtes schickte er mich in ein Diabeteszentrum, da er sich mit der Problematik überfordert fühlte. Dort wurde mein Diabetes eingestellt und ich fasste den Entschluss, wieder zu den WW zu gehen. Das war für mich der einzig denkbare Weg, der mich ja bereits einmal zum Erfolg geführt hatte. Im Diabeteszentrum befasste ich mich zum ersten Mal im Rahmen einer Patientenschulung mit den Folgeerkrankungen des Diabetes. Darüber hatte ich bis zu diesem Zeitpunkt nie wirklich nachgedacht! Das Zauberwort war „Schlaganfall". Denn hier kamen mir die Bilder eines ehemaligen Bekannten in den Kopf, den ich vor vielen Jahren in der Reha besucht hatte, wo er wegen eines Schlaganfalls mit Sprachstörungen war. Jetzt hieß es für mich: „Reißleine ziehen, und zwar so schnell wie möglich!"

Zur Unterstützung der Gewichtsreduktion und Verbesserung der Blutzuckerwerte erhielt ich über einen Zeitraum von etwa 2 Jahren Medikamente, die inzwischen aber wieder abgesetzt werden konnten. Weil es mit dieser Unterstützung ein wenig leichter und schneller ging als beim letzten Mal, hatte ich sehr schnell richtig „Spaß" am Abnehmen. Vor allem von Kleidergröße 60 auf 52 war für mich eine große Motivation! Vorbei das Einkaufen in „Übergrößen-Läden" – ich konnte allmählich wieder in normale Geschäfte gehen oder auch mal beim Versandhaus bestellen. Jedes Mal, wenn ein Kleidungsstück nicht mehr passte, mussten mein Mann und ich „schmunzeln" – Schlafanzüge rutschten, ebenso Hosen und Röcke, BHs wurden zu groß, Blusen und Pullis ebenso. Das geht dann zwar ganz schön ins Geld, aber modische und passende Kleidung war mir immer sehr wichtig. Ein Nachteil allerdings sind nun die Hautfalten. Sie sind störend und unästhetisch – das werde ich aber erst angehen, wenn ich mein Endziel erreicht habe. Und das geht nur langsam – wie ich inzwischen gelernt habe. Inzwischen setzte ich mir immer nur kleine Ziele – also sozusagen Etappenziele, die realistisch sind. Das habe ich im Diabeteszentrum gelernt. Und so kann ich mir auch gelegentlich einen Eisbecher oder ein Schnitzel gönnen, ja sogar ab und zu einen Burger! Eben nicht mehr täglich und mit reduzierten Portionen aber – ich genieße jetzt alles viel mehr!

Trotz allem ist mir bewusst, dass mein Diabetes nicht mehr verschwindet. „Einmal Zucker, immer Zucker" – aber ich habe keine Ängste mehr, denn mein Motto für die Zukunft lautet: „Nichts schmeckt so gut wie schlank zu sein." Das will ich nie wieder aufgeben und all meine Kräfte dafür einsetzen. Und ich lasse jetzt auch die Unterstützung durch meinen Arzt, die Selbsthilfegruppe, meinen Partner und meine Familie zu, denn mir ist klar geworden, dass ich das alles nicht alleine stemmen kann und muss.

Frau W. spricht in ihrer Geschichte sehr unterschiedliche Themenbereiche an. Ihnen allen werden wir in diesem Buch noch begegnen. Neben der „klassischen" Karriere der Diäten mit Jo-Jo-Effekt geht es aber auch ganz viel um Gefühle. In den vielen Jahren meiner Arbeit mit übergewichtigen Menschen sind sie mir täglich begegnet: Ärger, Frust, Resignation, Angst – wer kennt das nicht! Ebenso aber auch Spaß und Freude an Erfolgen bei der gemeinsamen Arbeit in einer Gruppe!

- **Ein weiteres, zugegeben etwas extremes Beispiel ist folgende Geschichte von Frau O:**

Ich wuchs in einem katholischen Heim auf. Dort war ich vom 4. Lebensmonat bis zu meinem 4. Geburtstag, danach kam ich zu meinen Großeltern. Bewusst kann ich mich nicht erinnern, dass ich im Heim jemals Hunger litt. Allerdings begann dort mein Hamstern, das mich bis heute begleitet. Das gravierendste Erlebnis, an das ich mich erinnern kann, ereignete sich, als ich etwa 3 Jahre alt war. Wir saßen in einer kleinen Gruppe am Tisch und mir fiel ein Stück Brot aus der Hand unter den Tisch. Sofort stürzten sich alle Kinder wie Haifische darauf – ich war viel zu langsam und absolut chancenlos, das nackte Stück Brot zurückzuerobern. Alle anderen waren schneller oder stärker als ich – ich war total verzweifelt. Als ich dann in die Schule kam, kann ich mich noch gut erinnern, wie stark mein Wunsch war, stark und kräftig zu werden, damit mir nie wieder jemand etwas wegnehmen kann! Zu Hause hatte ich mir inzwischen ein Versteck für alle möglichen Lebensmittel angelegt – nicht weil ich jemals Hunger hatte, sondern weil es mir eine große Sicherheit verschaffte. Dabei glitt mir das Gewicht über die Jahre völlig aus dem Ruder. Das Verhältnis zu meiner leiblichen Mutter war über die gesamte Kinder- und Jugendzeit schlecht. Immer wieder ermahnte sie mich, ich müsse auf mein Essverhalten achten und mich mehr bewegen. Meine einzige Verteidigung war ein absolutes Trotzverhalten: Offiziell versprach ich alle möglichen Diäten, stopfte mir aber heimlich jede Menge Süßigkeiten rein. Ich wollte stark sein, meiner Mutter gegenüber nicht einknicken und weiß erst heute, wie sehr ich mir damit selbst geschadet habe.

- **Lassen wir noch eine andere Patientin zu Wort kommen – Frau S.:**

Bis zu meinem 8. Lebensjahr war ich schlank, wirklich schlank, um nicht zu sagen dünn. Der Tag, an dem sich alles änderte, wenn auch nur schleichend und für mich erst sehr viel später ersichtlich, war der letzte Schultag vor den Osterferien, als ich in die 2. Klasse ging. Als ich nach Hause kam, standen 2 LKWs auf dem Hof der elterlichen Gaststätte. Umzugs-LKWs! Ehe ich wusste, wie mir geschieht, saß ich im Auto und wurde zu unserer neuen Gaststätte mitten auf dem Land verfrachtet. Aus der Vorstadt mit vielen Freunden raus aufs Land, wo in der Nachbarschaft genau 2 Kinder waren, die nie Kontakt suchten oder zuließen. Der Schock war groß! Dann nach 2 Wochen Ferien auch noch eine neue Schule, wo ich ebenfalls nicht wirklich Anschluss fand, weil ich nachmittags zu niemandem konnte, ich war einfach zu weit weg. Die erste Zeit war ich ja noch mit Erkunden und Einrichten beschäftigt, doch dann kam die Langeweile, alleine wusste ich einfach nichts mit mir anzufangen. Meine Brüder halfen in der Gaststätte oder verschwanden zu den Bauern, um Traktor zu fahren oder bei „Männerarbeiten" dabei zu sein. Meine Eltern waren so beschäftigt, dass ich sie manchmal eine Woche nur beim Frühstück sah. Wenn ich tagsüber zu meiner Mutter hinter den Tresen ging, hieß es fast immer: „Du störst oder nervst, jetzt nicht" oder ähnliche Worte. „Hier hast du eine Tafel Schokolade oder einen Lutscher – geh damit auf die Schaukel." Wenn gar nichts anderes möglich war, saß ich bei der Köchin in der Küche, wo immer so einiges abfiel. Innerhalb von 2 Jahren war ich ein dickes Kind und bin es bis heute und der schönste Trost ist immer noch Schokolade!

Vor 26 Jahren zogen wir dann nach Bayern. Inzwischen war ich zweifache Mutter. Mein Gewicht kontinuierlich geklettert, und es stellten sich Rückenprobleme ein. Mein Orthopäde sagte damals: „Dann wollen wir mal schauen, wie kaputt ihr Rücken ist – bei dem Übergewicht!". Gott sei Dank gab es auf den Röntgenbildern nichts Besonderes zu erkennen – deshalb auch keine weiteren Therapieempfehlungen – die Rückenschmerzen wurden nicht weiter erörtert. Mein Höchstgewicht hatte ich vor 15 Jahren, als meine beiden Kinder 11 und 12 Jahre alt waren. Zu dieser Zeit kann ich mich noch sehr gut an eine Szene am Starnberger See erinnern, die so etwas wie ein „Schlüsselerlebnis" für mich war. Da wir nicht genug Geld hatten, um *große Urlaubsreisen zu machen verbrachten wir viel Zeit auf unserem Schlauchboot. Mein Sohn war inzwischen groß und kräftig und meine Tochter auch leicht übergewichtig. Wir waren gerade dabei, das Schlauchboot aufzupumpen als ein etwa 13-jähriger Junge neugierig näher kam und sagte: „Warum blast ihr das denn auf? Ihr seid doch sowieso zu dick um da alle reinzupassen! Die Rettungswacht könnte Euch sicher nicht alle retten." Da kam seine Mutter dazu und sagte: "Geh doch weg von diesen asozialen Leuten, die nur vom Staat leben. Mit denen wollen wir nichts zu tun haben." Gott sei Dank haben meine Kinder nicht auf diese Szene reagiert und hatten den ganzen Nachmittag viel Spaß mit anderen Kindern. An diesem Tag fing ich an, mir über das Gewicht meiner Kinder aber auch mein eigenes ernsthaft Gedanken zu machen."*

> **Praxistipp**
>
> Zeichnen Sie Ihre ganz persönliche Lebensgewichtskurve auf. Lassen Sie die bisherigen Stationen Ihres Lebens Revue passieren und beschäftigen sich so mit Ihren Erfolgen und Niederlagen, Ihren Schwächen und Stärken. Wenn Sie Schritt für Schritt lernen, Ihre Schwächen zu akzeptieren und Ihre Stärken zu nützen, dann finden Sie die nötige Gelassenheit für Ihren weiteren Weg.

5.2 Essverhalten und Ernährung

5.2.1 Motive für die Lebensmittelwahl

Um zu verstehen, wie sich das Essverhalten im Laufe des Lebens entwickelt und verändert, müssen wir zunächst die Begriffe „Essen" und „Ernährung" sauber voneinander trennen. Insbesondere in den Medien und der Werbung werden diese Begriffe leider immer wieder gegeneinander ausgetauscht.

Der Begriff „Ernährung" beschreibt die Zusammensetzung von Lebensmitteln, ihren Anteil an Fett, Eiweiß, Kohlehydraten, Vitaminen und Ballaststoffen. Ernährung wird als gesund oder ungesund eingestuft, je nachdem wie eben die Zusammensetzung des jeweiligen Lebensmittels und seine Zubereitung aussehen. Wer sich Gesundheit leisten kann, plant

eine gesunde Ernährung mit seinem Ernährungsberater, dafür gibt man gerne Geld aus, ja man kauft auch gesunde Ernährungsprodukte im Reformhaus, der Apotheke oder dem Internet. Das gibt uns zunächst ein gutes Gefühl – haben wir doch in unsere Gesundheit investiert. Trotzdem will es mit dem Abnehmen nicht so recht funktionieren, weil da eben die Sache mit dem „Essen" dazu kommt. Wir haben bereits betrachtet, welch großen Einfluss die mütterliche Ernährung auf die künftigen Vorlieben des Kindes haben wird. Um unser Essverhalten zu verstehen, müssen wir wissen, durch welche Faktoren es gesteuert wird. Diese Zusammenhänge zu kennen ist immens wichtig, denn nur so können Veränderungen von Verhaltensweisen dauerhaft gelingen.

> **Was beeinflusst unsere tagtägliche Essensentscheidung?**
> Im Wesentlichen sind es 3 Faktoren:
> 1. Genuss und Geschmack,
> 2. Konvenienz (schnell verfügbar und einfach zu beschaffen) und
> 3. der Preis.

Eine dauerhafte Gewichtsreduktion kann nur gelingen, wenn man diese für unser Essverhalten entscheidenden Punkte in seine Überlegungen mit einbezieht. Was genau müssen Sie also beachten? Welche Kontrollmechanismen können Sie in den Alltag einbauen? Was haben Sie bislang unternommen? Worauf könnten Sie künftig mehr achten? Welche Angewohnheiten sind nützlich, welche eher schädlich? Auch besorgte Eltern fragen sich immer wieder, wie sie auf das Essverhalten ihrer Kinder Einfluss nehmen können. Da sich aber die Familienstrukturen massiv verändert haben, gehen heute bereits Kinder und Jugendliche sehr früh ihre eigenen Wege. Die Einflussmöglichkeiten der Eltern sind geringer als noch vor 50 Jahren. Umso wichtiger ist es, junge Menschen an anderen Orten als in der Familie „abzuholen", zu informieren und anzusprechen.

In der Ernährungspsychologie sprechen wir von sogenannten „zentralen Motiven für die Lebensmittelwahl". Diese sind in der folgenden Auflistung nach Wichtigkeit angeordnet (Pudel und Westenhöfer 2003):

1. Geschmack und Genuss (weil es richtig lecker schmeckt)
2. Konvenienz (weil es schnell und einfach geht)
3. Preis (ich habe das gekauft weil es billig war)
4. Gewohnheit (das habe ich schon immer gekauft)
5. Kulturelle Einflüsse (morgens Brötchen mit Kaffee)
6. Bio/Nachhaltigkeit (ich kaufe das, weil es ökologisch produziert wurde)
7. Gesundheitsüberlegungen (soll gesund sein, also esse ich das)
8. Hungergefühl (ich habe einfach Hunger/ich muss das jetzt essen)
9. Traditionelle Einflüsse (Omas Plätzchen zu Weihnachten)
10. Neugier (mal sehen wie das schmeckt)
11. …

Versuchen Sie an einem beliebigen Tag in der nächsten Woche alles, was Sie an einem Tag essen und trinken, zu notieren und einem dieser Punkte zuzuordnen. Das könnte dann so wie in ❏ Tab. 5.1 aussehen:

Es geht nicht darum, von heute auf morgen alles, was Ihnen Genuss und Befriedigung verschafft, über Bord zu werfen. Auch macht es wenig Sinn, auf mehrere Dinge gleichzeitig zu verzichten. Denn bei allen Schritten, die Sie machen, muss Lebensqualität erhalten bleiben. Sonst werden Sie unzufrieden und die Umstellung langfristig nicht beibehalten können.

Was viele dicke Menschen mit einer Diät machen, ist zwar kurzfristig durchführbar, langfristig aber selten von Erfolg gekrönt. Denn im Berufsalltag und auch im privaten Rahmen wirken Mechanismen, die stärker sind als der Wille zur Diät. Langfristig scheitern vor allem Ansätze, die einseitig sind, ja gelegentlich sind sie sogar gesundheitlich bedenklich. Diäten sind oft unausgewogen in ihrer Nährstoffzusammensetzung, zudem vielfach teuer und zeitaufwändig.

Deshalb ist es so wichtig, dass Sie sich immer wieder Gedanken über die Motive machen, die Ihr ganz persönliches Ess- und Trinkverhalten steuern. Bevor Sie überlegen, was Sie ändern könnten, müssen Sie sich also Ihrem augenblicklichen Verhalten widmen. Die Gründe für Essen und Trinken sind jeden Tag unterschiedlich, bestimmen aber Ihre Gewichtsentwicklung mit. Denken Sie zum Beispiel darüber nach, zu welcher Tageszeit Sie eigentlich nur aus Gewohnheit essen oder trinken – das können Sie vielleicht ohne ein Verlustgefühl ändern. Hilfreich ist es, alle Ihre Ideen auf einem Blatt Papier zu notieren.

5.2.2 Innenreize, Außenreize, Einstellungen und Erfahrungen

Es ist spannend, einen Blick darauf zu werfen, wie sich die maßgebenden Einflüsse auf unser Essverhalten im Laufe des Lebens verändern. Das Neugeborene stellt über die sogenannten **„Innenreize"** sein Überleben sicher. Diese Innenreize sind Hunger, Durst und Sättigung und steuern seine Nahrungs- und Flüssigkeitsaufnahme. Diese drei Primärbedürfnisse verlieren

❏ **Tab. 5.1** Zentrale Motive für die Lebensmittelwahl (modifiziert nach Pudel und Westenhöfer 2003)

Wann?	Was?	Warum?
Morgens	Ein Croissant und ein Latte Macchiato	Weil ich das immer so mache
Zwischendurch am Vormittag	Ein Müsliriegel	Weil er so lecker schmeckt
Mittagessen	In der Kantine	Wie immer – weil ich Hunger habe und mit den Kollegen reden möchte
Vor dem Abendessen	Ein Feierabendbier	Weil ich mir das nach einem harten Arbeitstag verdient habe
Abendessen	Eine Tiefkühlpizza	Geht schnell und schmeckt
Nach dem Abendessen	Ein paar Erdnüsse	Zum Abschalten vor dem Fernseher

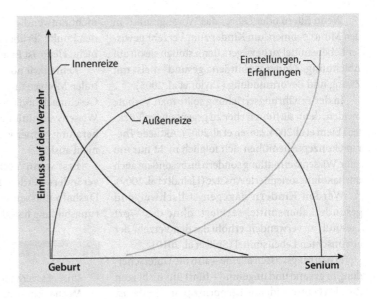

Abb. 5.3 Abhängigkeit des Essens von Innen- und Außenreizen, Einstellungen und Erfahrungen über die Lebenszeit. Nach Pudel u. Westenhöfer (2003), S.47

jedoch mit zunehmendem Lebensalter an Bedeutung und werden immer mehr durch sogenannte Sekundärbedürfnisse ersetzt. Diese sind dann einem langjährigen soziokulturellen Lernprozess unterworfen. Damit treten die ursprünglichen Regulatoren wie Hunger und Sättigung immer mehr in den Hintergrund (Ellrot 2012; Pudel und Westenhöfer 2003).

Mit zunehmendem Lebensalter wird das Essverhalten einer Person immer mehr durch **„Außenreize"** bestimmt: Radio, TV, Werbung in Zeitungen oder den sozialen Netzwerken beeinflussen zunehmend, was gekauft und folglich meist auch gegessen wird. Interessant dabei ist, dass immer mehr die Verpackungsgröße den Verzehr bestimmt und nicht der Hunger die Portion regelt (Ellrot 2003, Galloway 2006). Das kennen Sie alle, wenn man an der Tankstelle mal eben eine Tafel Schokolade mitnimmt um nur ein klein wenig zu naschen – selten bleibt es bei einem Stück – meist kommt die Tafel nicht bis nach Hause. Oder die Fertigpizza zum Abendessen – eigentlich mehr, als man wollte, aber eine kleinere gab es nicht, und weil es so lecker schmeckt, wird sie dann doch aufgegessen.

» Ich esse Schokolade nur an Tagen, die mit G enden. Und mittwochs.

Hierzu eine kleine Episode aus meinem Praxisalltag: Von einem meiner Patienten, er ist Bäcker, erfuhr ich,

dass die klassische Breze in den vergangenen Jahren an Größe zugenommen hat. Wog sie zu meiner Kinderzeit noch etwa 50–60 g (und hatte damit etwa 2–2,5 BE – wichtig für insulinbehandelte Patienten), so sind es heute 70–80 g (folglich mindestens 3 BE). Der Verbraucher will es so und kauft bei gleichem Preis immer dort, wo er mehr für sein Geld bekommt. Nicht die Qualität der Breze bestimmt den Absatz, sondern das Kosten-Nutzen-Verhältnis. Und nur wer als Bäcker „mitzieht", also die Breze größer macht zum gleichen Preis, kann überleben.

Erst im höheren Lebensalter bekommen dann **„Einstellungen und Erfahrungen"** für die Wahl von Speiseart und -menge eine zunehmende Bedeutung (Pudel und Westenhöfer 2003) (**Abb. 5.3**).

5.2.3 Gesundheitserziehung oder „Du wirst, was du isst"

Wie können wir sinnvoll Einfluss nehmen auf unsere jungen Menschen? Welche Strategie ist die richtige für Eltern, Erzieher, Lehrer und andere Erziehungsberechtigte? Gibt es überhaupt „die richtige" Strategie, um am Ende erfolgreich zu sein, oder sieht sie für jedes Individuum anders aus? Welche Faktoren sind dabei zu berücksichtigen? Ist rigide oder flexible Kontrolle der richtige Weg? Und wie können wir unsere Heranwachsenden auf diesem Weg begleiten?

Wenn Eltern oder Lehrer das Wort „gesund" in den Mund nehmen, um Kinder zum Verzehr gewisser Lebensmittel zu bewegen, dann stoßen sie oft auf Ablehnung. Kinder verbinden „gesund" meist mit Zwang und Bevormundung (Taylor et al. 2005).

In der Ernährungserziehung sollte man Verbote meiden, denn sie führen eher zu gegenteiligen Effekten (Liem et al. 2004; Jansen et al. 2007). Aktuelle Therapiekonzepte bemühen sich folglich nicht nur um reine Wissensvermittlung sondern insbesondere auch um handlungsorientierte Ansätze (Heindl et al. 2009).

Werden Kindern dagegen stillschweigend gesunde Lebensmittel serviert, ohne das Wort „gesund" zu verwenden, erhöht das den Verzehr der erwünschten Lebensmittel (Spill et al. 2010).

Ernährungswissen alleine – also die Unterscheidung in gesund und ungesund – führt uns nicht zum Ziel. Das entscheidende Lernprinzip für Kinder ist die Beobachtung. Sie sehen ihren Vorbildern beim Essen zu und übernehmen deren Verhalten, weil sie auch so werden wollen wie ihr Vorbild (Birch 1998).

Wer aber sind die Vorbilder unserer Kinder? Bei weitem nicht nur die Eltern und Geschwister, sondern auch Großeltern, Lehrer, Ausbilder, Freunde (Peergroup) sowie Personen aus Funk und Fernsehen, Sportler und Künstler. Und neben all diesen Personen sind es vor allem Außenreize wie Werbung (Lebensmittel, Getränke) und überall verfügbare Fast-Food-Lebensmittel, die ihr Verhalten beeinflussen.

Für das Überleben der Gattung Mensch war es in grauer Vorzeit erforderlich, dass man auch in Zeiten des Mangels überleben konnte. Dafür waren „Vorratskammern" in Form von Fett- und Kohlehydratspeichern erforderlich. Auch waren sie nötig, um schwere körperliche Arbeit leisten zu können. All das hat sich inzwischen aber massiv gewandelt, Nahrung ist im Überfluss vorhanden, Bewegung hat einen untergeordneten Stellenwert bekommen. Depots wie einst anzulegen ist eigentlich nicht mehr notwendig. Aus Sicht der Evolution betrachtet waren diese veränderten Umweltbedingungen nicht vorgesehen, und wir müssen uns nun mit einer zunehmenden Anzahl von „Zivilisationskrankheiten" auseinandersetzen. Um es ein wenig auf heute zu übertragen, könnte man sagen, dass wir den Mangel an Bewegung versuchen, über unsere modernen Bewegungsformen zu ersetzten (z. B. Fitness, Joggen, Biken, Skaten etc.). Diese werden aber nicht täglich praktiziert und sind zum Überleben

nicht notwendig – der bekannte Satz bringt es auf den Punkt: „Früher war Bewegung garantiert, Essen nicht. Heute ist Essen garantiert, Bewegung nicht".

Kehren wir noch einmal kurz zurück zu den zentralen Motiven für die Lebensmittelwahl. Es sind dies Geschmack und Genuss, Konvenienz und der Preis. Wissensvermittlung alleine, wie in der Ernährungsberatung immer wieder praktiziert, reicht folglich nicht aus!

Erst wenn Verhaltensweisen analysiert und verändert werden, können wir Erfolge erreichen. Deshalb müssen moderne Konzepte zur Ernährungsbildung handlungsorientiert sein.

> **Praxistipp**
>
> Unser Essverhalten wird durch zahlreiche Mechanismen gesteuert: Hunger und Sättigung, Außenreize, Innenreize und Erfahrungen sowie Geschmack, Genuss, Konvenienz und Preis sind nur einige davon. Diese sollte man kennen, um zu handlungsorientierten Konzepten und damit einer Verhaltensänderungen gelangen zu können.

Gehen wir noch einmal kurz zurück zu dem Thema Geld, also der „Hardware", die insbesondere für Jugendliche, aber auch für viele Erwachsene darüber entscheidet, was eingekauft werden kann. Was wählen Sie, wenn Geld knapp ist? Discounter oder Bioläden, „McDonalds" oder „Subway"? Ich muss Ihnen nicht sagen, wo es mehr fürs Geld gibt – mehr frische oder gesunde Lebensmittel interessiert uns allenfalls dann, wenn der Preis keine Rolle spielt. Aber gerade in sozial schwachen Kreisen muss jeder Euro gut überlegt werden, und hier spielt Adipositas eine bedeutend größere Rolle als in höheren sozialen Schichten. Wir haben es also auch mit einem Gesellschaftsproblem zu tun.

Wenn sich der derzeitige Trend fortsetzt, dann werden wir 2025 etwa 3,25 Mio. Menschen in Deutschland haben, die schwer übergewichtig sind und eine Therapie benötigen – ein Viertel mehr als noch 2014 (2,61 Mio.). Gesellschaften wie die World Obesity Federation und Deutsche Adipositas-Gesellschaft haben deshalb einen Maßnahmenkatalog erstellt, der folgende Forderungen an die Politik beinhaltet (Gerlach 2015):

- Verbot von an Kinder gerichtete Werbung für dickmachende Lebensmitteln im Kinder- und Jugendschutzgesetz,
- Verpflichtende Qualitätskriterien für die Kita- und Schulernährung in allen Bundesländern,
- Gesunde Lebensmittel begünstigen (Subventionen) und ungesunde verteuern (Zucker-Fett-Steuer).
- mindestens 1 h Bewegung pro Tag an jeder Schule für jeden Schüler,
- die Schaffung gesundheitsfördernder Kommunen und Lebenswelten,
- die Aufnahme von Gewichtsmanagement-maßnahmen in den Regelleistungskatalog der Krankenkassen

Man ist sich einig, dass Aufklärung alleine nicht genügt. Vielmehr will man versuchen, das Umfeld der Kinder, Jugendlichen und Erwachsenen so zu verändern, dass Verhaltensänderungen im Bereich der Ernährung und Bewegung auch möglich sind.

Kehren wir noch ein letztes Mal zurück zu unserer „Programmierung" – also dem Ess- und Bewegungsverhalten in grauer Vorzeit. Unser menschliches Genom wurde seit der Steinzeit nicht umprogrammiert – es war und ist ausgerichtet auf ein Programm, das auch in Hunger- und Dürreperioden das Überleben sicherstellte. Damals war Bewegung nur dann sinnvoll, wenn sie zur Nahrungssuche oder Fortpflanzung beitrug. Weil aber Nahrung nicht wie heute im Überfluss vorhanden war, musste hierfür viel Energie aufgebracht werden. Auch der moderne Mensch ist programmiert auf eine Vermeidung von Mangelernährung – nicht aber auf Schutz vor Überernährung. Diese wird gefördert durch Errungenschaften wie Kühlschrank, Gefriertruhe, Mikrowelle, aber auch Lebensmittelläden und Fast-Food-Restaurants an jeder Ecke – zumindest in städtischen Regionen. Diese rasante Entwicklung insbesondere der letzten 50 Jahre bringt die Waage aus dem Gleichgewicht – zugunsten einer permanent positiven Kalorienbilanz. Wie diesem Problem beikommen? Welche „Kontrollprogramme" machen Sinn? Und welche Art von Kontrolle könnte langfristig betrachtet zum Erfolg führen? In der Ernährungspsychologie sprechen wir von rigider und flexibler Kontrolle. Diesem Thema nähern wir uns mit der folgenden Geschichte von Herrn J.:

- **Zuviel Essen macht dick, oder vielleicht doch nicht?**

Erst mal ein kurzer Blick in die Physik. Der Energieerhaltungssatz für offene Systeme besagt: Die Energie, die in ein System hineinfließt, minus der Energie, die es verlässt, repräsentiert die Änderung des Energieniveaus des Systems. Auf die Ernährung übertragen bedeutet dies: Die Energie, die man nahrungstechnisch aufnimmt, minus die Energie, die man verbraucht, verändert den Energielevel des Körpers. Ist die Differenz positiv, dann wird sie in Fett umgewandelt, ist sie negativ, rückverwandelt der Körper Zellen in Energie und das wären im Idealfall die Fettzellen. Nun kann man trefflich streiten ob die köstliche 200-Gramm-Tafel Schokolade (ca. 1000 kcal.) wirklich in 100 Gramm Fett umgewandelt werden, vielleicht weist der Körper ja 50 Gramm ab und verweigert die weitere Aufnahme. Mag durchaus sein, trotzdem ist unbestritten: Die Energiebilanz ist Herr über die Gewichts-veränderung des Körpers. Als halbwegs naturwissenschaftlich gebildeter Mensch hätte ich keine Mühe, diese Aussage zu akzeptieren, wenn da nicht immer Ereignisse wären, die dem kolossal widersprächen: mein Urlaub!

Ich bin ein Urlaubsabnehmer, also ich verliere im Urlaub regelmäßig Pfunde. Nein, es ist nicht so, dass ich mich 3 Wochen im Kloster bei Wasser und Brot kasteie, im Gegenteil! Egal ob auf Tour durch ferne Länder oder 2 Wochen am Strand, gerne auch im Liegestuhl, es wird viel zu gut gelebt und auf nichts verzichtet. Auf ein üppiges Frühstück folgen ein reichliches Mittagessen und ein noch reichhaltigeres Abendessen. Auf das Bier wird auch nicht verzichtet und abends darf es dann noch ein Wein sein, alles das gönne ich mir, ganz ohne schlechtes Gewissen. Warum? Weil ich weiß, die Waage wird zu Hause weniger anzeigen. Wie das geht bleibt mir ein Rätsel. Bewegung? Fehlanzeige! Einfach nur rumhängen oder fremdländische Sehenswürdigkeiten und Landschaften auf mich wirken lassen. Alles völlig entspannt und stressfrei.

Elf Monate im Jahr sehen anders aus: karges Frühstück, Mittagessen auf Junkfoodniveau, selbst dafür nimmt man sich keine Zeit, alles wird runter geschlungen während man natürlich weiterarbeitet und die so wichtigen Aktivitäten am PC erledigt. Abends schiebt man dann einen derartigen Kohldampf, dass noch vor dem Abendessen der Kühlschrank geplündert wird. Viermal in der Woche stehen dann noch 90 Minuten Sport an, weil der Kardiologe sagt, Sport ist wichtig für die

Stärkung des Herz-Kreislaufsystems, stärkt das Immun-system, und, und, und. Für mich ist es vor allem Stress-abbau, um etwas Druck aus dem mentalen Dampfkessel abzulassen. Dann todmüde ins Bett fallen und trotzdem schlecht schlafen, am nächsten Morgen erschlagen auf-stehen, karges Frühstück, nächste Runde im Hamsterrad.

Macht Stress vielleicht dick? Verwertet man Kalo-rien vielleicht besser unter Stress? Ich bin mir nicht sicher. Es könnte auch sein, dass wir unter Stress den Überblick verlieren, was wir so alles zu uns nehmen, die diversen Energieriegel und Kekse vergessen mit-zuzählen, die man allerdings unbedingt braucht, um die Seele im Gleichgewicht zu halten. Isst man viel-leicht nicht wie im Urlaub dreimal am Tag, sondern eigentlich den ganzen Tag? Ist das eigentliche Problem vielleicht der Stress, gegen den unser Kopf aufrüstet und einen undurchdringlichen Panzer aus Fett anlegt? Dem sollte man wirklich mal nachgehen.

》 Laut Physikbuch dehnen sich heiße Körper aus. Ich bin also nicht fett, sondern extrem heiß.

Herr J. bezeichnet sich als „Urlaubsabnehmer" – und stellt sich wie viele Betroffene die Frage, wie das funk-tioniert kann. Weniger Kontrolle als zu Hause, im Urlaub gefühlt mehr und besser gegessen und am Ende doch abgenommen. Hat die Gewichtsentwick-lung vielleicht doch noch mit anderen Mechanismen zu tun als den bisher dargestellten? Ist es mehr als eine Energiebilanz, die es zu berücksichtigen gilt? Und wie kann es sein, das ein weniger an Kontrolle einen größeren Erfolg bringt? Bevor wir uns dem schwie-rigen Thema Stress zuwenden, zunächst noch einmal die Frage nach möglichen Kontrollmechanismen.

5.2.4   Kontrolle des Essverhaltens – rigide oder flexibel?

In der Ernährungspsychologie unterscheiden wir zwi-schen der sogenannten „rigiden" und „flexiblen" Ver-haltenskontrolle. Klingt zunächst kompliziert, ist es aber nicht. Und wenn Sie, lieber Leser, den Vorsatz haben abzunehmen, ist es wichtig, diese Kontrollme-chanismen zu kennen. Denn dabei erfahren Sie, mit welchem dieser beiden Kontrollmechanismen Sie eher ans Ziel gelangen können. Tatsache ist, dass ein Nah-rungsangebot im Überfluss von der Natur nicht vor-gesehen war. In grauer Vorzeit regelte ein begrenztes

Nahrungsangebot in Verbindung mit den Signalen Hunger und Sättigung das Essverhalten. Wer von uns kennt heute noch Hunger? Wer ehrlich zu sich selbst ist, einschließlich meiner Person, kann zugeben, dass tagtäglich auch ohne „Magenknurren" gegessen wird. Die Gründe dafür sind viele: Weil jetzt Mittagspause ist, weil die Kollegen jetzt auch zum Essen gehen, weil der kleine Snack (man spricht heute von Snacking) die Stimmung hebt, weil man abends – endlich zu Hause – noch gemütlich mit der Familie zusammensitzt und sich noch ein Gläschen Bier oder Wein mit ein paar Knabbereien gönnt. Möglichkeiten zum Essen gibt es immer – mit der Bewegung ist das schon schwieriger!

Wir können also heute im Gegensatz zur grauen Vorzeit so gut wie immer essen und längere Hunger-phasen gibt es nicht mehr. Egal wie viele Hauptmahl-zeiten am Tag wir haben – Hunger wie in der Stein-zeit, also keine Möglichkeit zu Essen über einen oder mehrere Tage – gibt es kaum noch. Die Evolution hat für diese veränderten Rahmenbedingungen aber noch keinen Plan parat, allenfalls Anpassungsme-chanismen. Mehr darüber erfahren Sie im ▶ Kap. 7.

Wichtig ist, sich Gedanken zu machen, auf welchem Weg ein „gezügeltes Essverhalten" möglich wäre, ohne dabei allzu große Abstriche bei Ihrer Lebensqualität und Zufriedenheit machen zu müssen. Lernt dies der Mensch unserer moder-nen Gesellschaft nicht, ist Übergewicht mehr oder weniger vorprogrammiert. Aus vielen Untersuchun-gen wissen wir, dass es zwei Grundmuster gibt, um die Kontrolle über das Gewichtsgeschehen in der Hand zu behalten:

1. Rigide Kontrolle
2. Flexible Kontrolle

Was ist erfolgversprechender? Strenge oder Flexibili-tät? Welcher Typ sind Sie? Vermutlich haben Sie sich bislang darüber nicht wirklich Gedanken gemacht. Diese Kontrollmechanismen zu betrachten, die Sie einsetzen können kann Ihnen aber dabei helfen, den für Sie günstigeren Weg zu wählen. Damit erhöhen Sie auch Ihre Chancen auf einen dauerhaften Erfolg.

Zunächst wenden wir uns der **rigiden Kontrolle** zu. Diese wenden Sie an, wenn Sie der „Diättyp" sind. Und die allermeisten von Ihnen haben bereits mehr-fach erfahren, dass es damit irgendwie immer nur kurzfristig funktioniert. Warum ist das so? Man sagt sich: „Ab heute esse ich nie mehr Süßigkeiten" oder „Es wird bei mir jetzt 3 Wochen nur gegessen, was auf meinem Diätplan steht" oder „Ich esse ab heute keine fetthaltigen Lebensmittel mehr". Da Sie aber in ihrem Umfeld täglich mit Essen konfrontiert werden, ist so ein Vorsatz so gut wie immer zum Scheitern verurteilt. Die erste kleine Ausnahme setzt Ihr Kontrollsystem außer Kraft und führt zur Gegenregulation. Ihre innere Stimme sagt dann „Jetzt ist es auch schon egal", und es kommt zum Kontrollverlust. Sie fühlen sich schlecht, weil Sie „wieder mal versagt" haben und trösten sich „nur heute" mit ein paar Kalorien extra.

So gut wie immer beinhalten Diäten oder Kalorienbegrenzungen absolute Gebote und Verbote. Eine kleine Störung in Form einer ungeplanten Mahlzeit, Stress oder Alkohol führen dann zu einem Über-schreiten der Diätgrenze, Ihre Kontrolle bricht schlagartig zusammen und es kommt zur Gegenregulation. Man nennt dieses Verhaltensmuster auch „Deichbruchphänomen", wenn Ihre innere Schranke gefallen ist (Ellrott1999, Westenhöfer 1996).

Ganz anders bei der **„flexiblen Kontrolle"**. Wie der Begriff schon vermuten lässt, geht es hier um ein gezügeltes Essverhalten mit einer gänzlich anderen Strategie. Diese ist langfristig angelegt und lässt deshalb mehr Spielraum für „Ausnahmen". Ohne Begrenzung geht es allerdings auch hier nicht, sie sieht nur anders aus. Man setzt sich eine gewisse Kalorienobergrenze ohne festzulegen, wie sich der tägliche Speiseplan zusammensetzt. Damit bleibt Gestaltungsspielraum – mal mehr Fett, mal weniger – Hauptsache die Obergrenze wird nicht überschritten. Bringt also die Kollegin ein Stück Kuchen in die Arbeit mit, können Sie es essen und sparen die Kalorien bei der nächsten Mahlzeit oder dem Abendessen wieder ein. Folglich wird der Verhaltensspielraum größer und es kommt wesentlich seltener zum Kontrollverlust mit Gegenregulation. Diese Flexibilität gilt sowohl für Art, Zeit und auch Menge der Nahrungsaufnahme (Pudel und Westenhöfer 2003).

Ein hohes Maß an rigider Kontrolle ist mit einem hohen Body-Mass-Index assoziiert, ein hohes Maß an flexibler Kontrolle hingegen mit einem niedrigen BMI (Pudel und Westenhöfer 1992).

In der DELIGHT-Studie war flexible Kontrolle mit besserer Nahrungsqualität, niedrigerem Bauchumfang und niedrigeren Blutzuckerwerten verbunden (Zyriax et al. 2011).

Die bessere Strategie, um in unserer Überflussgesellschaft mit dem Gewichtsproblem fertig zu werden, ist also die flexible Kontrolle.

❓ Kernfragen

1. Welche Faktoren bestimmen Ihr Essverhalten (Geschmack, Preis etc.)?
2. In welchen Situationen essen Sie? Planen Sie Ihre Mahlzeiten?
3. Halten Sie sich an Hauptmahlzeiten? Gibt es Snacks zwischendurch?
4. Welcher Kontrolltyp sind Sie (rigide, flexibel)?
5. Welchen Einfluss hat Ihr Umfeld (beruflich und privat) auf Ihr Essverhalten?
6. Können Sie auch mal „Nein" sagen? Falls nicht – warum?
7. Können Sie Essen genießen?
8. Haben Sie nach dem Essen manchmal ein schlechtes Gewissen? Falls ja – mit wem reden Sie darüber?
9. Wie viel Zeit nehmen Sie sich zum Essen?
10. Wie oft kommt es vor, dass Sie unterwegs (im Auto, Nahverkehr, im Gehen) essen?

5.2.5 Warum wir essen

In den vorangegangenen Kapiteln haben wir also nun gesehen, dass sich unser Essverhalten im Laufe des Lebens stark verändert. In den seltensten Fällen ist Hunger der Auslöser für Nahrungsaufnahme. In einer unserer Gruppenstunden machen wir uns deshalb gemeinsam Gedanken, was Essen für jeden Einzelnen bedeuten kann. Dabei stoßen wir auf sehr unterschiedliche Themenbereiche.

Essen ist für mich:
- Gewohnheit
- Geselligkeit
- Langeweile
- Freude
- Lust
- Heißhunger
- Sucht
- Befriedigung bei Frust
- Befriedigung bei Aggressionen
- Gute Unterhaltung
- Wie guter Sex
- Entspannung
- Soziales Event

- — Möglichkeit zur Kontaktaufnahme
- — Mein Freund und Tröster
- — Mein Feind und Dickmacher
- — Ein seelisches Bedürfnis
- — Eine ständige Versuchung
- — Wie ein ständiger Schatten

Was trifft auf Sie zu?
Sie nehmen eher ab wenn
- — Sie im Urlaub sind?
- — Sie sich mit Menschen umgeben die weniger essen als Sie (Freundeskreis)?
- — Sie mit Menschen unterwegs sind, die weniger essen als Sie (Freizeit, Urlaub)?
- — Sie gut beschäftigt sind?
- — Sie viel Stress haben (beruflich oder privat)?

Sie nehmen eher zu wenn
- — Sie im Urlaub sind?
- — Sie häufig Gäste zu Hause haben?
- — Sie viel mit Menschen zusammen sind, die gerne und viel essen?
- — Sie Essensreste nicht wegwerfen können und sie deshalb aufessen?
- — Sie Ärger/Frust/Sorgen oder Langeweile haben?
- — Sie viel Stress haben (beruflich oder privat)?

Denken Sie bitte einmal darüber nach, was Sie aus dieser sicher unvollständigen Liste kennen. Es ist also bei weitem nicht nur der Hunger, der uns Essen lässt. Auch läuft nicht jeder Tag gleich ab. Es finden sich Unterschiede zwischen Wochentagen und Wochenende, Arbeitstagen und Freizeittagen, und im Urlaub sieht wieder alles ganz anders aus (vgl. Bericht Herr J. in ▶ Abschn. 5.2.3). Es wäre eine Illusion, zu glauben, man könne immer und überall darüber nachdenken, warum man nun gerade an Essen denkt oder etwas isst. Dabei würde mit Sicherheit auch ein großes Stück Lebensqualität verloren gehen. Wenn Sie aber, lieber Leser, den Vorsatz haben ein wenig Gewicht zu reduzieren, dann kann es Ihnen helfen, sich im Vorfeld Gedanken darüber zu machen, in welchen Situationen sie essen. Mit einer für kurze Zeit geplanten Diät begrenzen Sie automatisch Ihre Kalorienzufuhr, danach nehmen Sie aber die alten Ernährungsgewohnheiten wieder auf. Diese Tatsache ist der Hauptgrund dafür, warum Diäten nicht funktionieren können: Weil sie auf einen kurzen Zeitraum begrenzt werden und keine Veränderungen der Lebensgewohnheiten beinhalten. Man könnte es zusammenfassen mit dem Satz:

Gewicht reduzieren ist nicht schwer – Gewicht halten hingegen sehr

In unserer Gruppe haben wir betrachtet, in welchen Situationen man eher Gewicht reduzieren kann und zu welchen Zeiten man eher zunimmt. Herr J. hat sich als „Urlaubsabnehmer" bezeichnet, genauso gibt es aber Menschen, die im Urlaub regelmäßig Gewicht zunehmen. Es ist also nicht alleine die Situation, die über den Gewichtsverlauf entscheidet, sondern das Individuum mit seinen unterschiedlichen Reaktionsmustern. Deshalb macht es auch keinen Sinn, allgemeingültige Empfehlungen geben zu wollen. Sie müssen Ihr eigenes Verhalten analysieren, um Veränderungen herbeiführen zu können. Dafür sollten Sie ihren Gewichtsverlauf in unterschiedlichen Bereichen betrachten.

Beobachten Sie sich selbst über einen Zeitraum von mehreren Tagen und notieren Sie abends (oder auch tagsüber, falls möglich), in welchen Situationen Sie eher dazu neigen, viel und unkontrolliert zu essen, und wann Sie mit Ihrem Essverhalten eher zufrieden sind. Dies kann Ihnen dabei helfen, eine **für Sie passende** Strategie zu entwickeln. Die Beobachtung, dass Stress sowohl zur Gewichtsreduktion als auch zur Gewichtszunahme führen kann, legt nahe, dass jeder Mensch unterschiedlich auf ein und denselben Tatbestand reagiert. Wie wir in ▶ Kap. 7 sehen werden, hat dies mit Kontrollmechanismen unseres Gehirnes zu tun. Und da unser Leben ein ständiges Auf und Ab an Gefühlen, Anforderungen und Belastungen beinhaltet, ist unsere Gewichtsentwicklung nicht immer planbar. Im Unterschied zu Maschinen haben wir Menschen die Fähigkeit, uns mit unseren Funktionen an Umweltbedingungen anzupassen. Allerdings können wir unsere ursprüngliche „Programmierung" nicht abschalten!

Gerade heute in Zeiten des Nahrungsüberangebotes ist die Beschaffung von Lebensmitteln kein Problem mehr. Umso schwieriger ist es zu verstehen, dass wir uns – statt das vorhandene Angebot zu genießen – mit der Frage nach der besten Diät quälen.

Seitdem ich mit übergewichtigen Menschen arbeite, herrscht Uneinigkeit darüber, welche Diät die „beste" ist. „Low carb" (wenig Kohlehydrate) oder „Low fat" (wenig Fett), mit oder ohne Formula-Diät (s. ▶ Abschn. 3.4 Diäten). In jüngster Zeit taucht auch immer wieder die Frage auf, ob wir Beratung auf bisherige Weise durch persönliche Betreuung („Face-to-Face") anbieten sollen oder vielleicht besser über Online-Programme. Der Mensch hätte es gerne einfach und allgemeingültig, deshalb kommen auch jedes Jahr neue Trenddiäten auf den Markt, die Hoffnung auf rasche Erfolge machen. Warum verkauft sich das so gut? Warum wollen Menschen glauben, dass ein Produkt oder eine Diät Ihr Problem lösen kann?

Mit meinem Ratgeber biete ich Ihnen all das nicht an. Aber ich möchte Ihnen dabei helfen, Ihr Problem differenziert zu betrachten und sich eben nicht an kurzfristigen Erfolgen zu orientieren. Damit schwimme ich mit voller Überzeugung gegen den Strom und versuche, Ihnen eine langfristig erfolgreiche Strategie aufzuzeigen. Nur Sie selbst können festlegen, was dafür nötig ist. Was Ihnen täglich in „Film, Funk und Fernsehen", und darüber hinaus in zahlreichen Journalen verkauft wird – nach dem Motto: "Endlich schlank und glücklich" – ist nichts anderes als Verkaufsstrategie. Tatsache ist, dass ich Ihnen mit den Fakten und Gedanken dieses Buches einen seriösen und langfristig erfolgreichen Weg zur Gewichtsreduzierung oder auch Stabilisierung aufzeigen möchte. Er ist mit mehr Zeitaufwand verbunden als eine kurzfristige Diät, führt Sie aber zu sich selbst, Ihren Problemen, Sorgen aber auch Fähigkeiten. Welchen Weg können und wollen Sie einschlagen, und vor allem: Was ist in Ihrem persönlichen Umfeld realisierbar? Dann werden Sie auch umso mehr über eigene Möglichkeiten und Aktivitäten nachdenken. Damit wird jeder von Ihnen seinen ganz persönlichen, eigenen Plan selbst gestalten, gegebenenfalls aber auch verändern, wenn neue Lebensumstände eintreten. Und vielleicht auch lernen, mit seinem aktuellen Gewicht zufriedener zu leben.

Fazit

Vergessen Sie alle möglichen Diäten und beschäftigen sich lieber mit Ihren ganz persönlichen Stärken und Schwächen!

1. Was sind Ihre Stärken?
2. Was sind Ihre Schwächen?
3. Wem können Sie sich mit Ihren Stärken und Schwächen anvertrauen?
4. Wer hilft Ihnen dabei, Ihre Stärken zu nützen und Ihre Schwächen zu akzeptieren?

5.3 Hunger und Sättigung

Wie wir inzwischen mehrfach gesehen haben, ist die Selbstbeobachtung ein entscheidender Schritt bei dem Vorhaben, Gewicht zu reduzieren, dauerhaft zu stabilisieren oder einfach nur „gesünder" zu essen. Wenn ich meinen Patienten die Frage stelle, wie sie Hunger beschreiben würden, dann ernte ich meist einen fragenden Blick. Wir haben leider verlernt, Körperwahrnehmungen in Worte zu fassen. Und für jeden von Ihnen, liebe Leser, lohnt es sich, einmal zu überlegen, was Hunger wirklich ist. Wo nehme ich Hunger bewusst wahr? Im Bauch, im Kopf oder in der Seele?

» Wenn die nächste Hungersnot kommt, sind alle Dünnen verhungert und ich habe eine Model-Figur.

Hunger und Sättigung sind die „steinzeitlichen" Regulationsmechanismen des Essverhaltens. Die Schaltzentrale für all die vielen Prozesse, die mit Hunger und Sättigung in Verbindung stehen ist das Gehirn. Selbst Wissenschaftler haben noch nicht auf alle Fragen eine Antwort und diskutieren die vielen möglichen Stoffwechselwege. Mit dem folgenden Abschnitt hoffe ich, dass es mir gelingt, auch dem Laien die Zusammenhänge zwischen Ernährung und Gehirn verständlich zu machen.

Ernährung hat in erster Linie mit dem Gehirn zu tun. Das zentrale Nervensystem ist für die Regelung der Nahrungsaufnahme zuständig (Morton et al. 2006). Der Magen und das Fettgewebe senden Signale an das Gehirn und beeinflussen so das Essverhalten. Dabei spielen eine Reihe von Hormonen eine Rolle, insbesondere Insulin, Leptin, Orexin, Ghrelin und Dopamin (Braus 2014). Es würde nun an dieser Stelle zu weit führen, sämtliche neuronalen Regelkreise darzustellen. Tatsache aber ist, und das macht die Sache so spannend, dass sich in den vergangenen Jahren immer mehr Zusammenhänge zwischen Hirnstoffwechsel, Essverhalten und Adipositas auftun. Damit ist Übergewicht nicht in jedem Falle selbst verschuldet und bedarf deshalb ärztlicher Expertise. Darüber hinaus wissen wir inzwischen, dass die Veranlagung für „Schlank" oder „Dick" auch eine genetische Grundlage hat (Herbert et al. 2006).

Was ist also Hunger? Fragen Sie sich einmal selbst, ob Sie immer dann, wenn Sie etwas essen, auch wirklich Hunger haben. Wir essen, weil wir Nahrung sehen, riechen und schmecken oder weil wir gerade über etwas Leckeres zum essen nachdenken – das ist aber nicht mit Hunger gleichzusetzten! Das „Knurren des Magens" entsteht nach vielen Stunden ohne Nahrungsaufnahme. Wie intensiv wir dieses Hungergefühl wahrnehmen, ist von Person zu Person verschieden. Auch haben Sie sicher schon öfters bemerkt, dass Sie Ihren Hunger vergessen, wenn gerade nichts zu essen in der Nähe ist – er meldet sich vielleicht erst in ein oder zwei Stunden wieder. Wie intensiv und wann wir Hunger empfinden, ist stark von Umwelteinflüssen abhängig. Da sich diese nun aber im Vergleich zur Steinzeit so massiv verändert haben und Essen so gut wie immer verfügbar ist, werden die Regelkreise in vielfältiger Weise gestört. Sie denken eigentlich nicht an essen, gehen aber beim Einkaufen an einer Eisdiele vorbei, schon greifen Sie zu, weil Ihr Sehzentrum aktiviert wurde (visueller Cortex). Oder es ist eine Würstchenbude in der Nähe und es riecht so lecker, schon haben Sie die Currywurst in der Hand. Neben dem Hunger steuern also Sinneseindrücke rund um die Uhr unser Essverhalten.

In unserer westlichen Welt essen wir heute im Unterschied zu vielen Entwicklungsländern überwiegend nicht, weil wir Hunger haben, sondern weil wir rund um die Uhr mit Nahrung in Form von Sinneseindrücken konfrontiert werden. Wir sehen es ständig (Werbung in TV, Internet und Journalen und Zeitschriften), riechen es (Kühlschrank, Kantine, Einkaufszentren, Jahrmärkte, Kneipen und Lokale) und bevorzugen all das, was „gut schmeckt", und das sind vor allem hochkalorische Fett-Zuckerkombinationen wie Fast-Food-Lebensmittel, Snacks oder Shakes, also Lebensmittel mit einer hohen Energiedichte.

Auch das Reden über Essen und Denken an Essen beeinflusst unsere Nahrungsaufnahme. All das beginnt im Kindesalter, also im Vorschulalter und in der Schulzeit. Wenn wir dort in den nächsten Jahren nicht intensiver ansetzen, also bereits so früh wie möglich im Kindes- und Jugendalter Aufklärung betreiben, wird uns die Adipositas-Welle ähnlich wie in den vereinigten Staaten überrollen. Prävention erfordert Maßnahmen, die derzeit nicht existieren und auf politischer Ebene nur diskutiert, aber nicht umgesetzt werden.

Und dann ist da noch unsere Seele, die nach Nahrung verlangt. Je schlechter die Stimmung, desto wichtiger wird Essen als Ausgleich. Es ist nicht der Hunger, der uns essen lässt, sondern komplexe Vorgänge auf hormoneller Ebene, die dann unser Essverhalten steuern, ohne dass wir dies bewusst wahrnehmen. Veränderte Alltagsbedingungen mit steigenden Anforderungen an den Einzelnen führen oft zu Überforderung. Leistung am Arbeitsplatz muss immer schneller erledigt werden und wird anspruchsvoller. Der soziale Druck, zu erreichen, was „normal" ist, steigt in diversen Bereichen (normale Figur, normales Essen, normales Gewicht), ja vielfach unterliegen wir einem „Optimierungswahn"! Wer gibt all das vor? Was davon ist gesund? Und was macht uns krank? Führt uns der Gedanke an Optimierung vielleicht sogar zu Überlastung und Stressreaktionen? Auch kann unsere westliche Nahrung sich ihrerseits (rasch verfügbare Kohlehydrate, Fast Food und Fertignahrung) ungünstig auf die Stimmung auswirken und Angstund Aggressionsbereitschaft fördern (Jacka et al. 2010).

- ▪ **Eine meiner Patientinnen, Frau S. beschreibt es folgendermaßen:**

Ich würde zwischen „normalem" Hunger und „meinem" Hunger unterscheiden. Normal ist es, wenn der Magen knurrt, ich ein langsam steigendes Hungergefühl vor dem Essen verspüre, eine Vorfreude auf das Essen empfinde und danach Zufriedenheit und mehr Energie. Leider sieht mein Hunger derzeit wieder völlig anders aus: Schon kurz nach dem Essen fühlt sich mein Magen irgendwie hohl an, ich fühle mich schlapp, empfinde keinerlei Sättigungsgefühl und später ein quälendes Völlegefühl. Meine Gedanken kreisen oft den ganzen Tag nur ums Essen. An solchen Tagen habe ich keine Ahnung, was ich eigentlich möchte. Das ist dann auch kein Hungergefühl mit knurrendem Magen, sondern eine Art innerer Drang, so ähnlich wie Appetit, nur ohne Idee, auf was ich eigentlich Appetit habe. Ich gehe dann alle halbe Stunde an den Kühlschrank und meine, dringend etwas essen zu müssen. So ist mein Körper eigentlich den ganzen Tag mit seiner Verdauung beschäftigt, und ich habe keine Energie mehr für andere Gedanken oder Aktivitäten. Inzwischen glaube ich, dass diese „Appetitanfälle" mit einer inneren Leere oder Unzufriedenheit zusammenhängen, oder manchmal auch mit akutem Stress. Das kann ich nur wieder in den Griff bekommen, wenn ich mir so wie im vergangenen Jahr Regeln aufstelle, also zum Beispiel: nur alle 3 Stunden essen, nur essen wenn der Magen knurrt, langsam und nicht hektisch essen, aufhören zu essen, wenn ich die erste Sättigung spüre (und das klappt besser wenn ich langsam esse), und den Appetit zu befriedigen, in dem ich zum Beispiel in ein Lieblingsbuch schaue, anstatt zu essen. Nur so kann ich meinen derzeitigen Rückschlag bewältigen und wieder zu „normalem" Hunger zurückfinden. Dann werden sich auch meine Haut, meine psychische Verfassung und mein Gewicht wieder verbessern. Ich muss nur wieder an mich glauben, trotz des momentanen Rückschlages.

Diese Geschichte steht stellvertretend für viele Patienten, die mir in den vergangenen Jahren Ähnliches berichtet haben. Wenn es auch jede Person ein wenig anders beschreibt – gemeinsam ist allen, dass es keine normale Hunger-Sättigungs-Struktur mehr gibt. Das Wohlbefinden geht jeden Tag ein Stück mehr verloren, das Unwohlsein steigt stetig. Leider sieht man es den Betroffenen meist nicht an, wie sehr sie leiden und erfolglos darum kämpfen, wieder aus dem Teufelskreislauf herauszukommen. Hier brauche auch ich als Ärztin immer wieder den Mut, einen ersten Schritt zu tun und damit eine Möglichkeit für Gespräche zu schaffen. Zuwendung, Zeit und Geduld sind unsere vielleicht wichtigsten Werkzeuge und garantiert ohne Nebenwirkungen!

Und was ist Sättigung? Hier wird es noch viel schwerer, eine Begriffsklärung zu geben. Wenn ich schon gar keinen Hunger habe, wie kann ich dann überhaupt noch beschreiben, ob und wann ich satt bin? Wie bereits ausgeführt, regelt in unserer modernen Gesellschaft in vielen Fällen die Verpackungsgröße unseren Verzehr. Auch die Erziehung spielt dabei eine wesentliche Rolle. „Bevor der Teller nicht leer gegessen ist, gehst du nicht zum Spielen" – das ist ein Satz, den es zu meiner Jugendzeit schon gab und der heute noch genauso formuliert wird. Fragen Sie sich einmal selbst: Hören Sie wirklich immer dann auf zu essen, wenn der Hunger gestillt ist (so Sie Hunger hatten)? Oder essen Sie mehr, weil es einfach so lecker schmeckt und danach fühlen Sie sich eigentlich gar nicht wohl? Wann entsteht Sättigung? Etwa 20 Minuten nach Beginn einer Mahlzeit. Also ist langsames Essen eine sehr gute Strategie, um die Portionen klein zu halten. Vergessen

werden leider oft die Getränke. Je mehr Sie über den Tag verteilt trinken, umso eher entsteht ein Sättigungsgefühl. Stellen Sie sich also am besten morgens, mittags und abends eine große Flasche Wasser auf den Schreibtisch.

? Kernfragen

1. Wie würden Sie „Hunger" beschreiben?
2. Wie häufig am Tag haben Sie „Hunger"?
3. In welchen Situationen essen Sie?
4. Haben Sie regelmäßige Essenszeiten?
5. Wie kontrollieren Sie die Portionen einer Mahlzeit?
6. Wie wirkt sich Ihre Stimmung auf Ihr Essverhalten aus?
7. Was essen oder trinken Sie, wenn Sie niedergeschlagen oder enttäuscht sind?
8. Welchen Stellenwert nimmt Essen in Ihrem Alltag ein?
9. Essen Sie oft alleine oder meist mit Ihrem Partner oder Ihrer Familie?
10. Essen Sie „nebenbei" (am Arbeitsplatz, unterwegs, im Auto, neben dem Fernseher, im Kino)?
11. Welche Lebensmittel verschaffen Ihnen ein kurzes/langes Sättigungsgefühl?
12. Wieviel trinken Sie täglich? Welche Getränke?

5.4 Kontrolle des Essverhaltens

Wir haben nun gesehen, wie schwierig es ist, den Begriff Hunger zu beschreiben, und welch komplexe Regulationsmechanismen daran beteiligt sind. Und selbst bei Hunger sind die Portionen, die verschiedene Menschen benötigen, um satt zu sein, sehr variabel. Was für Frau X. hungern bedeutet, ist für Frau Y. möglicherweise eine ganz normale Nahrungsmenge. Sicher kennen Sie das ebenso wie ich – in Ihrem Freundes- oder Bekanntenkreis treffen Sie auf Personen, die „nie" essen oder solche, die „ständig" essen. Was ist „normal"? Wer braucht wieviel? Wo liegt der „Wohlfühlbereich" im Hinblick auf die Kalorienzufuhr? Und wie weit davon entfernen wir uns und nehmen bewusst Hunger in Kauf, nur um einem „Idealmaß" zu entsprechen? Was Elena Uhlig in ihrem aktuellen Bestseller „Mein Gewicht und ich: Eine Liebesgeschichte in großen

Portionen" beschreibt, kennen viele Menschen mit Übergewicht. Über Jahre hinweg hungern sie sich durch alle möglichen Diäten hindurch, nur um einem Bild zu entsprechen, das die Umwelt oder sie selbst von sich einfordern. Insbesondere bei Schauspielern und Akteuren in der Modebranche treffen wir auf diese Muster, und so manch einer outet sich nach vielen Jahren der Selbstkasteiung.

Es gibt also letztlich zwei unterschiedliche Vorgehensweisen, um Gewicht zu reduzieren:

- Gezügeltes Essverhalten
- Radikaldiäten

Während es bei dem gezügelten Essverhalten viel Geduld braucht und sich sichtbare Erfolge nur langsam einstellen, geht das bei Radikaldiäten in nur wenigen Wochen. Vielleicht ist es eine Typfrage, wofür Menschen sich eher entscheiden. Für unser Stresssystem ist die schnelle Variante in jedem Fall die schlechtere. Warum das so ist, kann die Hirnforschung heute erklären (s. ▶ Kap. 7).

Was kennzeichnet den gezügelten Esser? Er macht eher selten Diäten, hat sich aber einen Regelkatalog erarbeitet, der ihm hilft, nie über eine für den Tag festgesetzte Kalorienmenge hinauszukommen. Dabei treffen wir zum Beispiel auf folgende Regeln:

- Tägliche Kalorienmenge wird gezählt
- Eine Mahlzeit auslassen, damit Kaloriengrenze nicht überschritten wird
- Keine Mahlzeit mehr nach 20 Uhr
- Salat nur ohne Dressing
- Kein Zucker, nur Süßstoff
- „Light"-Getränke
- Verwendung von süßstoffhaltigen Lebensmitten
- Genereller Verzicht auf Kohlehydrate oder Fett
- Keine Süßigkeiten

» Jahrelang hat man uns eingeredet, dass nach 18 Uhr gegessene Kohlehydrate dick machen und jetzt kommt raus: Kohlehydrate wissen gar nicht wie spät es ist.

Mit dem Fragebogen (◐ Abb. 5.4) können Sie, lieber Leser, Ihr eigenes Essverhalten näher unter die Lupe nehmen.

Die zweite Variante, um sich immer wieder an das „Idealgewicht" heranzuarbeiten, besteht in Radikalkuren. Damit werden für einen kurzen begrenzten Zeitraum die Kalorien so weit reduziert, dass daraus eine rasche Gewichtsabnahme resultiert. Und da man solche kurzen Zeiträume überblicken kann, entscheiden sich viele Menschen für die „schnelle Abnehmvariante". Danach essen sie dann wieder „normal", und wie jeder weiß, halten die erzielten Erfolge deshalb meist nur kurzfristig. Was passiert aber auf Seiten des Stoffwechsels, wenn man dem Körper derartig radikale Maßnahmen zumutet?

5.5   Hungerstoffwechsel

Die Frage des Hungerstoffwechsels hat Mediziner immer schon beschäftigt und wurde 1944 im Rahmen des berühmt-berüchtigten **Minnesota-Hunger-Experiments** genauer untersucht. Die Ergebnisse waren derart gravierend, dass weitere Studien mit derartigen Voraussetzungen heute nicht mehr durchführbar wären – jede Ethikkommission würde einen derartigen Versuchsansatz ablehnen. Wie kam es zu dieser Studie? Gegen Ende des zweiten Weltkrieges machte sich die amerikanische Regierung Gedanken darüber, wie man nach Ende des Krieges als Siegermacht die Verantwortung für die Ernährung von Millionen unterernährter Zivilisten gestalten sollte. Man stellte sich die Frage, wie viel Kalorien man wirklich braucht, um einem Menschen das physische Überleben zu ermöglichen und was dabei passiert, wenn man die Kalorienzufuhr drastisch reduziert. Deshalb wurde der Auftrag zu einer wissenschaftlichen Studie an die Universität von Minnesota vergeben. Es war ein Feldversuch, an dem amerikanische Kriegsdienstverweigerer als Freiwillige über einen Zeitraum von sechs Monaten teilnahmen, und in dem ihre Essensration um 50 % gekürzt wurde. Man untersuchte bei den Testpersonen den Hirnstoffwechsel sowie die Auswirkungen der Nahrungsverknappung auf zahlreiche Körperfunktionen. Die Ergebnisse übertrafen die Befürchtungen der Wissenschaftler und lesen sich wie ein grausamer Roman. Alle Testteilnehmer zeigten deutliche bis schwere mentale Ausfallerscheinungen. Dazu gehörten Sprachstörungen, schwere Konzentrationsstörungen, Gedächtnisstörungen, ein völliger Libidoverlust, extreme Müdigkeit, Kälteempfindlichkeit und die Vermeidung von Sozialkontakten. Dazu kamen Depressionen und Angstzustände, einige hatten Selbsttötungsphantasien, ein Teilnehmer hackte sich drei Finger ab und

Veronika Hollenrieder: „Ich bin dann mal dick"	
Arbeitsblatt	**Fragebogen zur kognitiven Kontrolle beim Essverhalten**

Fragebogen zur kognitiven Kontrolle beim Essverhalten

	Trifft zu	Trifft nicht zu
1. Wenn ich die Kalorienmenge erreicht habe, die ich mir als Grenze gesetzt habe, gelingt es mir meistens, mit dem Essen aufzuhören.	☐	☐
2. Ich esse absichtlich kleine Portionen, um nicht zuzunehmen.	☐	☐
3. Das Leben ist zu kurz, um sich auch noch mit Diäten herumzuschlagen.	☐	☐
4. Bei den üblichen Nahrungsmitteln kenne ich ungefähr den Kaloriengehalt.	☐	☐
5. Wenn ich während einer Diät „sündige", halte ich mich anschließend beim Essen zurück, um wieder auszugleichen.	☐	☐
6. Essen macht mir viel Spaß, und ich will es mir nicht durch Kalorienzählen oder Gewichtskontrollen verderben.	☐	☐
7. Häufig höre ich auf zu essen, obwohl ich noch gar nicht richtig satt bin.	☐	☐
8. Ich halte mich beim Essen bewusst zurück, um nicht zuzunehmen.	☐	☐
9. Ich esse alles, was ich möchte und wann ich es will.	☐	☐
10. Ich zähle Kalorien, um mein Gewicht unter Kontrolle zu halten.	☐	☐
11. Bestimmte Nahrungsmittel meide ich, weil sie dick machen.	☐	☐

12. Ich achte sehr auf meine Figur:　　　　　　　　Immer ☐　Oft ☐ Selten ☐　Nie☐

13. Wenn Sie zu viel gegessen haben, bringen Sie Gewissensbisse dazu, sich eher zurückzuhalten?　Immer ☐　Oft ☐ Selten ☐　Nie☐

14. Achten Sie darauf, dass Sie keinen Vorrat an verlockenden Lebensmitteln haben?　Immer ☐　Oft ☐ Selten ☐　Nie☐

15. Kaufen Sie häufig kalorienarme Lebensmittel?　Immer ☐　Oft ☐ Selten ☐　Nie☐

16. Esse Sie bewusst langsam, um Ihre Nahrungsaufnahme einzuschränken?　Immer ☐　Oft ☐ Selten ☐　Nie☐

17. Wie häufig kommt es vor, dass Sie bewusst weniger essen, als Sie gerne möchten?　Immer ☐　Oft ☐ Selten ☐　Nie☐

18. Würden Sie Ihre Lebensweise ändern, wenn Sie eine Gewichtsveränderung von fünf Pfund feststellen?　Sehr ☐ Ziemlich ☐ Etwas ☐ Nein

19. Achten Sie darauf, was Sie essen?　Sehr ☐ Ziemlich ☐ Etwas ☐ Nein

20. Kreuzen Sie an, was auf Ihr Essverhalten zutrifft (nur eine Antwort)

　　Ich esse, was ich will, wann ich will.　☐ 1
　　Ich esse gewöhnlich, was ich will, wann ich will　☐ 2
　　Ich esse oft, was ich will, wann ich will　☐ 3
　　Ich halte mich ebenso oft zurück, wie ich nachgebe　☐ 4
　　Ich halte mich gewöhnlich zurück, gebe selten nach　☐ 5
　　Ich halte mich durchweg zurück, gebe nicht nach　☐ 6

21. Wie häufig haben Sie bereits Schlankheitsdiäten gemacht?

　　1–3-mal ☐ 1
　　4–6-mal ☐ 2
　　9–15-mal ☐ 3
　　Mehr als 15-mal ☐ 4
　　In regelmäßigen Abständen ☐ 5
　　Ich halte so gut wie immer Diät ☐ 6
　　Noch nie ☐ 7

◘ **Abb. 5.4** **a** Fragebogen zur kognitiven Kontrolle beim Essverhalten, **b** Auswertungsschlüssel

Veronika Hollenrieder: „Ich bin dann mal dick"	
Arbeitsblatt	Auswertungsschlüssel zum Fragebogen „Kognitive Kontrolle des Essverhaltens"

Auswertungsschlüssel zum Fragebogen „Kognitive Kontrolle des Essverhaltens"

Der Fragebogen enthält 21 Fragen.
Für die Summenbildung werden bei folgenden Items folgende Antwortalternativen mit 1 bewertet:

Item   Antwortalternative

1. Trifft zu
2. Trifft zu
3. Trifft nicht zu
4. Trifft zu
5. Trifft zu
6. Trifft nicht zu
7. Trifft zu
8. Trifft zu
9. Trifft nicht zu
10. Trifft zu
11. Trifft zu
12. Trifft zu
13. Immer + oft
14. Immer + oft
15. Immer + oft
16. Immer + oft
17. Immer + oft
18. Sehr + ziemlich
19. Sehr + ziemlich
20. 4 + 5 + 6
21. 3 + 4 + 5 + 6

Der Summenwert kann somit zwischen 0 (=keine kognitive Kontrolle) und 21 (=extreme kognitive Kontrolle) liegen.

Auswertung

Summenwert	Kognitive Kontrolle
0–3	Sehr gering
4–6	Gering
7–9	Mittel
10–13	Hoch
14–21	Sehr hoch

Abb. 5.4   Fortsetzung

konnte sich danach nicht mehr erinnern, ob es versehentlich passiert war oder als ein Akt der Selbstverstümmelung. Heute bezeichnen Mediziner diese Ausfallerscheinungen als Symptome einer Neuroglukopenie, was einer Art Unterzuckerung des Nervensystems entspricht. Wenn man die Energiezufuhr derart drosselt, schaltet das Gehirn nach und nach die Körperfunktionen ab, die für das Überleben nicht zwingend erforderlich sind, es geht also in eine Art „Sparmodus": Was unnötige Energie (Zucker) verbraucht, wird abgeschaltet. Das erste Opfer ist dabei oft der Sexualtrieb, danach kommen Konzentration und Wachheit. Denn im Schlafzustand kann der Körper bis zu 40 % Energie gegenüber dem Wachzustand einsparen. Darüber hinaus kam es aber auch zu Veränderungen an zahlreichen Organen: Herzmuskel- und Skelettmuskelschwund, Muskelschwäche, Haarausfall, Hautverdünnung, Blutarmut. Das einzige Organ, dessen Größe konstant blieb, war das Gehirn (Peters 2013).

Das Gehirn nimmt also offensichtlich eine Sonderstellung ein, wenn es um die Frage geht, wie und wo im Hungerstoffwechsel eingespart wird. Diese Beobachtung im Minnesota-Hunger-Experiment deckt sich mit den Ergebnissen von Marie Krieger, die 1921 mit ihrer Doktorarbeit „Über die Atrophie der menschlichen Organe bei Inanition" der Frage nachging, was Hunger und Auszehrung an den menschlichen Organen bewirken. Im Pathologischen Institut der Friedrich-Schiller-Universität in Jena wurden ausgemergelte Kriegsopfer dem Institut für Forschungszwecke überlassen. Dort arbeitete M. Krieger als Doktorandin. Sie untersuchte die durch die kriegsbedingte Mangelversorgung und Infektionen wie Typhus, Ruhr und Tuberkulose völlig ausgemergelten Leichname. Diese wiesen bis zu 45 % Gewichtsverlust auf. Der Begriff „Inanition" steht für eine Abmagerung des Körpers auf ein extremes Maß unterhalb des Normalgewichts. Die wissenschaftliche Frage, der sie in ihrer Arbeit nachging, lautete: Wenn unser Körper abnimmt – durch Hunger oder Fasten – schrumpfen dann nicht nur die Muskeln und das Fett, sondern auch die inneren Organe? Und wenn ja, trifft das auf alle Organe zu? Um die Größenveränderung darstellen zu können, bestimmte sie zunächst die Durchschnittsgewichte sämtlicher inneren Organe von normal ernährten Männern und Frauen. Im Vergleich dazu wiesen alle inneren Organe der durch Auszehrung gekennzeichneten Körper einen Gewichtsverlust bis zu 40 % auf – mit Ausnahme des Gehirns. Hier ergaben die Messungen einen Gewichtsverlust von maximal 2 %. Selbst unter den allerschlimmsten Ernährungsbedingungen verändert das Gehirn sein Gewicht also nur minimal. Diese sensationelle Entdeckung findet heute ihre Bestätigung durch präzise Messungen mittels Magnetresonanztomographie (MRT) zum Beispiel an Patienten mit Magersucht (Anorexia nervosa). Auch hier weisen die inneren Organe einen Gewichtsverlust von bis zu 40 % auf, nicht jedoch das Gehirn. Das gilt auch für stark übergewichtige Personen, die massiv Gewicht abnehmen – das Gehirn behält sein Gewicht nahezu unverändert. Mit ihrer Arbeit legte Marie Krieger einen Grundstein für die Hirnforschung. Sie lieferte erstmals den Beweis, dass unser Stoffwechsel hierarchisch organisiert ist und das Gehirn darin eine Sonderstellung einnimmt. Dabei geht der „Egoismus des Gehirns" so weit, dass es in Notsituationen den Rest des Körpers von der Energiezufuhr weitgehend abschneidet (Peters 2011). Dies gab der klinischen Forschungsgruppe an der Universität Lübeck um A. Peters ihren Namen: „Selfish Brain" („selfish" = selbstsüchtig, „brain" = Gehirn).

❓ Kernfragen

1. Leiden Sie unter Verdauungsproblemen (Verstopfung, Durchfall, Blähungen, Völlegefühl)?
2. Welche Lebensmittel belasten Ihr Wohlbefinden?
3. Wie sieht es mit Ihrer täglichen Trinkmenge aus?
4. Beobachten Sie in bestimmten Lebenssituationen Verdauungsprobleme? Falls ja, wann?
5. Hat sich Ihre Verdauung in den vergangenen Jahren verändert (verbessert/verschlechtert)?
6. Nehmen Sie Dauermedikamente, die zu Magen-Darm-Störungen führen können?
7. Wie wirkt sich Ihr seelisches Wohlbefinden auf Ihre Darmtätigkeit aus?

8. Achten Sie auf ausreichende Bewegung (insbesondere bei „sitzenden" Berufen)?
9. Wie hoch ist der Ballaststoffanteil Ihrer Nahrung?

Literatur

Assal J.P, Mühlhauser I, Pernat A, Gfeller R, Joergens V, Berge, M (1985) Patient education as the basis for diabetes care in clinical practice. Diabetologia 28:602–613

Axt-Gadermann M (2015) Schlank mit Darm: Das 6-Wochen-Programm. Das Praxisbuch. Südwest, München

Beer AM (2015) Wem nutzt Heilfasten? MMW Fortschr Med 157 (3):26

Berger M, Grüsser M, Jörgens V, Kronsbein P, Mühlhauser I, Scholz V, Venhaus A, Standl E, Mehnert H (1987) Schulungsprogramm für Diabetiker, die nicht Insulin spritzen. Deutscher Ärzteverlag, Köln

Birch LL (1998) Psychological influences on the childhood diet. J Nutr 128 (Suppl 29):407S–410S

Braus DF (2014) EinBlick ins Gehirn. Thieme, Stuttgart, S 102–105

Clement S (1995). Diabetes self-management. Diabetes care 18:11214–12044

DAK (2016) XXL-Report – Meinungen und Einschätzungen zu Übergewicht und Fettleibigkeit. Forsa, Berlin. www.dak. de/dak/download/schwereslos-studie-1845920.pdf

Ellrott T (1999) Verhaltensmodifikation in der Adipositastherapie. Aktuel Ernahrungsmed 24:91–96

Ellrot T (2003) Zunehmende Portionsgrößen. Ein Problem für die Regulation der Nahrungsmenge. Ernaehr Umsch 50:340–343

Ellrot T (2012) Determinanten des Essverhaltens im Kindes- und Jugendalter. In: Reinehr T, Kersting M (Hrsg) Pädiatrische Ernährungsmedizin. Schattauer, Stuttgart

Galloway AT, Fiorito LM, Francis LA et al (2006) „Finish your soup": counterproductive effects of pressuring children to eat on intake and affect. Appetite 46:318–323

Gerlach, S (2015) Die Welt wird immer dicker – die Politik muss handeln Adipositas 4:235

Heindl I, Johannsen U, Brüggemann I (2009) Essverhalten und Lernprozesse in der Ernährungsbildung – Medien, Materialien und die Rolle der vermittelnden Personen. Ernaehr Umsch 56:442–449

Helander HF, Fändriks L (2014) Surface area of the digestive tract. Scand J of Gastroenterol 49(6):681–689

Herbert A, Gerry NP, Mc Queen MB et al (2006) A common genetic variant is associated with adult and childhood obesity. Science 312: 279–283

Herpertz S, Petrak F, Albus C, Hirsch A, Kruse J, Kulzer B (2003) Evidenzbasierte Diabetes-Leitlinie DDG, Psychosoziales und Diabetes mellitus. Diabetes und Stoffwechsel 12:35–58

Jacka FN, Pasco JA, Mykletun A et al (2010) Association of Western and traditional diets with depression and anxiety in women. Am J Psychiatry 167:305–311

Jansen E, Mulkens S, Jansen A (2007) Do not eat the red food! Prohibition of snacks leads to their relatively higher consumption in children. Appetite 49:572–577

Kronsbein P, Mühlhauser I, Venhaus A, Jörgens V, Scholz V Berger M (1988) Evaluation of a structured treatment and teaching programme on non-insulin-dependent diabetes. The Lancet 17:14071–14411.

Kulzer B, Hermanns N, Maier B, Bergis K, Haak T, Reinecker H (2001) MEDIAS 2 – Mehr Diabetes-Selbstmanagement für Typ 2. Ein Schulungs- und Behandlungsprogramm für Menschen mit nicht-insulinpflichtigem Typ-2-Diabetes. Kirchheim, Mainz

Krieger M (1921) Über die Atrophie der menschlichen Organe bei Inanition. Z Angew Anat Konstitutionsl 7:87–134)

Liem DG, Mars M, De Graaf C (2004) Sweet preferences and sugar consumption of 4- and 5-year old children; role of parents. Appetite 43:235–245

Mensing C, Boucher J, Cypress M, Weinger K, Mulcaby K, Barta B, Hosey G, Kopher W, Laschiak A, Lamb B, Mangan M, Norman J, Tanja J, Yauk L, Wisdom K, Adam C(2001) National standards for diabetes self management education. Diabetes Care 24, Supplement 1:126–127

Morton GJ, Cummings DE, Baskin DG et al (2006) Central nervous system control of food intake and body weight. Nature 443:289–295

Noecker M (1998) Selbstmanagement, Compliance und glykämische Kontrolle beim Typ-I-Diabetes. In: Petermann F (Hrsg) Compliance und Selbstmanagement. Hogrefe, Göttingen, S 201–215

Peters A (2011) Das egoistische Gehirn. Ullstein, Berlin

Peters A (2013) Mythos Übergewicht. Bertelsmann, München

Pudel V, Westenhöfer J (1992) Dietary and behavioural principles in the treatment of obesity. Int Mon on EP&WC 1:2–7

Pudel V, Westenhöfer J (2003) Ernährungspsychologie. Eine Einführung. 3. Aufl. Hogrefe, Göttingen

Spill MK, Birch LL, Roe LS et al (2010) Eating vegetables first: the use of portion size to increase vegetable intake in pre-school children. Am J Clin Nutr 91:1237–1243

Taylor JP, Evers S, McKenna M (2005) Determinants of healthy eating in children and youth. Can J Public Health 96 (Suppl 3):520–526

Uhlig E (2016) Mein Gewicht und ich: Eine Liebesgeschichte in großen Portionen. Knaur, München

Westenhöfer J (1996) Gezügeltes Essen und Störbarkeit des Essverhaltens. 2.Aufl. Hogrefe, Göttingen

Zyriax BC, Wolf C, Schlüter A et al (2011) Association of cognitive dietary restrain and disinhibition with prediabetes – cross-sectional and longitudinal data of a feasibility study in German employees. Public Health Nutrition FirstView Article 1–8

Video-Links

http://future.arte.tv/de/unser-interview-mit-giulia-enders
http://future.tv/de/der-kluge-bauch

Dicker Körper

© Springer-Verlag GmbH Deutschland 2017
V. Hollenrieder, *Ich bin dann mal dick!*
DOI 10.1007/978-3-662-53058-0_6

Ihr Körper als Ihr bester Freund – wie können Sie das als Dicker jemals schaffen? Ihr Körper behindert Sie auf Schritt und Tritt, er setzt Ihnen täglich Grenzen und schmälert Ihr Selbstbewusstsein. Die mitleidsvollen oder auch verächtlichen Blicke Ihrer Mitmenschen erinnern Sie jeden Tag an Ihre Körperfülle, Ihre guten Vorsätze schaffen Sie immer nur kurzfristig umzusetzen. Wie können Sie es trotzdem schaffen, dass Ihr Körper wieder Ihr „zu Hause" wird, in dem Sie sich wohl fühlen?

6.1   Das Körperbild im Laufe der Jahrhunderte

Die Wahrnehmung des eigenen Körpers ist ein äußerst vielschichtiges Thema. Tatsache ist, dass sehr viele Menschen mit ihrer Körperform oder ihrem Äußeren nicht zufrieden sind. Wie sonst hätte sich der große Bereich der Schönheitschirurgie in den vergangenen Jahren in Deutschland etablieren können? Was nicht passt wird passend gemacht – vorausgesetzt, man hat das nötige Kleingeld dafür. Oft wundere ich mich, wie viel Zeit, Geld aber auch Unannehmlichkeiten Menschen bereit sind in die Veränderung ihres Körpers zu investieren. „Vielleicht lebe ich einfach nur in der falschen Zeit" – sagte einmal eine Patientin zu mir. Und deshalb an dieser Stelle ein kleiner Ausflug in die Geschichte.

Beginnen wir im klassischen **Altertum** – insbesondere bei den Griechen. Hier waren ausgewogene Körperproportionen gefragt, kleine Brüste angesagt, aber mäßige Fettpolster erlaubt. Bereits Hippokrates soll empfohlen haben, überflüssige Pfunde durch Bewegungsübungen und Fasten anzugehen.

Das **Mittelalter** wurde geprägt vom christlichen Glauben. Körperlichkeit war hier verpönt, in der Öffentlichkeit sollte man sich möglichst schlicht und unauffällig zeigen. Ganz anders dann in der **Renaissance**: Künstler durften unverhüllte Körper wieder darstellen, der Teint sollte möglichst porzellanfarben sein und man half notfalls mit Pasten aus Bleiweiß und Quecksilberverbindungen nach. Das Ideal waren grazile Arme und Beine, Bauch, Gesäß und Taille durften aber ruhig ein paar Rundungen aufweisen.

Im **Barock** – einer Zeit von genussbetonter und ausschweifender Lebensart – erzwang die Damenwelt mit Hilfe des Korsetts eine künstliche Wespentaille. In der Kunst dieser Epoche galt das Ideal vom wallenden, gelockten Haar, in der Öffentlichkeit allerdings mussten die Frauen das Haar scheiteln und zurückkämmen.

Die Haarpracht des **Rokoko** hingegen waren aufgesteckte Haare, möglichst gepudert und mit Schleifen oder Schmuck verziert, bei den Männern kamen Perücken in Mode. Gegen Ende des Rokoko galten heiße Bäder als gesundheitsschädlich – das Problem des unangenehmen Körpergeruchs war gewissermaßen die Geburtsstunde des Parfums. Im **Klassizismus** schließlich werden die Schönheitsideale der Antike wiederbelebt.

Im **20. Jahrhundert** vollzieht sich der Wandel von Schönheitsidealen immer schneller. Unmittelbar nach dem zweiten Weltkrieg waren rundliche Formen bei Männern und Frauen angesagt, denn dies ließ in einer armen Zeit auf Wohlstand schließen. Wer kennt sie nicht – die Idealfrauen dieser Zeit: Grace Kelly, Gina Lollobrigida, Sophia Loren und Marilyn Monroe. Dann kam der Wandel mit dem britischen Model Twiggy – jetzt war knochig, hager und flachbusig angesagt. Die Augenpartie wurde kräftig geschminkt, eine schmale Taille und große Oberweite das Schönheitsideal. In den 90er-Jahren schließlich kam der „Magersucht-Schick" – Schönheit definierte sich damals über Schlanksein! Von da war es nicht mehr weit zur heutigen Schönheitschirurgie, die ein „zu viel" entfernt und ein „zu wenig" ergänzt – allem voran Silikonkissen! Warum wählen immer mehr Menschen diesen Weg? Hat es vielleicht etwas mit ihrem (fehlenden) Selbstbewusstsein zu tun? Ist dieses gestaltbar durch eine äußerliche Veränderung? Und wie sieht es hinter der Fassade aus? All diesen Fragen werden wir uns in den folgenden Kapiteln widmen.

Soviel zur Geschichte. Nun aber zu Ihnen, lieber Leser! Welche Idealmaße streben Sie an? Sind es – die Frauen unter Ihnen – die Idealmaße 90-60-90? Und die Männer – über welche „Größen" denken sie nach? Welche Rolle spielt es für Sie, ob Sie „gut gebräunt", geschminkt oder perfekt gekleidet sind? Wie großzügig gehen Sie mit Düften, Deos, Parfums etc. um? Wenn Sie sich augenblicklich in Ihrem Körper nicht wohl fühlen, so sind Ihnen all diese Dinge vielleicht überhaupt nicht wichtig – ja Sie denken gar nicht wirklich darüber nach, was Sie heute anziehen sollen oder welchen Duft Sie verwenden. In einer Gesellschaft des „Optimierens" geht man aber noch viel weiter, und das gilt nicht nur für junge Menschen. Denn es werden neue Wege eröffnet, die ohne eigenes Zutun den idealen Körper versprechen: Medikamente, Fett absaugen, Silikon einsetzen, Nase operieren sind nur einige wenige Beispiele. Was verändert sich dadurch? Kann man neben dem Erscheinungsbild auch Zufriedenheit und Gelassenheit, ja Lebensqualität kaufen?

Wenn ich meine Patienten erstmals auf ihr Körpergewicht hin anspreche, dann löst die Frage „wann haben Sie sich zum ersten Mal dick gefühlt" vielfach Erstaunen aus. Die Antworten darauf fallen sehr unterschiedlich aus: „Immer schon, so lange ich denken kann" oder „In den letzten Jahren" oder „Seit meiner Scheidung" sind nur eine kleine Auswahl von Antworten. Vielen Menschen fällt es auch schwer, diese Frage spontan zu beantworten. Deshalb dürfen Sie nun wieder Stift und Papier zur Hand nehmen. Die Aufgabe lautet: Welche Körperwahrnehmung haben Sie augenblicklich und wie hat sich diese im Laufe Ihres Lebens verändert? Nun dringen Sie in den Gefühlsbereich ein und lösen damit positive und negative Erinnerungen gleichermaßen aus. Je größer die Diskrepanz zwischen dem Körperideal einer Person und dem derzeitigen „Ist-Zustand", umso mehr negative Gefühle sind vorhanden. Wichtig ist aber auch, sich an Zeiten zu erinnern, in denen man sich in seinem Körper wohl gefühlt hat. Dazu können Sie auch erneut Ihre Lebensgewichtskurve betrachten, das hilft beim Erinnern (s. ▶ Kap. 5).

Sie halten dieses Buch vermutlich in Händen, weil Sie erfahren möchten, wie man mit Übergewicht zu mehr Gelassenheit, Lebensqualität und Zufriedenheit gelangen kann. Das geht nur in kleinen Schritten. Einer davon ist es, über das Körperbild nachzudenken, das man erreichen möchte oder aber darüber, wie man sich mit dem derzeitigen Gewicht wohler fühlen könnte. Es braucht also zunächst eine Art „Standortbestimmung", bevor es dann in einem weiteren Schritt um Zielvorgaben gehen kann.

❓ **Kernfragen**

1. Wie wohl fühlen Sie sich derzeit in Ihrem Körper (Skala von 1 bis 10: 1=miserabel, 10=perfekt)?
2. Wann haben Sie sich in Ihrem Körper zuletzt rundherum wohl gefühlt?
3. Was an Ihrem Körper stört Sie am meisten?
4. Warum fühlen Sie sich in Ihrem Körper nicht wohl?
5. Wie wohl haben Sie sich als Kind/ Jugendlicher mit Ihrem Körper gefühlt?
6. Was an ihrem Körper mögen Sie?
7. Was signalisieren Ihnen Ihre Mitmenschen in Bezug auf Ihren Körper?

6.2 Körperbild bei Kindern und Jugendlichen

In dem bereits vorgestellten Kinder- und Jugendgesundheitssurvey (KiGGS) wurde der Frage nachgegangen, in wieweit das tatsächliche beziehungsweise gefühlte Übergewicht die Lebensqualität von Kindern und Jugendlichen beeinflusst. Tatsache ist – und auch durch Studien bereits belegt – dass sich immer mehr Kinder und Jugendliche als „zu dick" empfinden. Dabei neigen Mädchen dazu, ihr Gewicht zu überschätzen, Buben eher dazu, es zu unterschätzen. Der Zusammenhang zwischen Körperwahrnehmung und Lebensqualität bei Kindern und Jugendlichen wurde von Bärbel-Maria Kurth und Ute Ellert 2008 erstmals untersucht. Dabei stellte sich heraus, dass die eigene Körperwahrnehmung oft ein verzerrtes Abbild der Wirklichkeit darstellt. Sowohl normalgewichtige Mädchen als auch Jungen halten sich in einem hohen Prozentsatz für „zu dick". Je dicker sich die 11- bis 17-jährigen Mädchen und Jungen empfinden, umso mehr leidet ihre Lebensqualität darunter. Dies zeigt sich beim Selbstwertempfinden, der Fähigkeit, Kontakte und Freundschaften aufzubauen, sowie bei den schulischen Leistungen. Das alles kann Wegbereiter für Essstörungen sein oder der Anfang eines Teufelskreises, aus dem sich der Jugendliche irgendwann nicht mehr befreien kann. Das bedeutet nicht, dass Prävention von Übergewicht im Kindes- und Jugendalter keine Rolle spielt. Natürlich muss sie hier beginnen. Allerdings sollten entsprechende Maßnahmen der Tatsache Rechnung tragen, dass wir es bereits in dieser Altersklasse häufig mit einem völlig falschen Körperbild zu tun haben (Ozmen et al. 2007). Der Druck beginnt also immer früher im Leben, die Medien tragen dazu ganz erheblich bei, und wir müssen uns dieser Tatsachen bewusst sein, wenn wir etwas daran ändern wollen.

6.3   Körperbild im Erwachsenenalter

Natürlich möchten am liebsten alle Menschen „schlank, schön und sexy" sein statt „dick und undiszipliniert". Wie oft höre ich Patienten zu mir sagen: "So schön schlank wie Sie möchte ich auch gerne sein." Sie vergessen dabei, dass JEDER Mensch, egal ob schlank oder dick, den Höhen und Tiefen des Lebens ausgesetzt ist. Schlanke Menschen erfahren die gleichen Schicksale wie dicke Personen – egal ob es schwere organische oder psychische Erkrankungen sind oder Schicksale wie Trennung, Scheidung und Armut. Und in einer Zeit des Optimierungswahns fühlen sich auch schlanke Menschen vielfach schlecht, weil sie den Maßen, die von sogenannten Meinungsbildnern vorgegeben werden, nicht entsprechen.

In schwierigen Lebenssituationen spielt es keine Rolle, ob man schlank oder dick ist. Hier stellt sich vielmehr die Frage, wie einem die Gesellschaft gegenübertritt und welche Unterstützung man in Familie oder Freundeskreis erhält. Unser Selbstbewusstsein ist einem permanenten Wandel unterworfen. Je schlechter Sie sich in Ihrem Körper fühlen, umso mehr leidet Ihr Selbstbewusstsein darunter.

Was hat unser eigenes Körperbild mit unserem Selbstbewusstsein zu tun? Und wie verschaffen wir uns dieses am besten? In einer auf Optimierung ausgerichteten Gesellschaft gibt es viele neue Möglichkeiten, allerdings nicht für jeden bezahlbar. Die „Schönheitschirurgie" ist um die Jahrtausendwende nahezu explodiert, es gibt inzwischen kaum noch eine Körperregion, die nicht umgestaltet werden kann. Grundsätzlich haben all diese Eingriffe keine medizinische Indikation und werden folglich von den gesetzlichen Krankenkassen nicht bezahlt. Auch für eine Arbeitsunfähigkeit auf Grund einer derartigen Operation besteht kein Anspruch auf Lohnfortzahlung. Welche Leistungen bietet die Schönheitschirurgie an? Die Brust wird vergrößert, verkleinert oder gestrafft, das Fett an beliebigen Körperpartien abgesaugt, die Lippen oder andere Körperregionen unterspritzt, Krampfadern oder Falten mit Laser beseitigt, Nase, Gesicht und Genitalien sind weitere Operationsfelder. Selten hört man, dass über die Risiken solcher Eingriffe gesprochen wird (z. B. Embolien, Thrombosen, Allergien, Narbenbildungen). Ja sogar im Fernsehen werden wir zu diesem Thema informiert: In Spielfilmen wie „Die Rivalin" (1973), „Fedora" (1978), „200 Pounds Beauty" (2006) und Doku-Soaps wie auf VOX „Spieglein Spieglein" und auf ATV „Ein Leben für die Schönheit". Mit Schönheit – und sei es nur die subjektiv wahrgenommene – lässt sich also gut Geld verdienen.

Jedem ist selbst überlassen, einen derartigen Eingriff vornehmen zu lassen. Und wenn dadurch das Selbstbewusstsein steigt, ist das Geld nicht umsonst ausgegeben worden.

Aber es gibt andere, nebenwirkungsfreie Wege, zu einem neuen Selbstbewusstsein zu gelangen. Zwar nehmen Sie mehr Zeit in Anspruch, sind aber für jedermann bezahlbar und auf Sie ganz persönlich ausgerichtet.

Die Konfrontation mit dem eigenen Selbst ist nicht immer ganz einfach. Denn Sie führt in Ihre Gefühlswelt und vielleicht auch an Problembereiche, die bislang zugedeckt wurden, weil sie unbequem waren.

Unser Leben bedeutet eine ständige Veränderung. Sie haben in den vergangenen Kapiteln bereits erfahren, dass unser Körper auf die Situation des ständigen Nahrungsüberflusses letztlich nicht vorbereitet ist. Und so ist es auch mit den Normen, die immer mehr von der „modernen Gesellschaft" vorgegeben werden, die aber nicht unseren eigenen Bedürfnissen entsprechen. Wenn wir unser Selbstwertgefühl an diesen Normen festmachen, müssen wir scheitern. Leider spielt für die Selbstwahrnehmung und Selbsteinschätzung das „Äußere" eine immer größer werdende Rolle. Und so laufen viele Menschen diesen Vorgaben dann ein halbes Leben hinterher, ohne jemals das Gefühl zu haben, wirklich „gut genug" zu sein. Das gilt oft ebenso für den Arbeitsplatz, die Partnerschaft oder den Freizeitbereich.

Schönheit und Leistung sind die „Götter" unserer Zeit, eine Art Ersatzreligion, die immer weniger Raum hat für die „inneren Werte" eines Menschen. Warum ist das so? Stärken und Fähigkeiten im nicht körperlichen Bereich sind nicht messbar und auch nicht käuflich zu erwerben. Auch wenn es eine philosophische Betrachtungsweise ist, sie gilt durch alle Jahrhunderte hindurch, egal ob Antike, Mittelalter oder Neuzeit. Gerade für dicke Menschen kann es entlastend sein zu erfahren, dass mit einer Änderung des Bewusstseins das eigene Selbst aufgewertet werden kann und dadurch die Freude am Leben eine neue Dimension erhält. Denn dicke Menschen erleben am Arbeitsplatz und im privaten Umfeld auf vielfältige Weise tagtäglich diskriminierende Situationen. Hier gilt es, dicke Menschen „stark" zu machen und sie auf dem Weg zu ihrem Selbstbewusstsein zu begleiten. Nehmen Sie sich die Zeit, über Ihr Selbstwertgefühl nachzudenken! Das ist ein erster wichtiger Schritt, um sich selbst „stärker" zu machen.

> **Praxistipp**
>
> An seinem Selbstbewusstsein zu arbeiten ist vielfach ein langer, schwieriger Prozess. Es gilt, die eigenen Fähigkeiten und Stärken unabhängig vom Körpergewicht aufzudecken und nicht unter der Last des Körpers zu begraben. Egal ob schlank oder dick – dieser Weg führt Sie zu Ihrem Selbst.

In den vielen Jahren meiner Arbeit stelle ich immer wieder fest, dass es große geschlechtsspezifische Unterschiede bei der Frage nach dem Körperbild und der Selbstwahrnehmung einer Person gibt. Während ein Mann durchaus „stark und kräftig" sein darf, damit er nicht als „Waschlappen" bezeichnet wird, sieht das für Frauen doch meist anders aus. Die weibliche Idealfigur begegnet uns tagtäglich auf den Deckseiten von Hochglanz-Modejournalen und im Fernsehen, Männerkörper gibt es eher selten zu bewundern. Vermutlich lässt sich mit dem weiblichen Körper einfach mehr Geld erwirtschaften. Shoppen ist Frauensache, und das darf von Ihnen auch gerne für den Mann mit erledigt werden. Also steht die Frau allseits im Visier der Mode- und Werbebranche. Aber auch Männer machen sich Gedanken zu ihrer Körperfülle. Hören wir zunächst ein paar Gedanken zu diesem Thema von Herrn J.:

- **Männer, das starke Geschlecht**
Bei Männern gibt es im Allgemeinen weniger Vorurteile was Übergewicht betrifft, wahrscheinlich machen sie sich auch weniger daraus. Während man bei einer übergewichtigen Frau günstigenfalls von einer Walküre spricht, sie deshalb meist aber mit deftigeren Attributen belegt, sind Männer „gestandene Mannsbilder". Obelix ist nicht dick, er ist kräftig, so stark,

dass er nicht mal den stark machenden Zaubertrank braucht, die anderen sind doch nur gedopte Hänflinge. Oder Bambino, alias Bud Spencer, aus Vier Fäuste für ein Halleluja, mit einem Schlag wie ein Dampfhammer. Ajax, ein griechischer Held im trojanischen Krieg, ist groß, gleich einer Mauer. Die Aufzählung ließe sich endlos fortsetzen, keiner war dick, stark waren sie, stark und unüberwindbar. Dieses Heroenbild macht es Männern leicht, über ihr korpulentes Erscheinungsbild hinwegzusehen, und das soziale Umfeld akzeptiert sie meist auch so. Wie ist das aber mit dem eigenen Körperbild? Täglich beobachten wir: Jeder kämpft um das was er nicht hat und um das was er nicht ist. Es scheint, als verbringen wir einen guten Teil des Lebens damit, Idealen hinterherzulaufen, die nicht erreichbar sind, sein zu wollen, wofür wir nicht „konstruiert" wurden. Es ist nicht verwerflich, Ziele zu haben und Dinge zu wollen, soweit sie das eigene Sein bereichern. Fatal ist es allerdings, wenn sie nur dazu dienen, das eigene Sein abzuschütteln und durch etwas scheinbar Besseres zu ersetzen. Das kann nicht funktionieren. Ich plädiere für ein gehöriges Maß mehr Selbstrespekt: zu akzeptieren, was man ist und wie man ist. Die kleinen Justierungen, die sicherlich jeder von Zeit zu Zeit vornehmen muss, sollten dann eigentlich leichter von der Hand gehen, auch die Gewichtsabnahme.

Nach der Lektüre dieser Zeilen könnte man sich fragen: Wie lange dauert es, bis man sich nicht mehr „stark" sondern „dick" fühlt? Wie sehr lassen wir uns bei dieser Frage von unserer Umwelt beeinflussen? Stellvertretend für die zahlreichen Frauenberichte nun ein paar Gedanken von Frau P.:

- **„Schlank ist schön oder: das Psychodiktat"**
Zwar habe ich schon vor mehr als 20 Jahren aufgehört, mir sogenannte „Frauenzeitschriften" zu kaufen, geschweige sie noch zu lesen. Aber man kommt gar nicht an ihnen vorbei, sie liegen beim Arzt im Wartezimmer, beim Friseur, an der Tankstelle im Kassenbereich, und ebenso in vielen Supermärkten. Unwillkürlich lese ich dann auf der Titelseite mit dicken Lettern geschrieben: SCHLANK UND SCHÖN, es ist wie ein Schlag in mein Gesicht und meine Seele zugleich. Daneben das Bild der „Schönheit" mit einem wunderschönen lächelnden Gesicht, weiß blitzenden Zähnen, blondem dichtem und lockigem Langhaar, großen festen Brüsten, Wespentaille, langen und geraden Beinen sowie einer glatten samtweichen Haut im

6

knappen Bikini – alles retuschiert! Im wahren Leben aber gibt es keine Retusche, weswegen wohl immer noch Schlagworte wie „In 2 Wochen zur Traumfigur", „Schlank ist schön", „Die neue Trennkost", „Bauch weg", „Schlank-Tricks", „Schlank-Wochen", „DIE neue Diät" (ob Kartoffel-, Eier-, Ananas-, Kohl- usw.) und dergleichen mehr ihre Wirkung nicht verfehlen. In mehr als 40 Jahren habe ich wirklich alles davon ausprobiert. Während all dieser Jahre habe ich in Summe bestimmt etwa 1000 kg ab und wieder zugenommen. Der unerbittliche Jo-Jo-Effekt und selbst zwei Langzeitaufenthalte in Fachkliniken konnten das heutige Ergebnis nicht verhindern: Ich gehöre – bei einem Ausgangsgewicht von einst 75 kg bei 174 cm mit nun weit über 100 kg zu den wirklich Dicken. Meine Seele weint, wenn ich auf Grund meiner Erfahrungen an all die vielen denke, die diesem Psychodiktat Glauben schenken, schenken und noch schenken werden.

Mit einer gewissen Ironie beschreibt Frau P. stellvertretend für viele dicke Menschen ihre Gefühlswelt. Dicke leiden beim Anblick von Menschen mit „Traumkörpern", nicht nur weil sie weit entfernt sind von diesem Körperbild, sondern auch, weil sie dabei permanent das Gefühl des eigenen Versagens empfinden. Weil schlank mit schön gleichgesetzt wird, haben sie es umso schwerer, sich mit ihrer Körperfülle zu arrangieren. Das überträgt sich dann auf ihr Selbstwertgefühl und macht sie umso leichter angreifbar. Wir werden dieses Thema im ▸ Kap. 10 erneut aufgreifen.

6.4   Körperwahrnehmung

Wie bewusst nehmen wir als Erwachsene unseren Körper wahr? Als Internistin muss ich leider feststellen, dass viele Menschen erst dann einen Bezug zu ihrem Körper bekommen, wenn etwas an ihm nicht mehr funktioniert. Zwar wird das Übergewicht wahrgenommen und auch durchaus als störend empfunden, Konsequenzen hat das aber oft erst dann, wenn Probleme auftreten. Das können zum Beispiel Gelenkbeschwerden, erhöhte Blutdruckwerte oder auch Stoffwechselprobleme sein. So hart es klingt: Für viele Menschen ist der Augenblick, in dem die Diagnose Diabetes Typ 2 gestellt wird, eine Art „Initialzündung". Nun muss etwas geschehen, und was sie bereits längst gespürt haben, ist

eingetroffen – das vorhandene Übergewicht hat zu Stoffwechselproblemen geführt. Immer wieder faszinierend ist es für mich zu beobachten, wie Menschen dann von heute auf morgen ihrem Leben eine völlig neue Richtung geben können. Dabei entwickeln sie vielfach einen Ehrgeiz, der ihnen bislang völlig fremd war. Einer davon war Herr M., der mit der Diagnose Diabetes Typ 2 zu mir kam. Seine Blutzuckerwerte waren über einen längeren Zeitraum derart erhöht, dass die Verordnung eines Diabetesmedikamentes angezeigt war. Nach einem ausführlichen Beratungsgespräch sagte er zu mir: „Ich werde Ihnen beweisen, dass ich es auch ohne diese Tabletten schaffen werde." Drei Monate später berichtete er stolz beim Kontrolltermin: „Ich habe das Rezept nicht eingelöst und es aufgehoben – es soll mich daran erinnern, dass ich meine guten Vorsätze nicht wieder fallen lasse." Er hatte seine Ernährung umgestellt und wieder mehr Bewegung in seinen Alltag eingebaut, ein Vorhaben, das er bislang nie umsetzen konnte. Die Waage zeigte folglich 8 kg weniger, und sein Blutzuckerlangzeitwert hatte sich vollständig normalisiert. Für ihn war die Tatsache, dass er ein Medikament benötigte, der Auslöser für Veränderungen in seinem Leben gewesen, die er sich zwar mehrfach vorgenommen hatte, aber bislang nie umsetzen konnte. So hat Herr M. über die Diagnose Diabetes gelernt, seinem Körper mehr Aufmerksamkeit zu schenken. Bereits nach 3 Monaten fühlt er sich besser, und der Zuckerstoffwechsel hat sich auch ohne Medikamente normalisiert. Mit diesem Beispiel sehen wir, wie eng „Gesundheit" und „Krankheit" beieinander liegen, und zu welchen Veränderungen Menschen von heute auf morgen fähig sind. Der Diabetes wurde für Herrn M. zur Chance, seinem Leben eine neue Richtung zu geben.

> **Praxistipp**
>
> Der beste Motivator für eine anhaltende Lebensstilveränderung ist immer der Erfolg, den man seinen eigenen Aktivitäten zuschreiben kann.

Die folgenden Kernfragen sollen Ihnen dabei helfen, einen Blick auf Ihre Körperwahrnehmung zu werfen:

❓ Kernfragen

1. Welche Signale, die Ihnen Ihr Körper sendet, nehmen Sie bewusst wahr (z.B. Kurzatmigkeit bei Belastungen, Schmerzen, Müdigkeit etc.)?
2. Hören Sie auf die Signale, die Ihnen Ihr Körper sendet?
3. Übergehen Sie gelegentlich Warnsignale Ihres Körpers? Falls ja, warum?
4. Nehmen Sie wahr, wie Ihre Mitmenschen mit Ihrer Körperfülle umgehen?
5. Wie hat sich Ihre Körperwahrnehmung im Laufe Ihres Lebens verändert?

Dafür sind folgende Schritte wichtig:

- Weg von den Fassaden
- Weg vom „eigentlich sollte ich"
- Weg vom Erfüllen kultureller Erwartungen
- Weg davon, anderen gefallen zu wollen
- Entwicklung zur Selbstbestimmung
- Entwicklung zum Prozess-Sein
- Entwicklung zum Akzeptieren der Anderen
- Entwicklung zum Selbstvertrauen

6.5 Körperideal

Woran liegt es, das wir so oft von der „Traumfigur" oder unserem Idealgewicht sprechen und diesem versuchen, so nahe wie möglich zu kommen? Und was ist das überhaupt – ein idealer Körper? Wer oder wodurch werden unsere Vorstellungen geprägt? Und welchem Wandel sind sie im Laufe unseres Lebens unterworfen?

» Waschbrettbauch? Hatte ich schon – steht mir nicht!

Die Beschäftigung mit dem eigenen Körper beginnt spätestens mit der Pubertät, wenn Mädchen und Jungen ihre Sexualität kennenlernen. Östrogene und Testosteron überschwemmen den Körper und lassen aus dem Jugendlichen einen Erwachsenen werden. Bereits in dieser Lebensphase werden beide Geschlechter mit Veränderungen konfrontiert, die oft zu Unsicherheit und Ängsten führen. Diese tragen junge Menschen dann oft unbearbeitet über viele Jahre ihres Lebens mit sich herum. In seinem Werk „Entwicklung der Persönlichkeit" hat Carl R. Rogers, US-amerikanischer Psychologe und Psychotherapeut und Begründer der klientenzentrierten Gesprächstherapie, beschrieben, wie es gelingen kann, „das selbst zu sein das man in Wahrheit ist" (Rogers 1961/73).

Lasse ich meine Erfahrungen der vergangenen 20 Jahre Revue passieren, so fallen mir unendlich viele Patientenschicksale ein, in denen Menschen genau diese Entwicklungen nicht vollziehen können und mit ihrem „Selbst" über viele Jahre ihres Lebens im Konflikt sind.

Stellvertretend für viele Anderen hier ein paar Gedanken von Frau R:

Mit weit über 100 kg Körpergewicht habe ich mich inzwischen an die Blicke und Kommentare in der Öffentlichkeit gewöhnt. Besonders schwierig aber ist es für mich im Sommer. Egal ob am Strand oder im Schwimmbad – auch wenn die Leute mich dort nicht kennen – ich habe immer eine Bluse und oft auch eine Dreiviertelhose an. Ins Wasser zu gehen erfordert eine große Überwindung, denn ich weiß ja, wie ich im Badeanzug aussehe. Nach so vielen Jahren mit Übergewicht sind die Blicke der anderen Badegäste gar nicht so sehr mein Problem, oder sie fallen mir nicht mehr auf. Es ist vielmehr mein „Badeanzug-Problem", und das Problem ist in meinem Kopf, da ich unzufrieden und unglücklich damit bin, dass ich es nicht schaffe, abzunehmen. Das kommt auch durch das Bild zustande, das unsere Gesellschaft prägt und massiv von der Modebranche unterstützt wird. Man muss schlank sein, um als attraktiv zu gelten. Natürlich ist mir bewusst, dass ich darüber stehen könnte, aber ich schaffe es einfach nicht.

Jeder Mensch will in seinem ganzen langen Leben vor allem eines: geliebt werden. Das beginnt in den Kindertagen, wo die Liebe der Eltern oft nur durch das Erfüllen von Erwartungen und nicht über das eigene „Selbst" erreicht werden konnte. Aus diesem Verhaltensmuster können viele Menschen als Erwachsene nicht mehr entkomme und verlieren dabei stückweise ihr „Selbst". Sie vernachlässigen ihre Bedürfnisse, achten nicht mehr ausreichend auf gesunde Ernährung und Bewegung und werden dick. Mit den Pfunden geht vielfach die Selbstachtung und das Selbstbewusstsein verloren, man fühlt sich als Schuldiger und Versager. Umso mehr müssen dicke Menschen lernen, sich selbst wieder zu lieben. Das Scheitern im Job oder eine zerbrochene Ehe setzen ganz ähnliche Mechanismen in Gang. Es braucht viel Zeit und Geduld, mit diesen Rückschlägen des Lebens fertig zu werden. Auch ich habe erlebt, wie schwer es ist, den Weg zurück zum eigenen Selbst zu gehen. Das schafft man oft nur durch Unterstützung, sei es in Form einer Gesprächstherapie, Analyse oder aber auch der Teilnahme an einer Selbsthilfegruppe. Trotzdem möchte ich allen Menschen Mut machen, diesen Weg zu wagen, egal wie alt sie sind. Ein Leben, in dem Sie sich selbst wieder in den Mittelpunkt stellen, führt zu mehr Lebensqualität und Zufriedenheit. Denken Sie an dieser Stelle einmal darüber nach, welchen Erwartungen Sie derzeit gerecht werden wollen und ob Sie damit wirklich zufrieden und glücklich sind.

> **Praxistipp**
>
> Ihr Körper als Ihr bester Freund, der Sie auf jedem Schritt begleitet – das können Sie sich nicht vorstellen? Warum? Wenn Sie lernen, Ihren Körper nicht als ständigen Feind und Gegner zu betrachten, sondern als Partner, dann erlangen Sie Ihr Selbstbewusstsein Stück für Stück zurück. So werden Kräfte für Veränderungen freigesetzt. Diese beginnen bei Ihren Gedanken.

❓ Kernfragen

1. Wie oft handeln Sie nach dem Motto „Ich sollte jetzt ... "?
2. Wollen Sie anderen Menschen gefallen? Falls ja, wem? Und warum?
3. Haben Sie die Erwartungen an sich selbst im Laufe Ihres Lebens verändert, oder folgen Sie inzwischen anderen Mustern?
4. Können Sie auch einmal die Erwartungen Ihrer Umwelt den eigenen Zielen unterordnen?
5. Wie gut schätzen Sie Ihr Selbstvertrauen ein?
6. Welches sind Ihre Fähigkeiten? Und wie bewusst sind Sie sich Ihrer Stärken?
7. Gibt es „Fassaden" in Ihrem Leben, die nicht fallen dürfen? Falls ja, welche? Und warum?
8. Wie wichtig ist es für Sie, die Erwartungen Ihrer Mitmenschen zu erfüllen?

6.6   Der Körper in den Medien

Wie geht es übergewichtigen Menschen an einem ganz gewöhnlichen Tag? Egal wieviel Sie wiegen, die Empfindungen sind für alle Betroffenen gleich. Vielleicht könne Sie an dieser Stelle auch wenn Sie schlank sind – sich auf das folgende Gedankenexperiment einlassen. Auf dieser gedanklichen Reise können Sie erahnen, womit dicke Menschen täglich konfrontiert werden.

Die folgende Glosse eines Gruppenteilnehmers nimmt sie mit auf einen kleinen Ausflug.

- **„Ein dicker Tag"**

Der Radiowecker läutet – Zeit zum Aufstehen und Frühstücken. Wieder einmal gute Vorsätze – ein gesundes Frühstück sollte es sein – gestern keine Zeit mehr zu Einkaufen gehabt, also morgen ... die Zeit drängt, auf dem Weg ins Büro gibt es eine Bäckerei ...

Im Autoradio Werbung für eine neue Diätmargarine – an den Werbeplakaten entlang der Straße viele gut aussehende Frauen – und Männerkörper, die Kosmetikartikel, Kleidung oder Nahrungsmittel anpreisen. Da ist es wieder – dieses Gefühl, nicht dazu zu gehören – offensichtlich gibt es nur gut aussehende fröhliche Menschen, die für all diese Dinge werben können.

In der Arbeit dann die Frage nach der Brotzeit: „Was soll ich Ihnen mitbringen?" lautet die Frage häufig und „Ach so, Sie machen ja Diät" eine gängige Antwort ..... "Aber heute doch nicht, weil ... " – immer ist etwas anderes zu feiern – da will ich nicht schon wieder am Rand stehen und zuschauen – will doch auch dazugehören.

Dasselbe Spiel dann mittags in der Kantine: Wie soll ich mich verhalten – wer beobachtet mich – oder soll ich lieber nicht mitgehen – aber dann verliere ich den Kontakt zu den anderen – bin sowieso schon so oft alleine …

Manchmal bleibt ein wenig Zeit, um in einer Tageszeitung oder einem Journal zu blättern – auch hier strahlen mir wieder nur gut aussehende Frauen- und Männerkörper entgegen.

Und jede Menge Tipps, wie ich zu meiner Idealfigur finden kann – das Dumme ist nur – ich habe all das schon probiert – alles erfolglos – warum lese ich also ständig diese Werbung?

Habe ich versagt – machen die Anderen es besser – warum hat es bei mir nicht funktioniert?

Auf dem Heimweg dann noch einkaufen – im Supermarkt – die alltägliche Herausforderung … aber es gibt ja inzwischen so viele fettarme und „Light"-Produkte – davon kann man doch sicher so viel essen wie man möchte … der übliche Trugschluss.

In den Einkaufswägen der anderen Kunden sind lauter feine Sachen – wie machen die das nur – kaufen die nur für ihre Partner und Kinder ein und essen all diese feinen Sachen nicht?

Abends dann zu Hause vor dem Fernseher: Auch hier wieder nur gut aussehende Menschen – schlank – fit – sexy – erfolgreich – gibt es eigentlich auch noch andere Menschen?

Ach ja, da sind ja Ottfried Fischer, Cindy aus Marzahn, Lizzy Aumeier und Rainer Hunold … Wie haben die es geschafft, mit ihrem rundlichen Äußeren Frieden zu schließen? Dazu würde ich gerne mal etwas hören …

Ganz besonders schwierig wird es aber dann beim Kleiderkauf.

Geschäfte für „große Größen" gibt es kaum – die Auswahl an Modellen in Übergrößen ist sehr überschaubar, wenn überhaupt vorhanden. Also Einkaufen im Internet – anonym – die Isolation nimmt ihren Lauf …

Und „last but not least" der Urlaub: Schon im Katalog wieder nur gut aussehende, strahlende „Normalos".

Dann wieder Werbeanzeigen in den Zeitschriften im Flugzeug, am Flughafen – sozusagen auf „Schritt und Tritt".

„Werbefreie Zonen" sind kaum zu finden, vielleicht noch am Badestrand oder in der Disco … aber da fühlt

man sich als „Dicker" auch nicht wirklich wohl. Der Badestrand wird zum Spießrutenlauf – die Bar oder Disco nicht weniger, so richtig Entspannung kann ich dabei nicht empfinden.

Entspannung stellt man sich anders vor … aber wie?

Die allgegenwärtige tägliche Werbung macht dicken Menschen schwer zu schaffen!

Für normalgewichtige Menschen nicht vorstellbar – die Werbung macht uns Dicke täglich „krank"!

Während sich schlanke Menschen gerne im Spiegel betrachten, sind es für übergewichtige Menschen immer wieder leidvolle Momente. Was sagt unser Spiegelbild? Grundsätzlich spielen Bilder im Leben eines Menschen eine gewaltige Rolle. Früher gab es Fotoalben, in denen wir die wesentlichen Stationen unseres Lebens festgehalten haben, heute sind es eher Videos und Fotodateien. Bei der Erarbeitung der Lebensgewichtskurve einer Person (s. ▶ Kap. 5) können auch alte Fotos hilfreich sein, um sich die eigene körperliche Entwicklung vor Augen zu führen. Das Bild zeigt es sozusagen schwarz auf weiß und korrigiert oft unsere Erinnerungen.

Mit Ausbreitung der sozialen Netzwerke erhalten Bilder einen zunehmenden Stellenwert. Insbesondere junge Menschen lassen sich dadurch beeinflussen. Was unser Auge sieht, entspricht immer weniger den normalen Alltagsbedingungen, unsere Gesellschaft verdient an allen Ecken mit dem menschlichen Wunschdenken. Sendungen wie „Germanys next Topmodel" lassen junge Mädchen glauben machen, dass man nur einen ausreichend wohl geformten Körper besitzen muss, um sich der Liebe seiner Mitmenschen sicher sein zu können. Dicke Körper tauchen in der Welt von Glanz und Glamour selten auf, aber es gibt Gott sei Dank noch ein paar Ausnahmen.

■ **Hören wir dazu ein paar Gedanken von Frau S.:**

Da ich lange Jahre stark übergewichtig war und auch jetzt noch kein Idealgewicht besitze, habe ich in den diversen Medien verfolgt, WIE dort übergewichtige Menschen diskriminiert, diskreditiert, geschmäht, verhöhnt und – man kann fast sagen – verfolgt werden. Bei dieser Art Hetze wundert es mich nicht, dass junge Menschen ein vollkommen falsches Körperbild bekommen. Übergewicht wird derart verteufelt, dass damit kaum ein junger Mensch konfrontiert sein möchte. Krankheiten wie Anorexia nervosa, Bulimie etc. sind als Folge immer häufiger aufgetreten.

Doch zurück zu den Übergewichtigen, ich nenne nur ein paar bekannte Namen: Christina Onassis, The Duchess of York genannt Fergie sowie die Komödiantin Lizzy Aumeier. Die beiden erstgenannten Frauen wurden in den unvorteilhaftesten Positionen, Kleidungen etc. abgebildet, jedes Kilo zu viel wurde kommentiert, belächelt, und die Betroffenen als haltlos und undiszipliniert dargestellt. Die Gründe für das Übergewicht wurden nie hinterfragt, das hätte ja die Leserauflage ggfs. verkleinert. Reißerische Kommentare machen sich da viel besser und erhöhen die Auflage des jeweiligen Magazins. Christina Onassis kämpfte ihr Leben lang mit übermäßigem Gewicht und starb einen frühen Herztod – wenn ich mich richtig erinnere. Die Duchess of York schaffte es, sich ihr Gewicht abzutrainieren und wurde Sprecherin für Weight Watchers. Lediglich Lizzy Aumeier hat aus ihrer Figur Kapital geschlagen, indem sie ihren Körper als Teil ihrer Sketche einsetzt, sich selber über gewisse Dinge lustig macht und so der möglichen Kritik kämpferisch begegnet. In ihrem Fall habe ich nur Randbemerkungen zum Übergewicht in den Medien bemerkt, meistens konzentrierte man sich auf die Show, ihren Auftritt etc.

Nicht nur prominente Persönlichkeiten kämpfen mit Übergewicht, sondern auch ganz „normale Menschen" wie Du und ich. Es gibt im Einzelfall sicherlich Gründe und Ursachen, wie es zu diesem Essverhalten und der starken Gewichtszunahme kam, was dagegen unternommen werden und wie man Gewicht verlieren kann, wenn man es möchte oder – aus gesundheitlichen Gründen – muss. Gruppen wie die unsere sind eine Möglichkeit, sich mit dem Thema Übergewicht auseinanderzusetzen, und ich denke, die Medien wären gut beraten, sich einmal mit dieser Seite des Themas zu beschäftigen.

Es hilft Übergewichtigen wenig, pauschal als undiszipliniert, haltlos, schwach und willenlos bezeichnet zu werden. Destruktive Kritik hilft keinem, Ursachenforschung, Toleranz, Verständnis und Unterstützung sind sicherlich bessere Ratgeber auf dem Weg Gewicht zu verlieren. Ganz entscheidend finde ich auch, dass die Medien damit aufhören sollten, Größe 34/36 als Norm und erstrebenswert darzustellen. Es gibt sicherlich Menschen, die sich mit etwas „Speck auf den Rippen" wohl fühlen und keinen Grund sehen, sich zu kasteien und nur noch von Salat und Mohrrüben zu ernähren. Ich wünschte mir, dass in den Medien auch diese Form der Körperfülle akzeptiert würde.

Und die tägliche Konfrontation mit dem Fernsehprogramm beschreibt Frau S.:

- **Dickes Fernsehen – Momentaufnahme**

Ich sitze am Bügelbrett, bügele und sehe nebenbei einen spannenden Film. Das Bügeln hält mich ab von den Knabbereien und den Süßigkeiten. Mitten im Film, kurz vor einem der Höhepunkte – Peng – Werbung! Mist – O. K. Umschalten auf einen anderen Kanal – aber mittlerweile scheinen sich alle Sender abgesprochen zu haben und um dieselbe Zeit ihre Werbung abzuspielen. Also kein Zappen mehr, sondern zurück zum Sender, damit ich nicht den Anfang verpasse. Na gut, ich muss eh noch auf Toilette, schnell etwas trinken, dann muss ich mir eben den Rest der Reklame über mich ergehen lassen:

Werbung – mollige Frau (weit von Adipositas entfernt) lässt sich unter den mitleiderregenden Blicken der schlanken, sportlichen, gut aussehenden Personen und Zuschauer in die Sonnenliege an einem Swimmingpool plumpsen – trinkt ein bestimmtes Getränk, wird im Sonnenstrahl zunehmend schlank, erhebt sich vom Liegestuhl wie eine Feder, erntet bewundernde Blicke und springt mit ihrem supertollen Body (Idealmaße) per sportlichem Hechtsprung ins Becken. **Fazit:** Ich will auch so einen Drink und so schnell abnehmen (von mir aus kann es auch einen Tag dauern …) – dann überlege ich mir noch, wie solch eine Werbung wohl mit einem Mann mit Rettungsringen gemacht werden könnte? Ob dann sein innenliegender Sixpack wohl nach außen gekehrt wird?

Werbung – Hm, lecker, jetzt wollen zwei, schlanke, junge, gutaussehende und noch dazu sportliche Männer bei einer Fußballübertragung im Fernsehen, Pizza backen und essen. Gebannt schauen die beiden in den Backofen (dort findet gar kein Fußballspiel statt) und entnehmen zum krönenden Abschluss die Fertigpizza aus dem Ofen – „so sehen Sieger aus" … Hm, Pizza, darauf hätte ich auch Lust – mit viele Käse und Belag, wie im Fernsehen, welch ein Glück kommt schon die nächste **Werbung** – Friede, Freude, Sandkuchen – die perfekte Familie, das Paar in Urlaubslaune – ein anerkennendes Pfeifen des Vaters hinter seiner schlanken Frau her, weil sie jetzt durch Diätlimonade ihre kleinen Problemzonen korrigieren konnte und im Bikini eine Superfigur macht ... Urlaub – toll, aber nicht im Bikini, meine Problemzonen werden nicht durch Diätlimonade weniger ...

Danach – endlich – wieder Sport – mit dieser App kann ich ganz leicht abnehmen – dass will ich sofort ausprobieren – komisch, ich merke nichts von den Bewegungen – ach, die muss ich selbst machen – wann kommt endlich die App, die alles für mich macht? Ah – da kommt ja die Alternative – Weight Watchers – hm – die Erfahrung war ja nicht die schlechteste ... auch wenn ich wieder zugenommen habe. Wann geht der Film endlich weiter? Da kommt doch glatt noch die Chips Werbung mit unseren Fußballstars – in welchem Schrank habe ich die Chips vor mir versteckt? Und endlich geht der Film weiter und wischt mir die Gedanken fort, das Bügeleisen dampft, nur noch 5 Hemden. Ich glaube, ich werde mir beim nächsten Bügelmarathon mal wieder meine Lieblings-DVD „Schwer Verliebt" anschauen, da kann ich Pause machen, wann ich will und muss mich nicht von Werbung zu irgendetwas „verführen" lassen. Und ich bestimme selbst, wann ich zum Kühlschrank gehe ...

Natürlich braucht es Werbung – finanziert sie doch so manchen Fernsehsender. Was selbstbewusste Menschen an sich abprallen lassen können, steuert weniger stabile Persönlichkeiten durchaus in ihrem Verhalten. Werbung bedient sich genau dieser Tatsache, sie nützt die Schwächen „im System Mensch" für sich. Also gilt es, dicken Menschen Strategien an die Hand zu geben, wie sie Werbung sehen können, ohne sich in ihrem Verhalten steuern zu lassen. Dafür braucht es Stärke und Selbstbewusstsein. Wie sieht es damit aber bei Kindern und Jugendlichen aus? Experten fordern deshalb bereits seit einigen Jahren ein Verbot von Werbesendungen in Kinderprogrammen.

In Abwandlung des bekannten Satzes „Kleider machen Leute" könnte man zusammenfassend sagen: „Medien machen Körper". Deshalb gilt es, allen Betroffenen bewusst zu machen, dass sie ihr Selbstwertgefühl nicht alleine aus ihrer äußeren Erscheinung ableiten sollen sondern vielmehr ihre inneren Stärken dafür heranziehen. Nur dann wird es möglich sein, mit entsprechender Gelassenheit auch „wohlgeformte" Körper zu betrachten. Das schließt selbstverständlich nicht aus, sich auch als dicker Mensch gut zu kleiden, um sich in seiner Haut wohl zu fühlen. Wie sieht das aber aus, wenn

man Übergrößen trägt? Dazu mehr im nächsten Abschnitt.

6.7 Übergewicht und Mode

Lesen Sie zur Einstimmung in dieses Thema den Bericht von Frau P.:

- **Einkaufslu(fru)st oder Schwarz macht schlank**

In jungen Jahren – ohne Selbstwertgefühl in die Welt geschickt – wollte natürlich auch ich modisch schick und schön sein, trotz oder gerade wegen meiner fraulichen Rundungen. Damals war aber Schluss bei Kleidergröße 40. Darüber hinaus nur so genannte „Omakleidung".

Heute gibt es „Junge Mode" / „Große Größen ab 40". Mein Personalausweis sagt aber klar und deutlich: Du hast den Zenit deines Lebens überschritten, Schluss mit jung. Und dann ist das ja auch noch so eine Geschmackssache. Ja, auch ich als Dicke habe Geschmack, obwohl dies sogar in den so genannten Fachgeschäften vom Fachpersonal angezweifelt wird. Sie glauben das nicht? Wie würden Sie es finden, hätten Sie z. B. 120 kg bei 168 cm, wenn Ihnen die Fachverkäuferin erklärt, es sei schick und modern, Jeggings und T-Shirt – bis zur nicht mehr erkennbaren Taille gehend – zu tragen. Frau solle doch mal die Augen auf machen, so seien doch alle bekleidet! Oops, habe ich hier etwas nicht verstanden?

Eines muss man den Herstellern von „Mode in großen Größen" allerdings lassen. Sie achten – trotz meist sehr schlicht und schlecht geschnittener und damit auch entsprechend sitzender Ware – auf meinen Geldbeutel: Ich erspare mir den Kauf von Parfum. Bei dem von Herstellern bevorzugten Stoffmaterialien wie 100 % Polyester bzw. Polyacryl entwickelt sich binnen kürzester Zeit ein Eigengeruch, vor allem im Sommer. Ein Oberteil, ein Rock oder eine Hose für „nur" ca. 60 €, für alle Größen gilt dann auch nur ein Preis. Ist das nicht immer so? Finde ich dann tatsächlich einmal ein Oberteil mit besserer Qualität – allerdings dann für ca. 150 € – nicht in der ebenfalls von Dicken bevorzugten Farbe schwarz, und suche eine passende Hose dazu, heißt es: Genau farblich dazu passend haben wir nichts, aber nehmen Sie doch eine in schwarz. Schwarz macht schlank. Auf mein „Nein, das stimmt nicht, das wirkt bei mir seit 40 Jahren nicht" ernte ich nur einen verwunderten Blick. Egal was ich trage, auf der Straße sehe ich keine verwunderten, sondern leider meist abwertende Blicke. Warum? Nur weil ich dick bin? Ein täglicher Frustauslöser mehr .....

Frau P. spricht in ihrem Bericht folgende Fragen an:

- Wo werden Sie als Dicker ebenso gut bedient wie als Schlanker?
- Wo finden Sie Kleidung mit guter Qualität, die auch bezahlbar ist?
- Welche Auswahl an Kleidung gibt es für übergewichtige Menschen (Farbe, Material etc.)?
- Welche Mode trauen Sie sich zu?
- Warum fehlt Ihnen der Mut für „Modisches"?
- Wie gehen Sie mit dem Thema Körpergeruch um?
- Lesen Sie zum Thema Schwitzen einen kurzen Erfahrungsbericht von Herrn L.:

- **Dick sein ist schweißtreibend, sagt Herr L.**

Schwitzen tun sicher nicht nur Dicke, aber bei einem Dicken erwarten es seine Mitmenschen regelrecht. Denn wer einen Bauch hat, kommt schnell aus der Puste, und wer schnell aus der Puste kommt, gerät leicht ins Schwitzen. Da gibt es den alten Tipp, die kritischen Körperstellen mit in Wasser gelöstem Alaun zu waschen. Mit der Diskussion um die Anreicherung von Aluminium im Körper traue ich mir den nicht mehr zu geben. Dunkle Hemden tragen, damit die Flecken unter den Achseln nicht auffallen, kann auch nach hinten losgehen, wenn sich auf dem mittelmeerblauen oder ziegelroten Hemd tiefdunkle Flecken unter den Achseln zeigen. Und schwarz finde ich im Sommer auch nicht die passende Farbe. Ein helles Weiß und ein leichter Stoff, der sich nicht so vollsaugt, haben sich da bei mir viel besser bewährt. Ich habe mich auch seit langem vom klassischen ärmellosen Unterhemd verabschiedet und trage stattdessen nur noch T-Shirts unter meinen Hemden.

» *Das ist kein Übergewicht – die Kleider tragen nur so auf.*

Aus eigener Erfahrung kenne ich nur allzu gut die peinlichen und unangenehmen Gefühle, wenn man vor Publikum sprechen darf und sich dabei langsam Schweißflecken unter den Achseln bilden. Eigentlich lernt man in jedem Rhetorik-Seminar, wie wichtig es ist, bei einem Vortrag richtig gekleidet zu sein. Aber im entscheidenden Moment hat man es vor lauter Aufregung morgens bei der Kleiderwahl vergessen. Nicht nur dicke Menschen haben mit dem Schwitzen so ihre Mühen, auch schlanke Personen kennen das Thema, und nicht nur beim Sport! Also gibt es einiges zu berücksichtigen, wenn man sich unnötigen Ärger vom Hals halten möchte.

Sie wollen sich etwas Neues zum Anziehen kaufen – worauf achten Sie? Welche Erfahrungen haben Sie gemacht? Mit der Stoffqualität, der Farbe, dem Preis? In welches Geschäft gehen Sie gerne oder meiden Sie diesen Gang inzwischen zu Gunsten eines Internet-Shops? Macht es überhaupt noch Freude, sich mit Bekleidung auseinanderzusetzen, wenn man damit immer wieder aufs Neue so viele negative Emotionen erlebt?

6.8   Mein Kleiderschrank

Machen wir einen kleinen Ausflug zu Ihrem Kleiderschrank. Das können Sie nun gedanklich beim Lesen der folgenden Zeilen tun, oder aber Sie nehmen ihn sich am nächsten Schlechtwettertag einmal tatsächlich vor. Überlegen Sie, wie es Ihnen beim Anblick verschiedener Kleidungsstücke geht. Egal ob dick oder dünn, diese Gefühle kennt jeder. Kleidungsstücke tragen Erinnerungen in sich, positive wie negative. So besitze ich heute noch das Kleid, in dem ich hochschwanger meine Internistenprüfung abgelegt habe. Es ist zwar inzwischen völlig außer Mode und ich werde es vermutlich nie mehr tragen. Aber die positiven Gefühle der Augenblicke vor 25 Jahren leben in diesem Kleid weiter und deshalb muss es unbedingt in meinem Kleiderschrank bleiben.

Es gibt aber auch Kleidungsstücke, bei deren Betrachten sich negative Gefühle einstellen. Weil sie aus einer Zeit stammen, die vergangen ist und an die man nicht mehr erinnert werden möchte. Oder weil sie einem schmerzlich vor Augen führen, wie man an Gewicht zugelegt hat und man nicht mehr daran glaubt, diese je wieder tragen zu können. Was also tun? Negative Gefühle immer wieder aufs Neue erleben oder die Teile entsorgen? Hilfreich kann es sein zu überlegen, wie realistisch es ist, sie in einem absehbaren Zeitraum – also etwa einem Jahr – wieder tragen zu können. Müssen Sie das aber mit einem Nein beantworten, sollten Sie diese Kleidungsstücke besser verschenken. Damit reduzieren Sie Ihren eigenen Druck und ersparen sich unnötige negative Gefühle. Das gilt auch für Kleidungsstücke, die vielleicht noch passen, in denen Sie sich aber nicht wohl fühlen. Egal ob im beruflichen Alltag oder in der Freizeit – Ihr Auftreten wirkt positiver, wenn Sie sich in Ihrer Kleidung „rundherum" wohl fühlen.

Ein Anreiz zur Gewichtsreduktion kann es auch sein, sich ein Lieblingsstück von vor einem Jahr an die Zimmertüre zu hängen. Es erinnert Sie dann jeden Tag an Ihre guten Vorsätze. Oder aber Sie versprechen sich selbst etwas Neues – egal ob Hose, Rock, Kleid Hemd oder Shirt, wenn Sie einige Pfunde abgenommen haben, sozusagen als Belohnung.

Ein sehr wichtiger Faktor sind auch die Farben bei Ihrer Kleiderwahl. Schwarz mag vielleicht schlank machen, ist aber auch die Farbe der Trauer und des Schmerzes! So wie wir in unser Leben Farbe bringen wollen, sollten wir auch bei der Kleiderwahl überlegen, welche Farben Sie traurig und welche Sie eher fröhlich aussehen lassen. In diesem Fall dürfen Sie auch ruhig mal eine Freundin oder einen guten Freund um Rat bitten.

» Querstreifen machen dick, aber wer isst schon Querstreifen?

Was ich selbst seit einiger Zeit beherzige, kann ich nur als sehr positive Erfahrung weitergeben: Wenn Sie ein neues Kleidungsstück gekauft haben, entsorgen Sie dafür ein altes. Was man mehr als 2 Jahre nicht mehr getragen hat nimmt nur unnötig Platz weg. Das gilt auch für Schuhe, Unterwäsche und Accessoires. Immer nach dem Motto: „weniger ist mehr". So entrümpeln Sie nicht nur den Schrank und schaffen Platz für Neues, sondern räumen auch in Ihrer Gefühlswelt auf und können Ihrem Leben eine neue Richtung geben.

Kleidung ist letztendlich ein sehr individuelles Thema. Was Ihnen persönlich gefällt, kann andererseits im Auge des Betrachters auch unvorteilhaft sein. Gerade dicke Frauen wählen häufig, wie es eine meiner Patientinnen formulierte, „unscheinbaren Schlabberlook" – um die überflüssigen Pfunde darunter zu verbergen. Damit sind sie aber nicht

unbedingt vorteilhaft gekleidet. Denken Sie – vielleicht auch gemeinsam mit einer guten Freundin oder einem guten Freund – darüber nach, welche Körperpartien Sie durchaus betonen können, um von anderen abzulenken. Dazu gehören Schuhe, Schals oder Schmuck, bei Frauen auch Accessoires wie Tücher, Ohrringe, Schminke, Nagellack oder eine pfiffige Handtasche. Hier dürfen Sie ein wenig Farbe in Ihr Outfit bringen. Trauen Sie sich einfach schrittweise ein wenig mehr und beobachten, wie es sich positiv auf Ihr Wohlbefinden auswirkt.

Praxistipp

Auch wenn die Auswahl an X-Größen leider oft begrenzt ist, sollten Sie bei der Wahl Ihrer Bekleidung ein wenig Zeit investieren. Nur wenn Sie sich in Ihren Kleidungsstücken rundherum wohl fühlen, können Sie selbstbewusst auftreten. Trauen Sie sich, aus alten Mustern auszubrechen, lassen Sie „Farbe" zu und sich von einem guten Freund beraten. Dann erhalten Sie auch wieder wohltuende Komplimente von Ihren Mitmenschen.

❓ Kernfragen

1. Welchen Stellenwert hat Kleidung für Sie?
2. Welche Kleidungsstücke in Ihrem Schrank wecken negative Gefühle? Welche positive?
3. Welche Kleidungsstücke haben Sie seit mehr als 2 Jahren nicht mehr getragen?
4. Wo kaufen Sie Ihre Kleidung ein? Werden Sie dort gut beraten?
5. Wer könnte Ihnen bei der Kleiderwahl helfen?
6. Was sagen Ihre besten Freunde zu Ihrer Kleidung?
7. Wie fühlen Sie sich in den Kleidungsstücken, die Sie tragen?
8. Was würden Sie gerne einmal anziehen? Warum fehlt Ihnen dazu der Mut?
9. Welche Farben bevorzugen Sie? Welche Farben meiden Sie? Warum?
10. Haben Sie Freude daran, sich neue Kleidungsstücke zu kaufen?
11. Was bewundern Sie an Ihren Mitmenschen, wenn Sie an deren Kleidung denken?

12. Welches sind Ihre Lieblingsklei-
    dungsstücke? Was zeichnet diese aus?
13. Achten Sie auf modische Accessoires?

6.9 Hautprobleme

Auch unsere Haut ist ein faszinierendes Organ. Man muss kein Dermatologe sein, um beobachten zu können, wie sich unsere Haut und die sogenannten Hautanhangsgebilde, also Haare und Nägel im Laufe des Lebens verändern. Junge Haut ist glatt, weich und straff, alte Haut hingegen trocken, spröde, rissig und faltig. Unsere Haut ist weit mehr als nur eine Hülle: Sie ist ein Spiegel unseres Alters, unserer Gesundheit und oft auch unserer Seele. Auch Dermatologen (Hautärzte) beobachten eine Zunahme psychogen bedingter Hautbefunde, ein Bereich, dem sich die Psychodermatologie künftig mehr zuwenden wird. Als Beispiel sei hier die Psoriasis erwähnt. Immer dann, wenn sich die Betroffenen in schwierigen Lebenssituationen befinden, verschlechtert sich die Haut. Ähnliche Zusammenhänge kennen wir auch für Darmerkrankungen. Die Beschaffenheit von Haut, Haaren und Nägeln kann sich aber nicht nur durch das Alter, sondern auch durch Einflüsse wie Licht, Ernährung und zahlreiche Stoffwechselstörungen verändern.

» Ich liebe diese langen Sonntagsspaziergänge.
  War schon im Bad, kam am Kühlschrank vorbei,
  bin jetzt auf dem Weg zum Sofa. Wetter spielt
  auch mit.

Unsere Haut hat primär die Aufgabe, für die Regulation der Körpertemperatur zu sorgen. Schwitzen ist grundsätzlich eine gesunde und lebenswichtige Körperfunktion. Egal ob beim Sport, im Sommer, wenn es heiß ist, oder bei fieberhaften Infekten – der Organismus kann über die Schweißdrüsen eine salzhaltige Flüssigkeit absondern, die durch Verdunstung für Abkühlung sorgt und somit den Körper vor einer gefährlichen Überhitzung bewahrt. Die Schaltzentrale für die Wärmeregulation sitzt im Hypothalamus, ein Gehirnbereich, der auch für die Regulation zahlreicher anderer Körperfunktionen zuständig ist.

An welchen Körperpartien und wie stark Menschen schwitzen, ist individuell sehr verschieden. Handinnenflächen, Fußsohlen, Stirn und Achseln sind besonders gut mit Schweißdrüsen ausgestattet

und deshalb die häufigsten Problemzonen. Dazu kommen – nicht nur bei übergewichtigen Menschen – die sogenannten „intertriginösen" Räume. Das sind die Körperpartien, in denen sich Hautpartien direkt gegenüberliegen: Leiste, Gesäßfalte, Achsel, Genitalien, weibliche Brust und Kniekehle. Jede Bewegung führt vor allem in diesen Zonen zu Reibung und in Verbindung mit Schweiß zu Hauterosionen. Bereits bei oberflächliche Wunden können dann an den geschädigten Hautpartien Krankheitserreger ungehindert die natürliche Hautbarriere durchdringen (Bakterien, Pilze).

In welchen Situationen kommt es zu einer vermehrten Schweißproduktion? Wie jeder bereits erlebt, hat sind das nicht nur Sport und Hitze, sondern auch Situationen, in denen man Angst, Schmerzen, Stress oder heftige Gefühle wie Wut empfindet. All diese Funktionen werden über das vegetative Nervensystem gesteuert. Angstschweiß vor Prüfungen oder bei wichtigen Terminen, jeder kennt das. In belastenden oder bedrohlichen Situationen werden Stresshormone ausgeschüttet, diese aktivieren die Schweißproduktion. Darüber hinaus kann verstärktes Schwitzen aber auch in Phasen hormoneller Umstellung, zum Beispiel den Wechseljahren der Frau, oder als Nebenwirkung von Medikamenten auftreten. Das können zum Beispiel Hormonpräparate, Antidepressiva, Neuroleptika oder Kalziumantagonisten sein.

Praxistipp

Übermäßiges Schwitzen kann neben Übergewicht viele andere Ursachen haben. Haben Sie den Mut, über Hautprobleme mit einem Fachmann zu sprechen, denn nur so können Sie Komplikationen wie Wunden oder Abszessbildungen vorbeugen.

Bevor wir uns also Gedanken darüber machen, wie wir mit dem Schwitzen umgehen sollen, ist Ursachenforschung in jedem Fall wichtig. Klären Sie deshalb die folgenden Fragen mit einem Arzt.

? Kernfragen

1. Seit wann bemerken Sie eine verstärkte Schweißproduktion?

2. Gibt es einen möglichen Zusammenhang mit Medikamenten?

3. In welchen Situationen beobachten Sie verstärktes Schwitzen?

4. Haben Sie an bestimmten Körperpartien Hautprobleme? Falls ja, besprechen Sie es bitte mit Ihrem Hausarzt oder einem Hautarzt.

5. Haben Sie schlecht heilende Wunden oder Abszesse?

6. Stehen Ihre Hautveränderungen in einem Zusammenhang zu belastenden Situationen?

In unserer modernen Gesellschaft darf die Haut nicht altern. Wir wollen unsere Jugend so lange wie möglich konservieren. Dafür bietet der Markt eine Vielzahl an Hautprodukten, so zum Beispiel Körpercreme, Gesichtscreme, Bodylotion, Duschgel, Haarshampoo, Haartönung, Haarfestiger, Haargel, Nagellack, Sonnencreme und vieles mehr. Bedenken Sie dabei aber bitte immer, dass Ihre Haut atmen will und der Alterungsprozess auch mit viel Geld nicht aufzuhalten ist. Ein übertriebenes Maß an Hautpflege stört Ihre normale Hautflora und schadet mehr als es hilft. Ziehen Sie also bei Hautproblemen den Rat eines Experten in jedem Fall den Angeboten aus der Kosmetikindustrie vor.

> **Praxistipp**
>
> Unsere Haut ist ein Körperorgan, das ganz besondere Aufmerksamkeit benötigt, vor allem dann, wenn Sie stark schwitzen. Bei Hautveränderungen ist immer Ursachenforschung wichtig, denn auch Medikamente oder Stoffwechselprobleme können daran schuld sein. Ziehen Sie deshalb in jedem Fall den Rat eines Experten den Angeboten der Kosmetikindustrie vor.

6.10 Dicker Körper im Sport

Unendlich oft habe ich dicke Menschen sagen hören: „Das können Sie sich gar nicht vorstellen, wie es ist, wenn man als Dicker zum Sport geht." Wo bereits normalgewichtige Menschen Hemmungen haben,

sind die Hindernisse, denen Übergewichtige Menschen begegnen, um ein Vielfaches größer. Grundsätzlich ist zu berücksichtigen, dass es Sportarten gibt, die für sehr schwere Menschen eher nicht empfehlenswert sind. Und bei der Frage „Was kann ich machen" müssen selbstverständlich auch weitere Risikofaktoren berücksichtigt werden. Da Übergewicht häufig auch in Verbindung mit Bluthochdruck steht, sollten Blutdruckkontrollen vor, während und nach dem Sport erfolgen, gegebenenfalls auch eine vorherige Abklärung beim Kardiologen. Grundsätzlich ist bei Bluthochdruckpatienten Sport nicht verboten. Im Gegenteil: Regelmäßige körperliche Aktivität kann die Blutdruckeinstellung verbessern. Sie sollte aber mit dem behandelnden Arzt abgesprochen werden. Darüber hinaus sind Gelenkprobleme zu berücksichtigen. Klären Sie in diesem Fall mit Ihrem Orthopäden, welche Sportarten oder Bewegungsabläufe hilfreich und günstig, welche eher ungünstig oder gefährlich sind.

Wie wir bereits in ▶ Abschn. 3.2.2 gesehen haben, ist Bewegung eine der Säulen einer erfolgreichen Adipositas-Therapie. Welche Bewegungsarten gibt es? Wir unterscheiden grundsätzlich zwischen Ausdauersport und Kraftsport. Fragen Sie junge Menschen, so werden bei Männern eher Kraftsportarten bevorzugt, denn „Muskeln machen den Mann". Frauen hingegen bevorzugen eher Ausdauersportarten, denn Frau will „schlank und schön" sein. Im Idealfall wird beides in einem ausgewogenen Maß kombiniert.

> **Praxistipp**
>
> Bewegung muss Freude bereiten. Denken Sie in Ruhe darüber nach, was für Sie in Frage kommen könnte. Egal ob alleine oder in Gesellschaft: Bewegung tut der Seele gut und gibt Ihnen neue Kraft für anstehende Aufgaben. Nur Sie selbst können entscheiden, was Ihnen Freude bereitet und womit Sie sich wohl fühlen.

6.10.1 Kraftsport

Waren Sie schon einmal in einem Fitnessstudio? Die allermeisten unter Ihnen können diese Frage vermutlich mit einem „Ja" beantworten. Dort treffen Sie selten dicke Menschen an, allenfalls kräftige Typen. Inzwischen gibt es aber auch Studios, die sich mit Ihrem Angebot speziell an Übergewichtige wenden. Fachliche Beratung ist vor allem dann wichtig, wenn Sie Blutdruckprobleme, Gelenkprobleme oder Diabetes haben. Da Sie medizinische Unterstützung im Studio meist nicht erhalten, sollten Sie zuvor Ihren behandelnden Arzt um Rat fragen. Denken Sie auch darüber nach, welches Angebot Sie benötigen, um Ihre Motivation aufrecht zu erhalten. Das können zum Beispiel Gruppenkurse oder ein Wellnessbereich sein.

❓ Die folgenden Fragen sollen Ihnen bei der Planung helfen:

- Welches Kursangebot (z. B. Work out, Yoga, Pilates, Aerobic) gibt es?
- Wie steht es mit der Verfügbarkeit eines Trainers?
- Bietet man Ihnen einen individuellen Trainingsplan an?
- Gibt es einen Wellnessbereich (Sauna, Solarium, Massage)?
- Wie sieht der Kundenstamm aus (eher junge oder ältere Kunden oder beides)?
- Wie sind die Öffnungszeiten?

Viele Menschen haben grundsätzlich Hemmungen, wenn es darum geht, Ihren Körper nur leicht bekleidet zu präsentieren. Das gilt auch für schlanke Menschen. Je weniger Sie sich in Ihrem eigenen Körper wohl fühlen, umso schwerer wird es, unter Menschen zu gehen. Während es am Urlaubsstrand noch völlig anonym zugeht, wird die Sache in einem Fitnessstudio oder einem Kurs bei der VHS schon deutlich schwieriger. Hier ist man nicht immer „anonym", man wird angesprochen oder fühlt sich beobachtet. Meiner Erfahrung nach bereitet das vor allem Frauen Probleme. Aber: Es gibt immer mehr Angebote nur für Frauen. Einige meiner Patientinnen haben über den Weg zur Frauenfitness einen wichtigen Schritt auf Ihrem Weg zum eigenen Körper gemacht.

Denken Sie vor Abschluss einer Mitgliedschaft in einem Studio an die Öffnungszeiten. Vor allem dann, wenn Sie einen langen Arbeitstag haben! Nicht jedes Studio hat früh morgens oder spät abends oder an Sonn- und Feiertagen geöffnet.

Grundsätzlich sollten Sie vor einem Vertragsabschluss eine Probestunde angeboten bekommen. So haben Sie Zeit, das Studio aus der Nähe zu betrachten und sich zu überlegen, ob Sie sich dort wohl fühlen könnten. Und am allerbesten ist es, wenn Sie einen Freund oder eine Freundin dazu bewegen können, Sie zu Bewegungsaktivitäten zu begleiten, egal wohin. Gemeinsam macht Bewegung doppelte Freude, und die Hemmschwelle wird geringer. Auch können Sie sich gegenseitig motivieren, wenn der innere Schweinehund keine Lust auf Bewegung hat. Recherchieren Sie im Internet oder fragen Sie im Freundes- und Bekanntenkreis nach, wo es in der Nähe Ihrer Wohnung oder Ihres Arbeitsplatzes geeignete Einrichtungen gibt.

6.10.2 Kampfsport

Im Kampfsport sind sowohl Kraft als auch Ausdauer gefragt.

- **Hören Sie hierzu einen kurzen Bericht von Herrn J.:**

Seit meiner Jugend betreibe ich leidenschaftlich Sport und habe es Gott sei Dank auch mit meinem langsam steigenden Körpergewicht nie aufgegeben. Natürlich kenne ich die kleinen Frotzeleien von Freunden, nur sie bekümmern mich nicht. Meist aber ernte ich Anerkennung ob meiner Schnelligkeit. Den Titel „rasendes Nilpferd", der mir von einem Sportkameraden verliehen wurde, empfinde ich als schönes Kompliment, keinesfalls als Beleidigung. Regelmäßig betreibe ich Ju-Jutsu, im Kampfsport ist das Gewicht ohnehin kein Nachteil: 20 kg zu viel ersetzen locker zwei Gürtelgraduierungen. Man muss erst zu Boden gebracht werden, schwierig bei einem Koloss! Umgekehrt ist mir die Physik durch die Grundgleichung der Mechanik günstig gestimmt: Kraft=Masse×Beschleunigung. Masse habe ich, beschleunigen kann ich, Resultat: große Kraft, was will man mehr!

Was sagt uns die Geschichte von Herrn J.? Er hat den Sport trotz zunehmenden Gewichtes nie aufgegeben und er macht ihm immer noch große Freude. Auch hat er gelernt, die Bemerkungen anderer an sich abprallen zu lassen und sich auf seine Fähigkeiten zu konzentrieren. Eine Geschichte, die Ihnen hoffentlich Mut macht!

6.10.3 Ausdauersport

Unter den zahlreichen Ausdauersportarten gibt es einige, die ich sehr übergewichtigen Menschen eher nicht empfehlen würde. Dazu gehören insbesondere Sportarten, bei denen die Gelenke (Hüfte, Knie) und das Herz großen Belastungen ausgesetzt werden. Deshalb ist es wichtig, bei der Auswahl einer Sportart an die Belastung für Blutdruck und Gelenke zu denken. Nachfolgend eine kleine Übersicht von geeigneten Sportarten:

- Walken, Bergwandern
- Schwimmen
- Wassergymnastik
- Rad fahren
- Ballsportarten (Handball, Volleyball, Tischtennis)
- Rudern
- Langlaufen
- Tanzen

Es ist eine Frage des Typs, ob Sie sich lieber alleine oder in Gesellschaft bewegen. Manche Menschen brauchen die Ruhe und Einsamkeit, um unterwegs Ihre Gedanken zu ordnen und abschalten zu können. Gerade Personen, die im Alltag immer unter Menschen sind brauchen, die Einsamkeit, um zu erkennen, dass Sie auch etwas mit sich selbst anfangen können. Das ist ein wichtiger Schritt auf dem Weg zum Selbstbewusstsein. Andere wiederum brauchen das Gespräch, vor allem dann, wenn sie Ihren Alltag überwiegend alleine verbringen. Der „Bewegungspartner" kann aber auch gerade dann motivieren, wenn man mit dem „inneren Schweinehund" kämpft. Ruhe und Gesellschaft können Sie aber auch kombinieren: Starten Sie gemeinsam und verabreden Sie einen Treffpunkt nach zum Beispiel einer halben Stunde. So sind Sie unterwegs alleine und können Ihr eigenes Tempo wählen, am Ziel können Sie das Erlebte dann gemeinsam austauschen.

Ausdauersport können Sie grundsätzlich nicht nur im Fitnessstudio, sondern an zahlreichen anderen Orten betreiben. Am einfachsten zu realisieren sind oft die eigenen vier Wände. Crosstrainer, Rudergerät, Fahrrad, Stepper etc. haben in fast jedem Keller Platz. Ein Schwimmbad hat man vor allem in städtischen Regionen meist in erreichbarer Nähe, es kann aber auch ein See, Wald oder eine Parkanlage

sein. Hauptsache, Sie kommen in Bewegung! Wählen Sie immer das zuerst, was Ihnen Freude bereitet, und lassen sich nicht zu etwas drängen, denn „Lasten" haben Sie schon genug. Bewegung darf auf keinen Fall eine weitere Belastung werden! Je mehr Abwechslung Sie bei Ihren Bewegungsaktivitäten haben, umso weniger Langeweile wird sich einstellen, und es wird Ihre Motivation anhaltend begünstigen.

Viele Menschen brauchen die Gemeinschaft und sind deshalb in Studios oder Kursen glücklich. Andere wiederum scheuen den ständigen Kontakt, die Gespräche und Gerüche, vor allem dann, wenn sie berufsbedingt viel unter Menschen sind. Sie suchen deshalb eher die Ruhe als Ausgleich.

Eine ideale Bewegungsart für übergewichtige Menschen ist Schwimmen. Im Wasser fühlen sie sich leichter, die Bewegungen können ohne großen Kraftaufwand erfolgen und sind extrem günstig für sämtliche Gelenke. Alleine die Erfahrung zu machen, wie man sich mit ein paar Kilo weniger leichter bewegen würde, ist für viele Menschen ein Antrieb zur Gewichtsreduktion. Aber – und das hält viele vom Schwimmen ab – sie müssen es schaffen, nur mit Badehose oder Badeanzug bekleidet sich den Blicken der anderen Schwimmbadbesucher auszusetzen. Von der Umkleidekabine bis zum Becken ist der schwierigste Weg. Danach trägt sie das Wasser und verhüllt ihren Körper zumindest teilweise.

- **Eine Patientin erzählt:**

Wenn ich es zeitlich einrichten kann, gehe ich zum „Frühschwimmen". Zum einen kann man besser seine Bahnen ziehen, weil noch nicht so viel los ist – der Hauptgrund für mich ist aber, dass mich dann nicht so viele Menschen im Badeanzug sehen. Auch versuche ich grundsätzlich, Strecken außerhalb des Beckens im Handtuch zurückzulegen und ganz in der Nähe der Umkleidekabinen ins Becken zu gehen. Wenn ich erst mal im Wasser bin und nur noch der Kopf und die Schultern zu sehen sind, dann ist alles gut und ich fühle mich sehr wohl.

Schwimmen ist kein Saisonsport und geht nicht nur im Urlaub. Neben Meer und Pool finden sich inzwischen überall Schwimmbäder, viele davon bieten auch Kurse für Aquagymnastik an. Die Kosten hierfür sind überschaubar, die Auswirkungen auf Ihre Gesundheit und Ihr psychisches Wohlbefinden in jeder Hinsicht positiv.

6

Egal für welche Art von Aktivität Sie sich entscheiden – in der Bewegung spüren Sie sich selbst. Schaffen Sie sich keine zusätzliche „Belastung" sondern wählen Sie etwas, das Ihnen Freude bereitet. Unterwegs gehen Ihre Gedanken neue Wege, das bringt neue Ideen und wieder Farbe und Freude in Ihr Leben.

Abschließend ein kurzes Wort zu den sogenannten „Trainingsplänen". Vielfach habe ich in den vergangenen Jahren erlebt, wie damit zusätzlicher Druck aufgebaut wird. Solange Sie sich im Freizeitbereich bewegen, muss Bewegung allem voran Freude machen und darf in keinem Fall zusätzlichen Stress bereiten. Entspannung und Ausgleich sind das vorrangige Ziel.

Gehören Sie zu den sogenannten „Bewegungsmuffeln", so kann es hilfreich sein, mit einer klar strukturierten Vorgabe zu arbeiten. Das kann Ihnen dabei helfen, „in die Gänge" zu kommen. Mein persönlicher Tipp: Notieren Sie sich am Beginn jeder Woche, besser noch Sonntagabend in Ihrem Terminkalender, wann Sie sich in der nächsten Woche bewegen wollen. Tragen Sie sich das unbedingt in Ihren Kalender ein, am besten mit Uhrzeit (von – bis). Nur wenn Sie es im Vorfeld planen wie einen Geschäftstermin, erhält es eine Verbindlichkeit, und Sie können nicht mehr zu sich selbst sagen „Jetzt habe ich wieder keine Zeit gehabt". Wenn Sie eine derartige Planung machen, gelingt es Ihnen künftig leichter, sich Zeiten frei zu halten. So lernen Sie, sich selbst wieder in den Mittelpunkt zu stellen.

Ein weiteres Hilfsmittel könnte ein Bewegungstagebuch sein. Einige meiner Patienten arbeiten damit und notieren dort Ihre täglichen Bewegungseinheiten. Das können beispielsweise Schrittzahlen sein, die Sie mit Hilfe eines Schrittzählers ermittelten; oder Sie tragen die Minuten ein, die Sie unterwegs waren. Auch gibt es Armbänder, die nicht nur Puls und Kalorienverbrauch messen, sondern auch Ihre tägliche Wegstrecke aufzeichnen. Mit der Visualisierung Ihrer Aktivitäten können Sie sich einen Ansporn verschaffen. Wenn dann von Woche zu Woche Ihre Kondition wächst und Sie Freude an der Bewegung

haben, wollen Sie dieses gute Gefühl vielleicht schon nach einem halben Jahr nicht mehr vermissen. Ihr Bewegungstagebuch darf aber auch Kommentare zu Stimmungen und Gefühlen enthalten. Es ist wie ein guter Freund, immer verfügbar und nie beleidigt, wenn der Eintrag mal nicht so positiv ausfällt.

Es gibt eine unübersehbare Anzahl von Studien, die sich dem Thema Bewegung und ihren Auswirkungen auf den menschlichen Organismus widmen. Die Botschaft lautet: Ausdauertraining wirkt sich positiv auf zahlreiche Hirnleistungsfunktionen aus, man könnte Bewegung auch als das beste „Anti-Aging-Mittel" bezeichnen (Braus 2011). Nicht nur unser Gedächtnis oder motorische Funktionen profitieren davon, sondern auch unsere Stimmungslage verbessert sich (Silveira et al. 2013)

Tragen Sie geplante Bewegungsaktivitäten wie einen Geschäftstermin – am besten mit Uhrzeit – in Ihren Wochenplaner ein. So erreichen Sie eine Verbindlichkeit mit sich selbst, die es Ihnen erleichtert, sich wieder mehr in den Mittelpunkt Ihres Alltags zu stellen. Mit einem „Bewegungstagebuch" können Sie Ihre Bemühungen visualisieren und auf erzielte Erfolge stolz sein. Das stärkt Ihr Selbstbewusstsein.

6.10.4 Weitere Gedanken zu Bewegung

Oft erlebe ich es in der Beratung, dass Menschen sich egoistisch fühlen, wenn sie Freiräume für sich selbst in Anspruch nehmen. Sie haben vielfach nicht gelernt, eigene Bedürfnisse zu leben und ordnen sich einem ständigen „Ich-muss-aber-doch-noch"-Gefühl unter. Egal ob Mann, Frau, Vater, Mutter, Chef oder Büroangestellter – alle sind wir gleichermaßen gefordert. In einer Gesellschaft, in der Leistung zur Ersatzreligion geworden ist, gehen die Bedürfnisse des Individuums oft Stück für Stück verloren. Kann es aber etwas Wichtigeres geben, als das eigene Selbst? Auch ich musste lernen, mir Auszeiten zu nehmen, obwohl ich mich gelegentlich für unabkömmlich halte. Inzwischen ist mir aber bewusst, dass ich jederzeit ersetzbar bin und meine Freiräume für meine beruflichen und privaten Kontakte nur von Vorteil sind. Sowohl meine Patienten als auch meine Familie kommen gut ohne mich klar – und wenn ich ehrlich zu mir selbst bin, dann ist es gelegentlich ein willkommener Vorwand, sich unabkömmlich zu fühlen. Es ist eigentlich nur mein „innerer Schweinehund", der sich da meldet und den jeder von Ihnen sicher gut kennt.

Für mich persönlich hat Bewegung seit vielen Jahren einen großen Stellenwert. So manches Kapitel dieses Buches ist auf meinen Laufrunden entstanden, und ich habe es immer wieder erlebt, welch positive Auswirkungen diese Auszeiten für mich haben. Wenn der Kopf leer ist und die Stimmung auf einem Tiefpunkt, gibt es nichts Besseres, als die Laufschuhe anzuziehen und einfach raus zu gehen – egal, welches Wetter! Denn: Es gibt kein schlechtes Wetter, nur schlechte Kleidung! Und Regen ist nichts anderes als flüssiger Sonnenschein! Seit über 10 Jahren laufe ich nun, und möchte deshalb ein paar wenige meiner Erfahrungen weitergeben, die ebenso übertragbar sind auf andere Arten der Bewegung wie Rad fahren, walken oder spazieren gehen. Was geschieht, wenn wir uns in die Natur begeben, in den Stadtpark, einen Wald in der Nähe oder über Wiesen und Felder gehen? Es sind vor allem die Sinneseindrücke, die uns auf andere Gedanken bringen: Sehen, Riechen, Fühlen und Hören, eben die ganze Vielfalt der Natur:

- Sonne, Wind, Sturm, Wolken, Regen, Schnee, Graupel, Nebel
- Farben von Blumen, Sträuchern, Bäumen, Vögeln
- Gerüche nach einem Regenschauer, der Geruch von Schnee, Flieder, Maiglöckchen, Bärlauch, Laub, Moos und vielem mehr
- Vogelgezwitscher und andere Tierstimmen
- Spielende Kinder, Hundebesitzer mit ihren Vierbeinern
- Sonnenaufgang, Sonnenuntergang, ein drohendes Gewitter
- Hitze, Kälte, Nässe, Wärme, Feuchtigkeit, Trockenheit

Bei allen Bewegungsarten sollten Sie auf die richtige Kleidung achten. Dafür haben sich luftdurchlässige Kleidung aus Naturmaterialien oder in jüngster Zeit auch feuchtigkeitsabweisende Stoffe bewährt. Bedenken Sie, dass Sie beim Sport warm werden und schwitzen, je nach Trainingszustand und Individuum unterschiedlich stark. Sie sollten darauf achten, die Flüssigkeit, die Sie über die Haut verlieren unbedingt wieder zuzuführen. Bei längeren Bewegungseinheiten empfiehlt man pro Stunde etwa einen Liter isotonischer Flüssigkeit, um den Salz- und Elektrolythaushalt nicht zu gefährden. Die wichtigsten Elektrolyte sind Natrium, Kalium, Calcium, Magnesium und Chlorid.

Während das Schuhwerk im Kraftsport und Kampfsport vor allem einen sicheren Stand gewährleisten muss, ist bei Ausdauersportarten ganz besonders auf die Stellung des Fußes im Schuh zu achten. Ihre Füße tragen mit jedem Schritt Ihre gesamte Körperlast und deshalb müssen Sie Fehlbelastungen vermeiden. Diese können zu Wirbelsäulen- und Gelenkproblemen führen und sind vermeidbar, wenn der Schuh und gegebenenfalls die Einlagen an Ihre persönlichen Erfordernisse angepasst sind. Haben Sie bereits mit Gelenkproblemen – insbesondere Hüfte oder Knie zu tun, so sollte eine Beratung beim Orthopäden und Orthopädieschuhmacher erfolgen. Nicht nur dem Fuß des Diabetikers, sondern auch dem Fuß des übergewichtigen Menschen muss Aufmerksamkeit entgegengebracht werden. Um falsche Druckverhältnisse am Fuß zu korrigieren, können Einlagen nach vorheriger Druckmessung (Pedographie) vom Orthopädieschuhmacher individuell angefertigt werden. Viele Probleme, insbesondere Achillessehnenprobleme oder ein Fersensporn, wären vermeidbar, wenn im Vorfeld all diese Punkte berücksichtigt würden.

Praxistipp

Schenken Sie Ihren Füßen mehr Aufmerksamkeit. Um Gelenkbeschwerden und Schmerzen im Vorfeld zu vermeiden, ist es wichtig, falsche Druckbelastungen zu korrigieren. Ihre Füße tragen ein Leben lang Ihre Körperlast und brauchen deshalb eine intensive Pflege und Versorgung. Nur so kann Bewegung bis ins hohe Alter beschwerdefrei bleiben.

Denken Sie also nun in aller Ruhe darüber nach, welche Bewegungsart Ihnen Freude bereiten könnte. Achten Sie auch auf die Regeneration, insbesondere dann, wenn Sie nach vielen Jahren Pause erstmals wieder loslegen wollen. Nach jeder Bewegungseinheit sollten Sie Ihrem Körper ein oder zwei Tage Regenerationszeit gönnen. Sonst wird die so gut gemeinte Anstrengung für den Körper zum Stress und Sie werden umso schneller den Spaß und die Freude daran wieder verlieren.

Bei meinen Patienten erlebe ich es immer wieder, dass Sie große Probleme damit haben, Zeit für sich selbst einzuplanen. Nur wenn Sie aber Ihre eigenen Vorratskammern immer wieder auffüllen, haben Sie Kraft für Ihre privaten und beruflichen Aufgaben. Bewegung verschafft Ihnen mehr Lebensqualität und Zufriedenheit. Je mehr Sie also zu sich selbst finden, umso mehr Selbstvertrauen entwickeln Sie. Sich selbst wieder vertrauen zu können und aus alten Denkmustern auszubrechen, verändert Ihre Stimmungslage zum Positiven. Wie wichtig die Gefühlswelt für Ihr Übergewicht ist, werden wir in ▶ Kap. 8 näher betrachten. Gelingt Ihnen das auch nur ein erstes kleines Stück, so durchbrechen Sie den Teufelskreis aus Schuld- und Versagensgefühlen. Endlich können Sie wieder einmal auf sich selbst stolz sein, Ihre Stimmung steigt und Ihre Ausstrahlung entwickelt sich zum Positiven.

Denken Sie immer daran: Jedes Kind beginnt mit ersten unsicheren Schritten zu laufen. Dabei fällt es anfangs oft auf den Boden, aber es lernt aus seinen Rückschlägen. Durch viel Übung wird es immer sicherer und kann irgendwann auch Treppen steigen. So wie jedes Kind bei diesem Lernprozess sein eigenes Tempo hat, kann es sein, dass Sie vielleicht mehr Zeit benötigen als Andere. Das Einüben neuer Verhaltensweisen geht nicht über Nacht, und deshalb ist es wichtig, dass Sie mit sich selbst Geduld haben. Was Sie als Kind geschafft haben, können Sie auch heute noch! Werfen Sie also Ihre Bedenken über Bord und gehen einen ersten Schritt. Dabei können Ihnen die folgenden Fragen helfen:

❓ Kernfragen

1. Welche Form von Bewegung würde Ihnen Freude bereiten?
2. Welche finanziellen Möglichkeiten haben Sie?
3. Wer könnte Sie begleiten und motivieren?
4. Was ist Ihnen wichtig? Geselligkeit oder eher Ruhe und Einsamkeit?
5. Haben Sie die richtige Kleidung, um sich beim Sport wohl zu fühlen?
6. Haben Sie geeignetes Schuhwerk?
7. Wo wollen Sie sich bewegen? Im Studio, zu Hause, im Schwimmbad oder unter freiem Himmel?
8. Wie planen Sie Ihre „Auszeiten" für Bewegung?
9. Führen Sie ein Bewegungstagebuch?
10. Halten Sie Regenerationszeiten ein?
11. Denken Sie an Ihr letztes schönes Erlebnis in der Natur. Wie lange ist das her?
12. Warum schaffen Sie es nicht, sich Auszeiten zu nehmen?
13. Wer oder was würde Ihnen dabei helfen, sich selbst wichtiger zu nehmen?

Praxistipp

Jeder Weg – egal wie weit er ist – beginnt mit einem ersten Schritt. Denken Sie nicht nur darüber nach, ob und wann Sie das Ziel erreichen, sondern freuen Sie sich an der Bewegung nach dem Motto: „Mein Weg ist mein Ziel". Denken Sie daran: Auch ein Kind macht seine ersten Schritte ganz vorsichtig, hat trotz Rückschlägen Freude am Laufen und wird durch ständiges Üben immer besser.

Vorlage für Bewegungstagebuch (Arbeitsblatt): ◘ Abb. 6.1.

Veronika Hollenrieder: „Ich bin dann mal dick"	
Arbeitsblatt	**Wochenplaner**

Arbeitsblatt Wochenplaner

	☺	☺	☺	Worauf ich stolz bin	Was ich besser machen könnte
MONTAG					
DIENSTAG					
MITTWOCH					
DONNERSTAG					
FREITAG					
SAMSTAG					
SONNTAG					

▣ **Abb. 6.1** Wochenübersicht Sonntag bis Samstag mit Spalten für Sportart, Dauer, Gefühle und Gedanken

Literatur

Braus DF (2011) Ein Blick ins Gehirn. Thieme, Stuttgart S 33
Kurth BM, Ellert U (2008) Gefühltes oder tatsächliches Über-
    gewicht: Worunter leiden Jugendliche mehr? Deutsches
    Ärzteblatt 105(23):406–412
Ozmen D, Ozmen E, Ergin D et al (2007) The association of self-
    esteem, depression and body satisfaction with obesity
    among Turkish adolescents. BMC Public Health 7:80
Rogers, CR (1979): Entwicklung der Persönlichkeit. Psycho-
    therapie aus der Sicht eines Therapeuten, Klett-Cotta,
    Stuttgart, 3. Aufl. S 164–176
Silveira H, Moraes H et al (2013) Physical exercise and clinically
    depressed patients: a systematic review and meta-ana-
    lysis. Neuropsychobiology 67(2):61–68

Internet-Link

Schönheitsideale der Epochen: http://crossdress.trans-
    gender.at/018f81931910ced2e/018f81931f137b745/
    018f819330004f664/018f81933009a8957.html

Dicker Kopf

© Springer-Verlag GmbH Deutschland 2017
V. Hollenrieder, *Ich bin dann mal dick!*
DOI 10.1007/978-3-662-53058-0_7

Die Schaltzentrale menschlichen Lebens ist das Gehirn. Hier sitzt unser Autopilot, der auf alle Krisen des Lebens vorbereitet ist. Fast alle – denn die Lebensbedingungen unserer modernen Gesellschaft sind immer noch nicht in das System eingearbeitet. Unser Gehirn hat aber gelernt, Kompensationsmechanismen zu entwickeln, um mit chronischem Stress fertig zu werden. Die Hirnforschung liefert uns faszinierende neue Erkenntnisse im Hinblick auf die Entstehung von Übergewicht. Lassen Sie sich mitnehmen auf eine Reise in Ihr Gehirn.

7.1   „Selfish Brain" – oder das egoistische Gehirn

Erstmals publiziert wurde diese Theorie von dem Hirnforscher, Internisten und Diabetologen A. Peters im Jahre 2004. Seitdem gibt es mehr als 10 000 Studien aus den unterschiedlichsten Fachdisziplinen, die in ihren Ergebnissen übereinstimmen. Zahlreiche Experten aus den Bereichen Neuroenergetik, Stressforschung, Adipositas, Diabetes, Schlaf und Gedächtnis kommunizieren inzwischen seit vielen Jahren über ihre Ergebnisse. Aus dieser Gruppe von Spezialisten entstand an der Universität Lübeck die Forschergruppe „Selfish Brain: Gehirnglukose und Metabolisches Syndrom". In diesem Team forschen seit 2004 unter Leitung von Prof. Dr. A. Peters 36 Wissenschaftler und 50 Doktoranden aus den Disziplinen Hirnforschung, Innere Medizin, Diabetologie, Psychiatrie, Psychologie, Ökotrophologie, Biochemie, Chemie und Mathematik zum gleichen Thema: zur Selbstsucht des Gehirns. Inzwischen sind zu diesem Thema auch zwei Bücher von Prof. Peters erschienen: „Das egoistische Gehirn" und „Mythos Übergewicht". Kaum aber jemand kennt diese neuartigen und umwälzenden Erkenntnisse der Hirnforschung. Zugegeben – „Selfish Brain" ist ein wenig schwerer zu verstehen als eine Diätanweisung, geht aber den wahren Ursachen von Übergewicht auf den Grund. Die Programmierung unseres Gehirns hat sich seit der Steinzeit im Wesentlichen nicht verändert – die Abläufe des Gehirns werden aber auf vielfältige Weise durch die Umweltbedingungen der modernen Zivilisation gestört.

Wie funktioniert nun diese „Schaltzentrale Gehirn"? Und warum ist das Gehirn derart egoistisch? Welchen Vorteil hat es für die Evolution? Dafür müssen wir weit zurückblicken in die Zeit, als der Mensch ständig von Nahrungsknappheit und Gefahren aus der Umwelt bedroht war. Um das Überleben zu sichern, musste allen voran das Gehirn funktionieren. Bei Gefahr mussten die richtigen Entscheidungen getroffen werden und man musste wissen, wo in Zeiten des Mangels Nahrung zu finden war. Diese ursprüngliche Programmierung des Gehirns hat sich bis heute nicht geändert. Und wenn die Schaltzentrale reibungslos funktioniert, ermöglicht sie es uns auch heute noch, trotz einem ständigen Nahrungsüberangebot, schlank zu bleiben. Tritt aber eine Störung auf – dann – und nur dann – werden wir dick.

Wenn also die Ampelschaltung reibungslos funktioniert, können wir vom Egoismus des Gehirns profitieren. In schlechten Zeiten ist das Überleben gesichert und in guten Zeiten bleiben wir schlank. Kommt das System aber aus dem Gleichgewicht, so hat das gravierende Folgen: Übergewicht, Typ-2-Diabetes, Magersucht und Bulimie. Der Ursprung all dieser „Zivilisationskrankheiten" liegt in einer Veränderung der Ampel-Schaltzentrale und nicht in Maßlosigkeit oder bewusstem Verzicht. Dieser neuartige Erklärungsansatz ermöglicht es, übergewichtige Menschen von jeder Schuldzuweisung zu befreien. Ihr Gehirn erlebt einen Energienotstand und reagiert deshalb mit Nahrungsaufnahme. Was aber bringt nun unsere Schaltzentrale aus dem Gleichgewicht? Es ist das Leben unter psychischer Dauerbelastung, oder anders formuliert: eine dauerhafte Aktivierung des körpereigenen Stresssystems. Eine der Hauptursachen für Fettleibigkeit ist also Dauerstress. Damit hat Dickwerden weniger körperliche als vielmehr psychosoziale Ursachen.

7.2   „Selfish Brain" – das Prinzip der Lieferkette

Wann immer wir uns mit der Frage des Körpergewichtes beschäftigen, stoßen wir auf das Thema Energiestoffwechsel. Ist die Energiebilanz ausgeglichen, weist also weder ein Plus noch ein Minus auf – dann geht genau so viel in das System hinein, wie es auch wieder verlässt. Auf diese Weise halten wir unser Körpergewicht und nehmen weder zu noch ab. Bei einer positiven Bilanz nehmen wir folglich an Gewicht zu, bei einer negativen hingegen ab. Für unseren Energiestoffwechsel gelten die drei Gesetze der Lieferkette (Slack et al. 2004):

1. Der Energieerhaltungssatz: Was hineingeht, entspricht dem was herauskommt. Das bedeutet, dass keine Energie dem System verloren geht.
2. Es gilt das Push- und Pull-Prinzip: Angebot und Nachfrage erzeugen entweder einen Druck oder einen Sog in der Lieferkette. Push und Pull sind die Kräfte, die für eine sich ständig verändernde Dynamik sorgen, die es zu regulieren gilt, damit das System stabil und effizient bleibt.
3. Der Fluss der Lieferkette ist immer nach vorne gerichtet. Störungen breiten sich jedoch rückwärts, entgegen der Flussrichtung aus.

Inzwischen wissen wir, dass sich der Glukosetransport (Energiefluss) hauptsächlich in Richtung Gehirn bewegt, es aber Abzweigungen in die Speichergewebe Muskulatur und Fettgewebe gibt. Als Brain-Pull bezeichnet man nun die Kraft, mit der das Gehirn sich die verfügbare Energie (Glukose) aus dem Körper zieht. Es ist nach den Ergebnissen der Forschergruppe von Prof. A. Peters definitiv das Gehirn selbst, das seinen Energiebedarf feststellt und auch seine Energieanforderung kontrolliert. Kontrollzentrum ist eine kleine Region im oberen Hirnstamm, der sogenannte ventromediale Hypothalamus (VMH).(s. auch ▶ Abschn. 6.9. Wärmeregulation). Hier wird der Energiebedarf mit Hilfe von Sensoren für ATP (Adenosintriphosphat) ermittelt. ATP ist ein energiereiches Molekül und universeller Energieträger in unserem Körper. Die Nervenzellen beispielsweise benötigen ATP, um ihre Informationen zu übertragen. Und an dieser Stelle kommt nun die mächtigste Trumpfkarte des Gehirns ins Spiel, nämlich das Stresssystem. Stresshormone – allen voran Adrenalin und Cortisol – werden insbesondere dann benötigt, wenn ATP – also die zur Verfügung stehende Energie – knapp wird. Droht ein solcher Energiemangel, sendet der VMH sehr frühzeitig einen Befehl über seine absteigenden Stressnervenbahnen an die Bauchspeicheldrüse, der lautet: „Insulinausschüttung drosseln". Die Aufgabe übernehmen die Stresshormone

Adrenalin und Cortisol. Nun können Muskeln und Fett keine Glukose mehr aufnehmen, denn dazu wird Insulin als Türöffner benötigt. Das Gehirn aber kann seine Energie auch ohne Insulin aufnehmen, es ist davon unabhängig. Damit versorgt sich das Gehirn zuerst und schneidet die Speicherorgane vorübergehend vom Energienachschub ab. Es ist „selfish" – also egoistisch und sichert das Überleben, indem es vorübergehend unwichtige Funktionen abschaltet (siehe Hungerstoffwechsel). Ist aber im Blut nicht genug Glukose, um das Gehirn damit zu versorgen, sorgt die Lieferkette dafür, dass Nachschub von außen erfolgt. Die Signale kommen nun aus dem lateralen Hypothalamus (LH) (Petrovich et al. 2001), wir verspüren Appetit, Hunger oder Heißhunger. Diese Kraft nennt man Body-Pull. Der Körper bezieht nun seine Energie von außen, indem es zur Nahrungsaufnahme kommt. Was aber, wenn Kühlschrank und Vorratskammer zu Hause in diesem Moment leer sind? Es kommt die dritte Kraft ins Spiel – der Such-Pull. Jeder kennt es, die Nahrungsbeschaffung beim Einkaufen ist eine mächtige Kraft. Aus der Katastrophenforschung weiß man, welch zerstörerische Kraft dieser Such-Pull annehmen kann wenn es zu dramatischen Versorgungsengpässen kommt – er kann zum Zusammenbruch jeder öffentlichen Ordnung bis hin zur Anarchie führen.

Fassen wir noch einmal zusammen: Es gibt drei Mechanismen, die unsere Lieferkette, also die Energieversorgung steuern:

1. **Brain-Pull:** hängt vom Energiefüllstand des Gehirns ab
2. **Body-Pull:** hängt vom Energiefüllstand des Körpers ab
3. **Such-Pull:** hängt vom Energiefüllstand der nahen Umgebung ab

Wenn alles planmäßig läuft, es also keine gravierenden Krisensituationen gibt, arbeiten die drei Pulls auf Augenhöhe. Kommt es aber zu einer Versorgungskrise, so wird der Brain-Pull zum „Master-Pull". Bereits der Beginn des Lebens wird durch ihn gesteuert, es ist der Brain-Pull des Kindes, der den Geburtsvorgang einleitet. Während der Schwangerschaft wird von der Plazenta das Hormon Progesteron freigesetzt. Inzwischen haben Studien gezeigt, dass es die Cortisol-Produktion des Fötus ist, die vor der Geburt eine weitere Progesteron-Produktion stoppt. Der Entzug des Schwangerschaftshormons löst im Gehirn der Mutter die Wehentätigkeit aus, der Geburtsvorgang wird eingeleitet(Karalis et al. 1996; Yang et al. 2006). Damit hat der Brain-Pull bereits zum Beginn des Lebens eine wichtige Aufgabe erfüllt und er bleibt sozusagen „lebenslänglich" bestimmend für die Energieversorgung, die Konzentration und die körperliche Leistungsfähigkeit. Am Anfang des Lebens ist der gesunde Brain-Pull noch lernbereit. Wie wir leben, wie wir essen, inwieweit wir Stress ausgesetzt werden – all dies prägt und verändert den menschlichen Brain-Pull im Laufe der Jahre (Peters 2011, S. 66–67).

Wir wissen inzwischen auch, dass vor allem das kindliche Gehirn, insbesondere der Brain-Pull (d. h. das Stresssystem), ausgesprochen empfindlich auf Belastungen reagiert. Humanitäre Katastrophen, Stresserlebnisse der werdenden Mutter oder frühkindliche Traumata durch Vernachlässigung, Missbrauch oder Misshandlung haben lebenslange Folgen. Frühgeburten wurden früher im Inkubator von den Eltern ferngehalten – aus Angst vor Infektionen. Inzwischen ist klar, dass sie von der mütterlichen oder väterlichen Berührung bereits in der Wärmekammer profitieren. Was jeder Mensch braucht, um sicher durchs Leben zu kommen sind Wärme, Nahrung und das körperliche Gefühl, angenommen und geliebt zu sein. Nur so kann sich das junge Hirn gut entwickeln und bildet ein Stresssystem aus, das auch in schwierigen Zeiten und Krisen den Belastungen standhält (Peters 2011, S. 52–59).

Die wichtigste Waffe des Gehirns, um sich selbst zu versorgen, ist – wie wir oben gesehen haben – das Stresssystem. Was aber haben wir nun unter dem inzwischen so alltäglichen Begriff „Stress" zu verstehen? Dafür müssen wir einen kleinen Ausflug in die Stressforschung machen. Zunehmend hat man das Gefühl, dass Stress in unserer modernen Leistungsgesellschaft zum guten Ton gehört. Wer keinen hat ist langweilig und am Geschehen dieser Welt eigentlich nicht beteiligt. Auch ist er ein beliebtes Alibi dafür, keine Zeit zu haben für Freunde, Familie, Bewegung oder Kultur, denn man hat ja „gerade solchen Stress". Was aber genau versteht man in der Hirnforschung unter Stress? Wie wirkt er sich aus und welches sind die Stressoren unserer modernen Gesellschaft?

7.3   Stressarten

Stress muss nicht in jedem Fall negativ sein, er kann uns auch „Flügel verleihen" und zu einer Stärkung unseres Selbstwertgefühles beitragen. Genauso gut kann er aber auch unsere Gesundheit ruinieren. Man unterscheidet drei Stressarten:

1. **Positiver Stress**
   Diese Stressform stellt den Idealfall dar. Es gibt ein Problem oder einen Konflikt, man geht ihm nicht aus dem Weg sondern kann die Situation konstruktiv lösen. Ein Gespräch kann das eigene Anliegen durchsetzen oder es findet sich ein Kompromiss. Danach ist man zufrieden, weil man die schwierige Situation in den Griff bekommen hat, das Selbstwertgefühl wächst.

2. **Tolerierbarer Stress**
   Belastende Ereignisse im Leben können nicht beseitigt werden, aber mit Hilfe von Bewältigungsstrategien in das Leben integriert werden. Dabei können uns Partner, Freunde oder die Familie unterstützen und unsere Leistungsfähigkeit bleibt im Wesentlichen erhalten.

3. **Toxischer Stress**
   Sind die Ereignisse von größerer Dauer und Intensität als unter 2, so reichen die Bewältigungsstrategien nicht mehr aus und das Stresssystem gerät außer Kontrolle. Der Stressor kann nicht mehr bekämpft werden, damit wird er auf Dauer ertragen. Die negativen Auswirkungen auf körperliche und psychische Gesundheit und Lebenserwartung nehmen zu, die Cortisolwerte bleiben erhöht. Nun drohen ernste gesundheitliche Schädigungen wie Bluthochdruck, Diabetes mellitus Typ 2, Fettleibigkeit, Depressionen, Suizid, Osteoporose und viele andere mehr. Es kommt zur Ausprägung des A- oder B-Phänotyps unter Last. (Peters 2013 S. 218–219).

Zur Illustration der beiden Stresstypen siehe ◧ Abb. 7.1.

Wie unterscheiden sich die beiden Stresstypen? Warum bleiben die einen unter Dauerstress schlank und die anderen legen an Gewicht zu? Und ist es ein Vorteil, schlank zu bleiben?

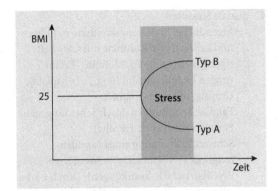

○ Abb. 7.1   Die Gabelung des Lebens. Abbildung aus „Mythos Übergewicht" (S. 25)

— **Typ A**: Sein Stresssystem hat eine **geringe Plastizität** und ist **ständig hochreaktiv**, was dazu führt, das sein Cortisolspiegel im Blut ständig erhöht bleibt. Menschen dieses Typs stehen immer „unter Strom", wenn ihnen viel abverlangt wird. Klassischer Vertreter dieser Gruppe ist der schlanke Mann, der am Herzinfarkt verstirbt. Typ-A-Gestresste ziehen die vom Gehirn benötigte Energie überwiegend aus den Körperdepots – also zum Beispiel dem Fett – oder Muskelgewebe. Sie bleiben schlank oder werden unter starkem Stress sogar noch dünner. Bei lang anhaltendem toxischem Stress entwickeln sie einen Cortisolbauch, bleiben aber ansonsten schlank. Häufig entwickeln sie Depressionen oder andere Folgeerkrankungen des erhöhten Cortisolspiegels.

— **Typ B**: Sein Stresssystem hat eine **ausgeprägte Plastizität**. Zunächst sind auch bei ihm die Cortisolspiegel erhöht, normalisieren sich aber bei anhaltendem Dauerstress über die Jahre. Das Stresssystem passt sich an und **wird niedrigreaktiv**. Das Bauchfett nimmt weniger zu als beim Typ A. Auf Grund der Anpassung an den Stress wird das Stresssystem träge, die Cortisolspiegel steigen nur leicht. Das Gehirn kann seine Energie nicht mehr aus den Körperdepots beziehen, es muss auf einen anderen Versorgungsmodus umschalten. Es signalisiert dem Typ B einen erhöhten Nahrungsbedarf und fordert ihn zum Mehressen auf, ohne dass man sich darüber bewusst wird. Es verschafft sich

auf diesem Weg die notwendige Energie mit der Nebenwirkung, dass man dicker wird. Allerdings bleibt bei ihm das Herz-Kreislauf-Risiko niedriger als beim Typ A, trotz des bestehenden Übergewichtes! Die Tatsache, dass somit dicke gestresste Menschen ein geringeres Herz-Kreislaufrisiko als dünne gestresste Menschen haben können bezeichnet man auch als sogenanntes „Gewichts-Paradoxon". Eine aktuelle Arbeit aus 2016 hat dies erneut bestätigt. Das Sterberisiko bei Patienten nach einem Herzinfarkt mit einem BMI<17 kg/m² war am höchsten, das bei Patienten mit einem BMI>24 kg/m² am geringsten (Buchholz et al. 2016).

Lediglich ein kleiner Prozentsatz kann mit all den belastenden Faktoren so gut umgehen, dass sich ihr Körpergewicht nicht verändert. Diese Menschen verfügen offenbar über besonders gute Bewältigungsstrategien („Coping-Strategien"), haben große soziale Unterstützung oder haben ein besonders großes Selbstbewusstsein. Auch der schlanke Typ A hat aber auf Grund seines ständig auf Hochtouren laufenden Stresssystems ein hohes Risiko für zahlreiche gesundheitliche Probleme, insbesondere Erkrankungen wie Depression, zerebrale Schäden, Herz-Kreislauferkrankungen sowie Schäden an Haut, Muskeln oder Knochen (Osteoporose).

▪ **Fassen wir zusammen:**
Chronischer Stress kann zu einer tiefgreifenden Umprogrammierung des Energiestoffwechsels führen. Dabei finden sich im Wesentlichen zwei Muster (Typ A als „Wenigesser" und Typ B als „Vielesser"). Warum man zu einer der beiden Gruppen gehört, kann uns die Forschung bislang nicht mit Sicherheit beantworten. Man geht aber davon aus, dass dies mit genetischen Gründen zu tun hat (Peters 2013, S. 104–108).

7.4   Chronischer Stress

Wenn also chronischer Stress zu derartigen Veränderungen im Körper führen kann, dann besteht die wichtigste Aufgabe darin, diesen aufzudecken. Nur so kann man den Stressmodus verlassen, die erhöhten

Cortisolspiegel eindämmen und drohende Gesundheitsschäden abwenden. Die Frage lautet also: Was ist chronischer Stress? Leider ist das Wort Stress heute in aller Munde und wer keinen hat, so könnte man gelegentlich denken, ist nicht wichtig und hat nicht viel zu sagen. Auch Ärzte sind im Gespräch nicht immer offen für das so schwierige Thema Stress oder Übergewicht. Es kostet Zeit, den Dingen auf den Grund zu gehen – und die wird leider vielfach nicht bezahlt. Was passiert, wenn Betroffene keine Unterstützung erhalten? Sie erleiden einen Zusammenbruch – sei es als Burn-out, schwere Depression, Suizid, oder sie ziehen sich aus der Gesellschaft zurück und entfernen sich so immer mehr von einer möglichen Hilfestellung. Und in ihrer Verzweiflung greifen dann übergewichtige Menschen gerne nach dem letzten „Strohhalm" – der Magenoperation. Dazu mehr in ▶ Kap. 10.

Die Stressforschung beschreibt fünf Gruppen von Stressoren, die das Stresssystem eines Menschen nicht nur akut sondern auch über einen längeren Zeitraum hinweg dauerhaft oder immer wiederkehrend belasten können (Peters 2011):

1. **Äußere Stressoren**
   - Konkrete Gefahren (Krieg, unsichere wirtschaftliche oder politische Lage)
   - Schwere Krankheit
   - Finanzielle Sorgen
   - Angst davor, krank zu werden
   - Reizüberflutung (z. B. Lärm)
   - Reizarmut (Isolation)
2. **Bedingungen, die zur Einschränkung eigener Bedürfnisse führen**
   - Trennung vom Partner
   - Verlust der Eltern bei Kindern
   - Verarmung
   - Verlust des sozialen Status durch Krankheit oder Arbeitslosigkeit
   - Zu wenig Lebensraum (Massenunterkünfte)
3. **Leistungsstressoren**
   - Hohe Leistungsanforderung (Akkord)
   - Geringe Kontroll- und Einflussmöglichkeit (Fließband)
   - Mangelnde Transparenz am Arbeitsplatz
   - Wenig Kommunikation zum Arbeitnehmer
   - Doppelbelastung durch Beruf und Familie
   - Konflikte mit Kollegen oder Vorgesetzten (Mobbing)

4. Soziale Stressoren
   - Jugendliche: Erziehungskonflikte mit Eltern und Lehrern und Konflikte mit Gleichaltrigen („peer groups"), Mobbing-Erfahrungen (Schule, Ausbildung, Arbeitsplatz), Umgang mit der Sexualität.
   - Familie: Spannungen durch Scheidung, neue Partner (Patchwork-Familie),
   - Schwere Erkrankung eines Familienmitgliedes (Alkohol, Depression, Krebs, Psychiatrische Erkrankungen). Durch starke emotionale Bindungen ist ein Verlassen der krankmachenden Umgebung meist für kein Familienmitglied möglich, es erkrankt oft die gesamte Familie.
   - Ständige Verfügbarkeit (Mobiltelefon, E-Mail), auch im Freizeitbereich
5. Konflikte und Ungewissheit
   - Vage Berufsaussichten mit daraus resultierender unsicherer Lebensplanung
   - Leben am Rande der Armutsgrenze (Hartz-IV-Empfänger)
   - „Food insecurity" (Ernährungs-Unsicherheit): Die Sorge um Nahrungsengpässe wirkt insbesondere bei Frauen als starker Stressor auf den Brain-Pull

(Adams et al. 2003; Townsend et al. 2001)

All die oben aufgeführten Stressoren können, müssen aber nicht zwangsläufig zu chronischem Stress führen. Wenn eine Person derart belastende Situationen meistern kann entwickelt sie dabei ein gutes Selbstbewusstsein und die gesunde „Gehirn-Architektur" bleibt erhalten. Belastend, aber erträglich bleibt ein Stressor vor allem dann, wenn man Mechanismen kennt, die einem bei der Bewältigung hilfreich sind (Coping-Strategien). Dazu gehören insbesondere ein funktionierendes soziales Netzwerk aus Freunden, Familienmitgliedern, Arbeitskollegen oder aber Selbsthilfegruppen und ärztliche Therapeuten. Gefährlich wird es immer dann, wenn keine ausreichenden Bewältigungsstrategien für den Umgang mit vorhandenen Stressoren zur Verfügung stehen: Die Last wird zu groß, die Gehirn-Architektur dadurch geschädigt und es kommt zu körperlichen oder psychischen Erkrankungen. Wer über einen langen Zeitraum unter chronischem Stress lebt, wird als Typ A dünn mit Bauch und auf Dauer krank. Typ B hingegen hat einen Weg gefunden, das Stresssystem zu dämpfen, bezahlt dies allerdings mit Übergewicht.

Soweit die schlechte Nachricht zu chronischem Stress. Gibt es einen Ausweg aus dem Dilemma? Und falls ja – wie könnte der aussehen? Ja, es gibt auch eine positive Botschaft! Dazu müssen wir wissen, was neben den Stressoren im Laufe unseres Lebens an weiteren Gefahren lauert: Es sind die sogenannten „Falschsignale", die unserer gesunden Gehirn-Architektur schaden können. Und darüber hinaus gibt es Möglichkeiten für Menschen mit Übergewicht, das Stresssystem neu zu programmieren (Brain-Pull-Training, vgl. Peters 2011, S. 180–185).

7.5   Falschsignale

Die modernen Errungenschaften liefern uns jeden Tag mehr Komfort und im Hinblick auf Lebensmittel „mehr Geschmack mit weniger Kalorien". Ist das aber wirklich ein Fortschritt? Zu den wichtigsten Falschsignalen für das gehirn gehören: nichtkalorische Süßstoffe, Sulfonylharnstoffe, verschiedene Psychopharmaka, Drogen und Alkohol (Peters 2011). Sie alle führen zu einer erheblichen Irritation oder sogar Umprogrammierung des komplexen Brain-Pull-Systems. Die Folge ist, dass mehr gegessen und in Folge an Gewicht zugelegt wird. Aber ist ein Leben ohne Süßstoff oder Alkohol überhaupt vorstellbar? Jeder muss eigenverantwortlich für sich entscheiden, wie er damit umgehen möchte. Und wie bei allen Dingen im Leben – vielleicht macht ja auch die Dosis das Gift. Geschmacksempfindungen sind trainierbar – und es kann auch weniger süß gut schmecken. Probieren Sie doch einfach einmal, wie Tee oder Kaffee ohne Süßstoff schmeckt. Anfangs sicherlich ungewohnt, aber bereits nach wenigen Wochen ähnlich gut – nach einem Jahr werden Sie den Süßstoff nicht mehr vermissen (ich habe es selbst erlebt!). Probieren Sie zum Beispiel einmal die große Auswahl an Früchtetees (Teebeutel). Gefährlich hingegen sind Instant-Pulver-Zubereitungen (Tee, Kaffee) – sie enthalten meist jede Menge Zucker. Beachten Sie deshalb immer die Nährwertanalyse auf der Verpackung.

Und dann sind da ja auch noch die guten alten oder inzwischen auch eine große Auswahl an exotischen Gewürzen. Was gut schmeckt muss nicht zwangsläufig fett sein! Siehe hierzu auch Peters (2011) S. 216–229.

7.6   Therapeutische Möglichkeiten

In Anlehnung an die dargestellten Zusammenhänge und die Wirkweise von Stressoren auf die Funktion des Gehirns ergeben sich drei therapeutische Möglichkeiten.

7.6.1   Anti-Stigmatisierung

Menschen mit Übergewicht essen deshalb mehr, weil ihr Gehirn einen echten Mangel signalisiert. Und das geschieht auch dann, wenn der Energiebedarf des Körpers eigentlich längst gedeckt ist. Diese Tatsache ist aber weder den Betroffenen noch in vielen Fällen auch ärztlichen Therapeuten bewusst. Also ist Aufklärung der erste Schritt zur Veränderung. Für Übergewichtige Menschen bedeutet das Gefühl der Schuld einen massiven, täglichen psychosozialen Stress, dem gegenüber sie sich ohnmächtig fühlen. Sie werden ausgegrenzt, ja diskriminiert und können sich auf Grund des fehlenden Selbstwertgefühls nicht zur Wehr setzen. Das muss sich in unserer Gesellschaft ändern! Aufklärung und Antidiskriminierung sind wichtige Themen im Umgang mit dicken Menschen. Darum bemüht sich in besonderem Maße die Gesellschaft gegen Gewichtsdiskriminierung, über deren Aktivitäten und Ziele ich in ▶ Abschn. 10.3 noch berichten werde.

7.6.2   Akzeptanz des Übergewichtes

Es ist sicher gegenwärtig noch viel schwerer als zu meiner Jugendzeit, nicht das ideale Körpergewicht zu besitzen, was immer man sich darunter auch vorstellen mag. Der soziale Druck beginnt heute bereits im Kindes- und Jugendalter, Peer Groups geben die Normgrößen vor, ebenso die Medien. Umso schwerer lastet das Übergewicht auf den Betroffenen. Tagtäglich werden sie damit konfrontiert, dass sie „dick" sind und fühlen sich schuldig. Je öfter sie sich den diversen Diäten unterwerfen, umso mehr geraten sie in die Teufelsspirale hinein – das endet leider immer häufiger mit dem Weg zum Chirurgen, um sich den Magen operieren zu lassen. Dass dieser Weg aber leider nicht immer eine gute Lösung ist, werden wir in ▸ Kap. 10 von einer Betroffenen erfahren.

Durch Aufklärung und Beratung kann es aber gelingen, realistische Zielvorgaben bezüglich einer Gewichtsreduktion oder Gewichtsstabilisierung zu vereinbaren. So können unerreichbare Traumvorstellungen als hemmender Ballast über Bord geworfen und realistische Ziele in kleinen Schritten angestrebt werden. Dafür braucht es aber in den allermeisten Fällen therapeutische Unterstützung und Begleitung, und zwar nicht nur wenige Wochen, sondern langfristig, ja vielleicht ein Leben lang.

>> Egal wie man aussieht. Hauptsache man fühlt sich innendrin gut.

7.6.3 Brain-Pull-Training

Erste vielversprechende Studienergebnisse gibt es zu einem Brain-Pull-Training, dass von der Familientherapeutin Laurel Mellin entwickelt wurde. Bislang wurde es bei Kindern und Jugendlichen eingesetzt, die neben Gewichtsproblemen auch Probleme mit Alkohol, Drogen oder Depressionen hatten. Das Programm basiert auf einem sozialen Kompetenztraining sowie Elementen zur Emotionsregulation. Es enthält auch Module zur körperlichen Aktivität. Der Aufwand für die Durchführung eines derartigen Programmes ist hoch, allerdings kann damit eine Reprogrammierung des Stresssystems erreicht werden. Voraussetzung ist hierfür, die Ursachen der Schwächung vorab zu analysieren. Nur so können die Jugendlichen Stressfaktoren erkennen und vermeiden lernen (Mellin et al 1987, Mellin et al. 1997).

■ **Fassen wir kurz zusammen:**

In einer Gesellschaft, in der Übergewicht insbesondere bei Kindern und Jugendlichen immer mehr zunimmt, ist Prävention wichtiger denn je. Die neuesten Ergebnisse der Hirnforschung und Stressforschung lassen uns heute über die Entstehungsursachen für Übergewicht anders denken. Unsere Schaltzentrale für die Nahrungsaufnahme ist das Gehirn. Wenn wir seine Reaktionsmuster verstehen

lernen, bieten sich völlig neuartige Behandlungsansätze. Dabei spielen Stressoren eine wichtige Rolle. Die etablierten Therapieansätze wie Wissensvermittlung zu den Themen Ernährung und Bewegung werden nicht ausreichend sein, um die Adipositas-Epidemie einzudämmen.

> **Praxistipp**
>
> Die Reprogrammierung eines geschädigten Stresssystems ist möglich und sollte deshalb so früh wie möglich im Leben erfolgen. Darüber hinaus müssen wir lernen, belastende Umweltfaktoren rechtzeitig zu erkennen oder sie noch besser in ihrer Entstehung verhindern. Deshalb braucht es künftig eine „metabolische Erziehung" sowie ein „psychosoziales Kompetenztraining".

❓ Kernfragen

1. Welches sind Ihre ganz persönlichen Stressoren?
2. Wie lange leiden Sie bereits unter diesen Stressfaktoren?
3. Mit wem können Sie über Ihre Probleme sprechen?
4. Wer unterstützt Sie bei der Bewältigung Ihrer Probleme?
5. Wo finden Sie Gleichgesinnte?
6. Welche Rückschläge haben Sie bereits erfolgreich gemeistert?
7. Wie steht es um Ihr Selbstbewusstsein?
8. Welchen Stellenwert räumen Sie einem erholsamen Schlaf und Ruhepausen ein?
9. Können Sie sich mit sich alleine beschäftigen?
10. Können Sie ein Wochenende ohne Mobiltelefon verbringen?

Literatur

Adams EJ, Grummer-Strawn L, Chavez G (2003). Food insecurity is associated with increased risk of obesity in California women. J Nutr 133:1070–1074

Bucholz EM, Krumholz HA, Krumholz HM (2016): Underweight, markers of cachexia, and mortality in acute myocardial infarction: a prospective cohort study of elderly Medicare beneficiaries. PLOS, doi/10.1371/journal.pmed.1002061

Karalis K, Goodwin G, Majzoub JA (1996). Cortisol blockade of progesterone: a possible molecular mechanism involved in the initiation of human labor. Nat Med 2:556–560

Mellin LM, Croughan-Minihane M, Dickey L (1997) The solution method: 2-year trends in weight, blood pressure, exercise, depression, and functioning of adults trained in development skills. J Am Diet Assoc 97:1133–1138

Mellin LM, Slinkard LA, Irwin Jr CE (1987) Adolescent obesity intervention: validation of the SHAPEDOWN program. J Am Diet Assoc 1987 87:333–338

Peters A (2011) Das egoistische Gehirn. Ullstein, Berlin

Peters A (2013) Mythos Übergewicht. Bertelsmann, München

Petrovich GD, Canteras NS, Swanson LW (2001) Combinatorial amygdalar inputs to hippocampal domains and hypothalamic behavior systems. Brain Res Rev 38:247–289

Slack N, Chambers S, Johnston R (2004) Operations Management. FT Prentice Hall, Harlow

Townsend MS, Peerson J, Love B, Achterberg C, Murphy SP (2001) Food insecurity is positively related to overweight in women. J Nutr 131:1738–1745

Yang R, You X, Tang X, Gao L, Ni X (2006) Corticotropin-releasing hormone inhibits progesterone production in cultured human placental trophoblasts. J Endocrinol 37:533–540

Dicke Gefühle

© Springer-Verlag GmbH Deutschland 2017
V. Hollenrieder, *Ich bin dann mal dick!*
DOI 10.1007/978-3-662-53058-0_8

Warum ein ganzes Kapitel zum Thema Gefühle? Welche Rolle spielen Sie im Zusammenhang mit Übergewicht? In Emotionen und Gefühlen spiegelt sich die ganze Bandbreite des Lebens: Sie können uns beflügeln, ebenso aber auch zu toxischem Stress führen. Dicke Menschen haben in besonderem Maße mit den Gefühlen von Schuld und Ohnmacht zu kämpfen. Fehlt es in den ersten Lebensjahren an „Nestwärme", entwickeln Menschen eine schwache „Gefühlskompetenz", negative Gefühle werden zur lebenslangen Last und begünstigen die Entstehung von Übergewicht. Welche Strategien können hilfreich sein, um zu neuen Verhaltensweisen zu gelangen?

8.1   Schaltzentrale Gehirn

Warum ist es so schwierig, über Gefühle zu sprechen? Ich denke, es liegt vor allem daran, dass es sich bei diesem Thema um subjektive Empfindungen und Erfahrungen handelt. Jedes Individuum reagiert unterschiedlich auf Angst, Wut oder das Gefühl der Schuld. Was für den einen Menschen Ärger bedeutet, ist für einen anderen allenfalls Missfallen und bei einem dritten löst es vielleicht sogar das Gefühl der Ohnmacht aus. Die Wahrnehmung von Gefühlen ist individuell sehr unterschiedlich, gleiches gilt für die Verarbeitung von positiven und negativen Erlebnissen. Einer der Gründe dafür ist unsere frühkindliche Hirnentwicklung.

In ▸ Kap. 4 haben wir uns bereits kurz mit der Entwicklung des kindlichen Gehirns beschäftigt. Will man sich mit den Themen Gefühle und Emotionen auseinandersetzen, muss man erneut einen Blick auf die Reifung und Funktionsweise bestimmter Hirnareale werfen. Die Phase mit der höchsten Gehirnwachstumsgeschwindigkeit beginnt beim Menschen im letzten Drittel der Schwangerschaft und reicht etwa bis zum 4. Lebensjahr (Braus 2011). In der Adoleszenz, also dem spannenden Lebensabschnitt von etwa 10–20 Jahren, kommt es nicht nur zu einem biologischen Reifungsprozess. Hier findet insbesondere die psychische Entwicklung statt, die uns zu verantwortungsbewussten, eigenständigen und überlebensfähigen Sozialwesen werden lässt. Dabei stellen Beziehungsaufbau, Identitätsentwicklung, Gestaltungswille für die eigene Zukunft, Selbstkontrolle

und Verbesserung der sozialen Kompetenzen die zentralen Herausforderungen dar (Konrad 2013).

Während der Pubertät kommt es also zu nachhaltigen Veränderungen im heranwachsenden Gehirn. Man geht derzeit davon aus, dass es in dieser Phase zu einem Reinigungsprozess, dem sogenannten „Pruning" (Ausschneiden) von neuronalen Verbindungen kommt. Je mehr „ausgeschnitten" wird, desto optimierter arbeitet scheinbar das System (Braus 2011 S. 28–30). In ◻ Abb. 8.1 sehen wir, dass geistig behinderte Menschen das geringste (b), Hochbegabte (c) das intensivste Pruning zeigen.

Wollen wir also dafür sorgen, dass unsere jungen Menschen von heute als Erwachsene von morgen mit Gefühlen und Emotionen umgehen können, vor allem dann, wenn sie negativ sind, so müssen wir berücksichtigen, dass die Weichen für ihre künftige „Gefühlskompetenz" in jungen Jahren gestellt werden. So wie wir ein Schmerzgedächtnis kennen gibt es auch eine Art emotionales Gedächtnis.

Die Neurowissenschaft geht derzeit davon aus, dass die ersten zwei Lebensjahre für die Ausbildung des Stresssystems von entscheidender Bedeutung sind. Geringe Stresserfahrungen fördern das episodische Gedächtnis sowie motorische Fähigkeiten und Optimismus. Frühe negative Erfahrungen hingegen prägen das emotionale Gedächtnis und damit die Bereitschaft zu Angst- und Aggressionsreaktionen. Eine aktuelle Studie hat untersucht, welche Auswirkungen Hänseln und Schikanieren („Mobbing" oder „Bullying") bei Jugendlichen im Alter von 10–16

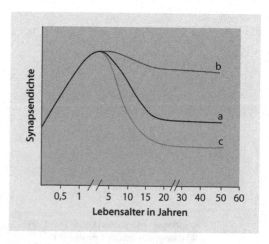

◻ **Abb. 8.1**   Pruning. Aus Braus (2011), Seite 30

Jahren haben kann. Dabei konnte ein erhöhtes Risiko für Angsterkrankungen, Depressionen und Psychosen gezeigt werden, wenn Jugendliche derartige Stressoren unter Gleichaltrigen ausgesetzt sind. Diese Erkenntnisse fordern uns Ärzte aber auch unsere Politiker und unsere Gesellschaft dazu auf, die Risiken aber auch Chancen der frühen Kinderjahre zu beachten und zu nutzen. Was unsere jungen Menschen brauchen ist all das, was wir auch als „Nestwärme" bezeichnen: elterliche Fürsorge, Zuwendung, Lob und Verständnis, auch dann wenn sie Fehler machen!

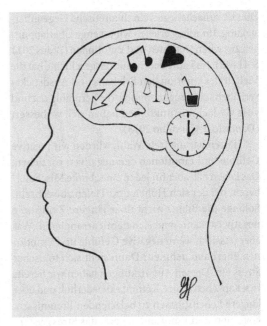

> ### Praxistipp
>
> Frühe kindliche Erfahrungen prägen unser emotionales Gedächtnis, also die Fähigkeit, im späteren Leben mit Gefühlen umgehen zu können. „Nestwärme" in den ersten Lebensjahren fördert die Entwicklung unserer „Gefühlskompetenz" und schafft damit die Voraussetzung, mit negativen Gefühlen besser umgehen zu können. Dicke Menschen müssen oft in besonderem Maße lernen, sich Angst- und Schuldgefühlen nicht ohnmächtig ausgeliefert zu fühlen, sondern durch eigenes Handeln wieder Macht über Ihre Gefühlswelt zu erlangen. Diese Bemühungen können wir als Ärzte maßgebend unterstützen.

8.2   Der „emotionale Apparat"

Als „emotionalen Apparat" bezeichnet die Neurowissenschaft das sogenannte „limbische System". Diesem System gehört unter anderem die sogenannte Hippocampus-Amygdala-Formation an, die für folgende Vorgänge zuständig ist:

- Erkennen, Bewerten und Abspeichern von emotional relevanten Reizen in unserem Leben,
- Erkennen von Positivem aber auch Negativem und Gefährlichem, was eine Furchtreaktion oder ein aggressives Verhalten erfordert.

Der „emotionale Apparat" umfasst die Bereiche Gefühle, Emotionen und Motivation und stellt sozusagen unser ‚inneres Auge' da (s. ◘ Abb. 8.2). Dabei sind **Gefühle** eher nach **innen** gerichtet und stellen

◘ Abb. 8.2   Das „innere Auge"

eine subjektive Erfahrung über den Zustand des Körpers dar. Dazu gehören

- Bedürfnisse wie Hunger, Durst, Luftnot,
- Fehlfunktionen wie z. B. Schmerz,
- Optimale Funktionen wie Wohlbefinden,
- Bedrohungen wie Ärger oder Furcht,
- Spezifische Interaktionen wie Mitgefühl, Dankbarkeit oder Liebe.

Gefühle werden in größerem Maß als Emotionen durch innere Reize und Instinkte gesteuert. Damit können sie auch auf die Motivation für bestimmte Handlungen einwirken, zum Beispiel in Situationen, die mit Flucht, Neugier oder Essen in Verbindung stehen. **Emotionen** hingegen werden eher durch **äußere** Reize gesteuert wie Sehen, Riechen, Schmecken oder Hören. Eine Person richtet ihre Emotionen auch eher nach außen. Wichtige Grundemotionen sind

- Angst,
- Ärger,
- Überraschung,
- Ekel,
- Trauer,
- Freude.

Dies ist zunächst eine rein theoretische Gegenüberstellung. Im Alltag erleben wir oft enge Überlappungen zwischen Gefühlen und Emotionen (Braus 2011 S. 41–42). Im Laufe der Evolutionsgeschichte hat die Vielfalt des emotionalen Erlebens und Ausdrucksverhaltens eher zugenommen, die Lernfähigkeit und viele Gedächtnisfunktionen haben sich verbessert (Damasio u. Carvalho 2013).

Hätten wir die freie Wahl, würden wir positive Gefühle und Emotionen den negativen vorziehen. Das Leben hält aber für jeden eine „bunte Mischung" bereit, bei der sich Höhen und Tiefen abwechseln. Solange die Bilanz nicht über längere Zeiträume negativ ist, kann man sich damit arrangieren. Was aber passiert, wenn negative Gefühle und Emotionen überhand nehmen? Dann stellt sich toxischer Stress ein. Dessen Auswirkungen haben wir bereits in ▶ Kap. 7 betrachtet. Kommt es wiederholt und über längere Lebensphasen zu belastenden Ereignissen, Gefühlen und Emotionen, gerät das Stresssystem unter Dauerbeschuss und damit außer Kontrolle. Die Folge sind erhöhte Cortisolwerte sowie negative Auswirkungen auf Blutdruck, Gewicht und Zuckerstoffwechsel. Damit sind gesundheitliche Schäden vorprogrammiert. Darüber hinaus entscheidet aber auch die genetische Veranlagung über die Ausbildung eines Stresstyps A oder B.

Was nun aber tun, wenn Sie erkannt haben, dass Sie im privaten oder beruflichen Bereich chronischem Stress ausgesetzt sind? Wie reagieren, wenn es am Arbeitsplatz oder in einer Partnerschaft unerträglich wird? Entscheidungen für oder gegen die bestehenden Verhältnisse zu treffen bedeutet immer auch, ein Stück Sicherheit aufzugeben. Damit stellen sich Ängste, Verlustgefühle und seelische Schmerzen ein. Bevor Sie aber Entscheidungen fällen, kann es hilfreich sein, den Weg durch die Mitte zu suchen. Das bedeutet, dass Sie für sich selbst Ihre vorhandenen Stressfaktoren herausfinden müssen und dann überlegen, wie Sie künftig mit ihnen umgehen wollen. Das aber erfordert strategische Überlegungen, die ich Ihnen in diesem Kapitel aufzeigen möchte. Die Psychologin Valerija Sipos und der Psychiater Ulrich Schweiger beschreiben folgende Gefühle, die mit toxischem Stress einhergehen können: Ärger, Wut, Scham, Trauer, Schuld, Eifersucht, Misstrauen, Ekel, Einsamkeit, Kränkung, Hoffnungslosigkeit und Niedergeschlagenheit

(Peters 2013). In den vielen Jahren meiner Arbeit mit übergewichtigen Menschen begegne ich all diesen Gefühlen tagtäglich. Es ist erschreckend, zu beobachten, wie schwer es den Betroffenen fällt, darüber zu sprechen. Negative Gefühle werden über viele Jahre ertragen, teilweise aus existentiellen Ängsten, teilweise aber auch aus Angst vor Veränderungen. Die Hilflosigkeit nimmt zu, die Kraft für Veränderungen ab. Leider sind viele Betroffene erst dann in der Lage, darüber zu sprechen, wenn sich gesundheitliche Probleme einstellen, seien sie nun organischer oder aber auch psychischer Natur. Mit meinem Ratgeber möchte ich Sie darin bestärken, sich die negativen Gefühle in Ihrem Alltag anzusehen und zu überlegen, wo es Möglichkeiten gibt, an den bestehenden Verhältnissen etwas zu verändern. Nur dann können Sie zu mehr Lebensqualität und Zufriedenheit gelangen.

8.3   Gefühle und toxischer Stress

Gefühle spielen nicht nur für unser eigenes Erleben, sondern vor allem im zwischenmenschlichen Bereich eine immense Rolle. Kommunikation ist die Basis aller Beziehungen, sei es zwischen Mann und Frau, Eltern und Kinder oder auch Arzt und Patient. Eine gemeinsame „Sprache" ist die Voraussetzung, um Missverständnissen vorzubeugen und negative Gefühle zu vermeiden.

Der große Meister in der Darstellung alltäglicher Kommunikation ist für mich Loriot. Kein anderer konnte so wie er mit subtiler Beobachtung und intelligentem Humor das Zwischenmenschliche beleuchten. Viele Dinge im Leben lassen sich mit einer Portion Humor leichter angehen. Ja, man erhält auf diese Weise oft einen anderen Blickwinkel auf Probleme. Deshalb habe ich als Einstieg in ein so schwieriges Kapitel meinen absoluten Favorit gewählt: „Das Frühstücksei" (Diogenes 2006). Hier nimmt der Großmeister Loriot die Kommunikation und Gefühlswelt von Mann und Frau unter die Lupe und verpackt darin auf unnachahmliche Weise Gefühle wie Wut, Ärger, Ohnmacht und Schuld:

- *ER Berta!*
- *SIE Ja … !*
- *ER Das Ei ist hart!*
- *SIE (schweigt)*

- ER *Das Ei ist hart!*
- SIE *Ich habe es gehört …*
- ER *Wie lange hat das Ei denn gekocht …*
- SIE *Zu viel Eier sind gar nicht gesund …*
- ER *Ich meine, wie lange dieses Ei gekocht hat ….*
- SIE *Du willst es doch immer viereinhalb Minuten haben …*
- ER *Das weiß ich …*
- SIE *Was fragst du denn dann?*
- ER *Weil dieses Ei nicht viereinhalb Minuten gekocht haben kann!*
- SIE *Ich koche es aber jeden Morgen viereinhalb Minuten!*
- ER *Wieso ist es dann mal zu hart und mal zu weich?*
- SIE *Ich weiß es nicht … Ich bin kein Huhn!*
- ER *Ach! … Und woher weißt du, wann das Ei gut ist?*
- SIE *Ich nehme es nach viereinhalb Minuten heraus, mein Gott!*
- ER *Nach der Uhr oder wie?*
- SIE *Nach Gefühl … Eine Hausfrau hat das im Gefühl …*
- ER *Im Gefühl? … Was hast du im Gefühl?*
- SIE *Ich habe es im Gefühl, wann das Ei weich ist …*
- ER *Aber es ist hart … vielleicht stimmt da mit deinem Gefühl was nicht …*
- SIE *Mit meinem Gefühl stimmt was nicht? Ich stehe den ganzen Tag in der Küche, mache die Wäsche, bring deine Sachen in Ordnung, mache die Wohnung gemütlich, ärgere mich mit den Kindern rum und du sagst, mit meinem Gefühl stimmt was nicht!?*
- ER *Jaja … jaja … jaja … Wenn ein Ei nach Gefühl kocht, dann kocht es eben nur zufällig genau viereinhalb Minuten!*
- SIE *Es kann dir doch ganz egal sein, ob das Ei zufällig viereinhalb Minuten kocht … Hauptsache es kocht viereinhalb Minuten.*

Wer ist nun also schuld daran, dass das Ei hart ist? Welche Gefühle erleben „Er" und „Sie" bei einem ganz alltäglichen Gespräch? Sich mit der der eigenen Gefühlswelt auseinanderzusetzen, erfordert Zeit und verursacht vielleicht auch Schmerzen. Sie können aber lernen, mit negativen Gefühlen umzugehen, ja

sich vielleicht sogar von dem ein oder anderen zu befreien.

8.3.1 Schuld

- **Lesen Sie zunächst ein paar Gedanken von Frau R.:**

In einer Gesellschaft, die von Gesundheit und „gesundem Verhalten" immer mehr besessen ist, wird kranken Menschen eingeredet, sie wären Schuld an ihrem Schicksal. Gesundes Essen, gesundes Verhalten, Selbstoptimierung (Apps!) sind zu Ersatzreligionen geworden. Unsere Götter von heute heißen BMI oder Fitness, wir streben totale Gesundheit an. Auch lassen wir uns davon überzeugen, diese wäre erreichbar, wenn wir nur genug dafür tun: alles essen was die Ernährungswissenschaft gerade für gesund hält, alles weglassen was sie gerade für ungesund hält. Es gibt kein Schicksal mehr, wir sind verantwortlich für das, was wir tun und was mit uns geschieht. Dies gilt für alle Krankheiten oder körperlichen Zustände. Der normale westliche Mensch lebt fortan mit chronischem, unheilbarem, schlechtem Gewissen, denn es ist unmöglich, allen Empfehlungen wirklich zu folgen. Dicke Diabetiker sind von diesem Phänomen, dieser Haltung mehrfach und besonders betroffen. Ihr Lebensgefühl und ihre Selbstwahrnehmung werden so oft nachhaltig gestört, ja oft zerstört. Muss das sein?

Jeder kennt diesen Satz: „Dick, dumm, Diabetes". Leider erfahren insbesondere übergewichtige Diabetiker immer noch Benachteiligungen, die teilweise diskriminierend sind. Die Betroffenen haben es schwer, sich von dem Schuldgedanken zu trennen, wenn er Ihnen täglich von unserer Gesellschaft signalisiert wird. Die Frage nach der „Schuld" wird auch immer wieder bei Trennungen – egal ob im beruflichen oder privaten Bereich – gestellt. Einseitige Schuldzuweisungen sind in den allermeisten Fällen subjektiv und können einer ausführlichen Betrachtung nicht Stand halten. Deshalb gilt es, auch bei der Arbeit mit dicken Menschen diese Themen anzusprechen. Schuldgefühle im Einzelnen zu analysieren und zu besprechen, erfordert für die Betroffenen oft einen großen Schritt, schafft aber eine ebenso große Erleichterung. Neben der Arbeit in einer Gruppe kann dabei eine therapeutische Unterstützung erforderlich werden.

Schuld hat mit dem Gefühl des Versagens zu tun. Je öfter dicke Menschen erfolglos versuchen, dauerhaft Gewicht zu reduzieren, umso größer werden Versagens- und Schuldgefühle. Es ist wichtig, die Betroffenen aus diesem Teufelskreis heraus zu begleiten. Das bedeutet, sie vor allem nach Rückschlägen an der Hand zu nehmen und sie in dem Glauben an Ihre eigenen Fähigkeiten zu bestärken.

Wie kann man erreichen, dass Schuldzuweisungen nicht einfach ertragen werden, sondern sich Dicke dagegen zur Wehr setzen? Hier hilft der Austausch mit Gleichgesinnten, die Ähnliches erlebt haben. Im gemeinsamen Gespräch können Sie eine Strategie für viele Situationen des Alltags entwickeln, die Ihnen im entsprechenden Moment das Handwerkszeug verschafft, mit ungerechtfertigten Anschuldigungen umzugehen. Das gibt Ihnen neuen Mut, Kraft und Ideen für Ihr künftiges Handeln.

Praxistipp

Dicke Menschen fühlen sich vielfach schuldig, ihr Übergewicht signalisiert ihnen täglich das Gefühl des Versagens und der Ohnmacht. Verlassen Sie die passive Opferrolle zu Gunsten eines aktiven Handelns. Das verschafft Ihnen Selbstvertrauen und Selbstbewusstsein.

8.3.2 Ärger und Wut

Versuchen Sie einmal, sich an Ihre Kindertage zu erinnern: Wie gingen ihre Eltern oder Lehrer damit um, wenn sie Ärger oder Wut gezeigt haben. Je nach Erziehungsstil fallen bereits in dieser Lebensphase die Reaktionen der Umwelt sehr unterschiedlich aus. Viele Menschen sind als Erwachsene nicht dazu in der Lage, Ärger und Wut offen zu zeigen. Sie haben Angst, damit in ihrem sozialen Umfeld negative Konsequenzen zu erleben. Also passen Sie sich an und schlucken ihren Ärger und ihre Wut immer wieder hinunter. Das sogenannte „Frustessen" schafft kurzfristig Erleichterung und Wohlbefinden, längerfristig verstärken sich aber die Schuldgefühle: „Wieder versagt", „Wieder falsch reagiert", „Wieder nicht geschafft, mich zur Wehr zu setzten" – so formulieren es dicke Menschen. Sie müssen lernen, sich vor

Ungerechtigkeiten zu schützen. Das bedeutet, dass Sie ihrer Umwelt ganz klar vermitteln müssen, wo ihre Toleranzgrenze liegt. Wird diese nicht respektiert, sollten Sie nicht vor Konsequenzen zurückschrecken. Holen sie sich gegebenenfalls Hilfe beim Betriebsrat am Arbeitsplatz, einem guten Freund oder Therapeuten. Warum unterlassen viele Menschen diese Schritte? Weil sie Angst vor möglichen Konsequenzen haben. Denken Sie daran, dass nur Sie alleine es in der Hand haben, aus bestehenden Verhaltensmustern auszubrechen. Das ist der Anfang für mehr Lebensqualität und Zufriedenheit.

8.3.3 Angst und Furcht

Grundsätzlich ist Furcht ein sinnvoller Instinkt, der uns vor Gefahren schützt. Im Laufe unseres Lebens führen Erlebnisse und Erfahrungen dazu, dass sich aus der Furcht vor bestimmten Situationen Ängste entwickeln, die fortan unsere Handlungsweise bestimmen. Das trifft nicht nur auf dicke Menschen zu sondern gilt ebenso für schlanke Personen. Nehmen wir beispielsweise die sogenannte „Prüfungsangst": Sie bewirkt, dass wir uns so gut wie möglich auf eine Prüfung vorbereiten, um bestmöglich abzuschneiden, spornt uns also gewissermaßen an. Bereits in der Schulzeit gehen Kinder sehr unterschiedlich mit Prüfungen um. Ein gutes Selbstbewusstsein reduziert die Nervosität, man bewahrt einen klaren Kopf und schneidet folglich besser ab. Fehlt es einem Kind aber an Vertrauen in seine Fähigkeiten und Stärken, umso schlechter wird das Ergebnis ausfallen. Zutrauen in die eigenen Fähigkeiten wird ein Leben lang benötigt, sei es bei Prüfungen (Führerschein, Berufsabschluss, Zusatzqualifikationen etc.), Bewerbungsgesprächen oder im partnerschaftlichen Bereich. Bei übergewichtigen Personen haben wir es vor allem mit folgenden Ängsten zu tun:

- Existenzangst: Die Angst vor Arbeitslosigkeit oder Armut,
- Angst vor Einsamkeit.

Diese beiden sind die wohl größten psychosozialen Stressoren, denen Menschen in ihrem Leben begegnen können. In ▶ Kap. 7 habe ich dargestellt, welche Auswirkungen dies im Hinblick auf Ihr Körpergewicht haben kann. Was ist nötig, um sich von derartigen Ängsten zu befreien? Einerseits ein verständnisvolles Gespräch mit einem wohlwollenden Gegenüber, andererseits aber auch der Mut, mit Veränderungen zu beginnen. Denken Sie immer daran, dass auch schlanke Menschen voller Ängste sein können. Ihr Körpergewicht hat nichts mit Ihrer Fähigkeit zu tun, Ihr Leben in die Hand zu nehmen und es zu gestalten. Als ich vor vielen Jahren damit begann, vor Publikum zu sprechen und immer wieder Angst vor diesen Situationen hatte wurde der folgende Satz zu meinem Motto:

» Mut bedeutet nicht, keine Angst zu haben, sondern trotz der Angst mutig voranzuschreiten.

Inzwischen habe ich die Angst verloren, vor Menschen zu sprechen, geblieben ist trotz aller Routine eine gewisse Nervosität. Das Vertrauen in meine Fähigkeit, die Zuhörer für ein Thema begeistern zu können, musste ich mir durch jahrelanges Üben aufbauen. Deshalb kann ich heute mit einer Portion Selbstvertrauen mit dieser Nervosität gut umgehen.

Hinterfragen Sie also Ihre Ängste und überlegen, wie sie entstanden sind. Glauben Sie an Ihre Fähigkeit, mit Ängsten umgehen zu können und stellen Sie sich mutig dagegen. Dann werden Sie spüren, wie aus dem Gefühl des Versagens allmählich ein Gefühl von Stolz und Zuversicht entsteht. Dabei wächst Ihr Selbstbewusstsein, und Schritt für Schritt werden Sie sich immer mehr an Veränderungen zutrauen. Wie bei einem kleinen Kind sind die ersten Schritte die schwersten, danach wird es immer leichter und selbstverständlicher. Wenn Sie diese Fähigkeit erst einmal wiederentdeckt haben, können Sie vielen Situationen des Lebens mit mehr Gelassenheit entgegentreten.

8.3.4 Ohnmacht

In seinem Buch „Der Selbst-Entwickler" schreibt der Psychologe Jens Corssen zu diesem Gefühl:

Alles was wir erlebt haben ist in unserem Gehirn, der Hardware, gespeichert – besonders die Dinge, die uns als Kleinkinder bedroht und geängstigt haben, als wir noch „ohne Macht" waren. Das Kind ist sozusagen eine physiologische Frühgeburt, ohne entsprechende

Fürsorge würde es die ersten zwei, drei Jahre nicht überleben. Deshalb wird allgemein davon ausgegangen, dass kleine Kinder sehr viele Ängste, ja Todesängste auszustehen haben: wenn sie schreiend nach Nahrung verlangen, wenn sie bestraft werden, wenn sie sich allein gelassen fühlen usw. Alles, was wir in dieser Ohnmachts-Zeit erlebt und dazu gedacht haben, ist in unserem Gehirn gespeichert. Während der frühen Kindheit erlebte Ohne-Macht-Situationen werden automatisch, oftmals panikartig, wieder ausgelöst, wenn wir uns als Erwachsene einer Situation nicht gewachsen fühlen.

Wie aber kann man mit dem Gefühl der Ohnmacht umgehen, wenn man es im Erwachsenenalter erlebt? Hierzu Corssen: „Damit wir in Ohnmachts-Situationen – noch dazu, wenn mehrere zusammenwirken – nicht in alte Verhaltensmuster unserer Kindheit zurückfallen, brauchen wir *Eigen-Macht*".

Praxistipp

Das Gefühl der Ohnmacht kann nur überwunden werden, wenn man eigene Macht erlangt. Verlassen Sie Ihr passives Verharren in alten Denkmustern und Verhaltensweisen. Entwickeln Sie Macht über Ihr eigenes Denken und Tun und damit die Fähigkeit, Bedrohungen künftig leichter in den Griff zu bekommen.

8.3.5 Soziale Isolation

Trotz aller Errungenschaften unserer modernen Gesellschaft leiden Menschen aller Altersgruppen vielfach unter Einsamkeit. Freundschaften sind durch soziale Netzwerke anonymer, persönliche Kontakte seltener geworden. Die Anforderungen unseres Alltags lassen immer weniger Spielraum für persönliche Gespräche oder gemeinsame Aktivitäten. Facebook, Twitter und Co. ermöglichen es uns heute, immer und überall über die eigenen Aktivitäten zu berichten – die innere Einsamkeit wird dadurch aber nicht beseitigt. Freundschaften und Partnerschaften sind jederzeit kündbar, das Geschäft zahlreicher Partnerbörsen boomt und insbesondere in Großstädten nimmt die soziale Vereinsamung eher zu. Dicke Menschen haben es auf Grund ihres mangelnden

Selbstbewusstseins schwerer, Kontakte zu knüpfen. Sie schämen sich wegen ihrer Körperfülle, meiden deshalb vielfach die Öffentlichkeit, und so nimmt ihre Isolation mit steigendem Körpergewicht immer mehr zu. Ja, selbst in bestehenden Partnerschaften fühlen sich dicke Menschen oft hilflos und einsam.

Einsamkeit führt dazu, dass vor allem belastende Situationen wie Krankheit und Trauer besonders dramatisch erlebt werden. Es fehlt ein Gegenüber, mit dem man diese schweren Situationen des Lebens teilen könnte. In den vergangenen Jahren habe ich zahlreiche dicke Menschen kennengelernt, die mir erzählt haben, wie sie sich immer mehr vom Leben zurückgezogen und ihre Wohnung kaum noch verlassen haben. Das geht so weit, dass Lebensmittel, Kleidung und weitere Artikel des täglichen Lebens über das Internet bezogen werden. Soziale Kontakte werden nicht nur gemieden sondern gehen über die Jahre natürlich auch verloren.

Wer kümmert sich in unserer Gesellschaft um einsame Menschen? Wer gibt Ihnen die Hand und bestärkt sie darin, den Weg aus der Vereinsamung heraus zu versuchen? Wie kann es in einer modernen Gesellschaft geschehen, dass dicke Menschen den Zugang zum ganz normalen Leben verlieren? Je weiter man sich von der „Normalität" entfernt, desto weniger Unterstützung gibt es, und der Weg zurück ins Leben scheint den Betroffenen unmöglich, ja sie geben sich oft selbst auf.

Ich möchte Ihnen mit diesem Ratgeber Mut machen, Ihr ganz persönliches Navigationssystem auf Vordermann zu bringen. Sobald Sie bemerken, dass Sie sich von Ihrem Ziel entfernt haben ist es wichtig, den Rückweg anzutreten. Warten Sie damit nicht zu lange, sonst wird der Umweg immer länger und Sie sehen sich irgendwann nicht mehr dazu in der Lage, überhaupt noch an den Ausgangspunkt Ihres Weges zurückzufinden. Hilfreich ist immer ein guter Freund, Arzt oder Therapeut, der Sie gut kennt und Ihnen ehrlich sagt, wenn Sie sich verfahren haben. Begeben Sie sich auf die Suche nach Menschen, denen Sie vertrauen können und die Sie ein Stück begleiten wollen und können. Es ist oft ein langer Weg, der Geduld einfordert, aber er ist immer möglich.

Einsamkeit entsteht aber oft auch dann, wenn wir mit Schicksalsschlägen konfrontiert werden. Die langjährige Pflege eines Partners oder Angehörigen erfordert viel Kraft und führt dazu, dass

man sich selbst vernachlässigt. Viele meiner Patienten haben über Jahre ihren Partner, ein Elternteil oder ein behindertes Kind versorgt und gepflegt. Sie finden keine Zeit mehr, sich eigenen Interessen und Aktivitäten zu widmen, dabei empfinden sie ein schlechtes Gewissen. Was Sie in diesen Krisenzeiten nicht bedenken, sind die Auswirkungen auf ihr Stresssystem. Niemand kann rund um die Uhr eine andere Person versorgen, dass führt zwangsläufig zu gesundheitlichen Problemen. Haben Sie den Mut, nach Unterstützung zu fragen und erlauben Sie sich Ruhepausen. Nur so können Sie langfristig derartigen Anforderungen gewachsen bleiben und Ihr Stresssystem vor Überlastung schützen.

8.3.6 Chronische Schmerzen

Die Ursachen chronischer Schmerzen sind vielfältig. In der täglichen Praxis begegne ich vor allem degenerativen Gelenkveränderungen (Hüfte, Knie, Wirbelsäule), rheumatischen Erkrankungen und Schmerzen durch Tumorerkrankungen. Vielen Betroffenen ist nicht bewusst, dass neben dem physikalischen Schmerz auch zahlreiche andere Empfindungen über das Schmerzsystem geleitet werden. Dazu gehören zum Beispiel Verbitterung durch Zurückweisung oder chronisches Mobbing. Schmerzerfahrungen führen zu Anspannung, Verschlechterung der Stimmungslage und Angst (Braus 2011 S. 126). Dies alles begünstigt die Entstehung einer Depression. Menschen, die unter chronischen Schmerzen leiden meiden vielfach jede Art von Bewegungsaktivität. Das wiederum schwächt den muskulären Stützapparat, verstärkt Fehlhaltungen und damit den Schmerz. Daraus resultiert eine ständige Verschlechterung der psychischen Verfassung. Je länger die Schmerzen bestehen, umso größer werden Hoffnungslosigkeit und Ängste, Schmerzpatienten erhalten zudem oft Antidepressiva, die wiederum die Aktivitäten bremsen und das Übergewicht begünstigen können. Damit liegt der Zusammenhang zwischen chronischen Schmerzen und Übergewicht auf der Hand. Schmerzpatienten, egal ob sie dick oder schlank sind, haben oft einen langen Leidensweg hinter sich. Ich möchte Ihnen Mut machen, nicht zu resignieren, sondern sich zum Beispiel in einer Schmerzambulanz vorzustellen. Auch wenn Schmerzfreiheit oft nicht zu erreichen ist: Eine Linderung kann vor allem Ihr psychisches Befinden verbessern. Das wiederum bedeutet eine neue Motivation für körperliche Aktivitäten. Denken Sie immer an Ihr Stresssystem, das Entlastung benötigt, wenn Sie auf dem Weg zu einer Gewichtsreduktion vorankommen wollen.

8.4   Heilkraft ohne Nebenwirkungen

8.4.1 Musik

Musik kann einen günstigen Effekt auf unseren emotionalen Apparat ausüben. Blood und Zatorre konnten 2001 in einer Arbeit zeigen, dass Musik angstreduzierend wirkt und das negative Emotionssystem herunterfahren kann. Deshalb ist Musik auch ein wichtiger therapeutischer Ansatzpunkt bei psychischen Erkrankungen (Spitzer 2005).

Mit dem Thema Musik und Hirnentwicklung habe ich mich schon bei meiner Doktorarbeit beschäftigt: „Akustische Stimulation von Frühgeborenen" war das Thema. Ergebnis: Drei Frühgeborene (27.–28. SSW) erhielten in einem Zeitraum von 50–63 Tagen über jeweils 30–90 Minuten akustische Signale in Form von Musik oder Mutterstimme in hohen, ausgefilterten Frequenzen. In Übereinstimmung mit der Literatur haben meine Beobachtungen gezeigt, dass die Organisation biologischer Steuerungsmechanismen in diesem Entwicklungsalter zunehmend reift und die Frühgeborenen akustische Signale wahrnehmen, wenn die Wahrnehmungsschwelle überschritten wird und nicht andere, kräftigere Stimuli interferieren.

> **Mein persönlicher Tipp**
>
> Holen Sie sich gerade an grauen Tagen Ihre Lieblingsmusik aus dem CD-Regal und hören Sie sie am besten in voller Lautstärke (ohne die Nachbarn dabei zu verärgern). So holen Sie sich positive Gefühlsmomente in Ihr Zuhause.

8.4.2 Bewegung und Schlaf

Jede Art von Bewegung wirkt sich positiv auf unsere Hirnfunktion aus. Das betrifft nicht nur motorische

Fähigkeiten, sondern auch unser psychisches Wohlbefinden. Insbesondere unsere Stimmungslage kann davon profitieren (Silveira et al. 2013). Am leichtesten gelingt das in einer Gruppe von Gleichgesinnten. Mehr dazu lesen Sie in ▶ Kap. 6.

Unser Schlafverhalten wird geprägt durch das Lebensalter, Geschlechtsunterschiede und unterschiedliche Chronotypen („Eule" versus „Hahn"). Während Kinder unter 10 Jahren morgens fit sind, ändert sich das gewaltig in der Pubertät. Im Alter von 15–30 Jahren ist die Tendenz zum morgendlichen Ausschlafen biologisch am stärksten, insbesondere bei Männern. Mit zunehmendem Lebensalter fällt dann das frühe Aufstehen wieder leichter, so dass Rentner mit 6–7 Stunden Schlaf gut auskommen können (Braus 2011 S. 106–7). Unsere modernen Lebensgewohnheiten in Schule, Beruf und Familie richten sich aber nicht nach unserem natürlichen Tag-Nacht-Rhythmus. Wird dieser gestört, können sich massive Auswirkungen auf metabolische und kardiovaskuläre Parameter einstellen (Scheer et al. 2009). Das geschieht heute insbesondere durch pausenloses Computerspielen, LAN-Partys oder Arbeiten bis tief in die Nacht hinein, was noch zu meiner Jugendzeit wesentlich seltener anzutreffen war. Der Mensch in der modernen Gesellschaft muss immer erreichbar und verfügbar sein, unsere Jugend, aber auch viele Erwachsene, halten sich mit Energy-Drinks wach und ahnen dabei nicht, welchen gesundheitlichen Risiken sie sich damit aussetzen. Ein gesunder, natürlicher und ausreichender Schlaf ist für unser Gehirn ebenso wichtig wie gesunde Ernährung und wirkt sich nachhaltig auf Gedächtnis, Kognition und Emotion aus (Walker 2009). Schlafentzug kann die Affektregulation beeinflussen und damit zu einer verstärkten Angst- und Aggressionsbereitschaft führen (Riemann et al. 2007).

Zusammenfassend kann man sagen, dass einem gesunden Tag-Nacht-Rhythmus mit ausreichendem und tiefem Schlaf ganz wesentliche Bedeutung für unsere Gedächtnisfunktionen sowie für unser emotionales Erleben zukommt. Achten Sie deshalb auf ausreichenden, tiefen Schlaf.

- **Tipps für Ihre Schlafhygiene:**
- Stehen Sie jeden Tag zur selben Zeit auf.
- Achten Sie auf einen regelmäßigen Tagesablauf, um Ihre „innere biologische Uhr" im Takt zu halten.

- Gehen Sie nur schlafen, wenn Sie wirklich müde sind.
- Achten Sie auf entspannungsfördernde Schlafrituale (z. B. 10 Minuten lesen).
- Treiben Sie tagsüber Sport, möglichst nicht abends.
- Trinken Sie 6 Stunden vor dem Zubettgehen keine koffeinhaltigen Getränke mehr, das gilt auch für koffeinhaltige Medikamente.
- Meiden Sie Alkohol und Nikotin.
- Falls Sie einen Mittagsschlaf machen, dann immer zur selben Zeit und maximal 20 Minuten.
- Vermeiden Sie Störfaktoren wie helles Licht vor dem Zubettgehen.
- Verwenden Sie möglichst keine Schlaftabletten ohne vorherige Rücksprache mit Ihrem Arzt.

Weitere Informationen finden Sie auf der Homepage der Deutschen Gesellschaft für Schlafforschung und Schlafmedizin (DGSM): www.dgsm.de/patienteninformationen

8.5   Positive Gefühle wieder neu entdecken

Egal ob als Kind oder Erwachsener – jeder Mensch sehnt sich nach Liebe. Und in diesem Bestreben befinden wir uns ein Leben lang. Wir wollen geliebt werden und unsere Aktivitäten richten sich danach aus, Dinge zu tun, die uns die Zuneigung unseres Umfeldes sichern. Während ein kleines Kind seinen Eltern einen riesigen Vertrauensvorschuss entgegenbringt, ändert sich das aber im Laufe des Lebens. Je mehr negative Erlebnisse wir im zwischenmenschlichen Bereich erlebt haben, umso vorsichtiger und zurückhaltender werden wir, entwickeln Vorbehalte und damit einen gewissen Selbstschutz. Vielen Menschen fällt es mit zunehmendem Alter deshalb immer schwerer, sich auf Neues und Unbekanntes einzulassen. Aber auch dazu möchte ich Sie ermutigen! Bevor Sie zu Medikamenten greifen, die Ihre Stimmungslage verbessern, sollten Sie darüber nachdenken, welche Möglichkeiten Sie haben, sich auf einem „nebenwirkungsfreien" Weg positive Gefühle zu verschaffen.

- **Dabei sollen Ihnen die folgenden Fragen helfen:**
1. Was sind Ihre Stärken, die Sie in den vergangenen Jahren vernachlässigt haben?
2. Welchen neuen beruflichen Herausforderungen könnten Sie sich stellen?
3. Welche Freizeitaktivitäten würden Sie gerne reaktivieren?
4. Wo finden Sie Menschen, die Ihre Interessen teilen?

Oft sind es die ganz einfachen Dinge, die zu positiven Gefühlen führen können. Dazu ist es allerdings erforderlich, dass Sie sich selbst ganz genau beobachten und überlegen, was Sie in Ihrem Alltag verändern könnten. Beobachten Sie nicht nur Ihr Umfeld, sondern zu allererst sich selbst. Gönnen Sie sich selbst positive Erlebnisse, hören Sie auf Ihre innere Stimme. In den vergangenen Jahren hat sich der Begriff „Achtsamkeit" immer mehr etabliert. Er meint genau diese Aufmerksamkeit für sich selbst, den Körper ebenso wie die Seele.

- **Hier ein paar Anregungen, um positive Gefühle zu erleben:**
- Hören Sie eine Lieblingsmusik (Radio/CD).
- Gehen Sie in einem Park spazieren.
- Achten Sie auf ausreichenden Schlaf.
- Achten Sie auf ausreichend Licht in Ihrer Wohnung.
- Bringen Sie Farbe in Ihre Kleidung/Wohnung.
- Erlernen Sie eine neue Sportart/ ein neues Hobby.
- Holen Sie Ihre Bastelsachen/Malsachen/Werkzeug/Handarbeit wieder zum Vorschein.
- Schauen Sie sich einen Lieblingsfilm an.
- Besuchen Sie ein Konzert/Theater/Kino.
- Suchen Sie nach Menschen, die Ihre Interessen teilen.
- Reaktivieren Sie alte Freunde/Hobbys.

Egal, was Sie auswählen – wichtig ist vor allem, dass Sie Freude an den Dingen haben, die Sie unternehmen und sich für Veränderungen Zeit geben. Wenn Ihre Energiespeicher leer sind, können Sie diese nicht in wenigen Tagen befüllen. Haben Sie Geduld und geben Sie nicht nach wenigen Wochen wieder auf. Lernen Sie, sich über kleine Schritte und Erfolge zu freuen, so wie ein Kind sich an kleinen Dingen freuen kann. Schauen Sie „unterwegs" ruhig auch mal zurück und freuen sich über „Etappenerfolge". Vor allem aber sollten Sie Ihren Erfolg nicht an Ihrem Gewichtsverlust festmachen. Den Fettabbau bedeutet Muskelaufbau – und Muskulatur wiegt schwerer als fett. Der Zeiger auf der Waage geht also nicht unbedingt gleich nach unten.

8.6   Schwäche kann Stärke sein

Denken Sie daran, wie wichtig eine positive innere Verfassung für Ihre Lebensqualität und Zufriedenheit ist. Sie ist das Fundament für alle weiteren Schritte. In dem Bestreben, immer nur Stärke zeigen zu dürfen, werden Rückschläge als Katastrophen erlebt. Gerade dicken Menschen fällt es schwer, Ihre Schwächen anzunehmen, es fehlt Ihnen an dem notwendigen Selbstbewusstsein. Aber niemand kann immer nur stark sein. Schwäche anzunehmen und dies als Stärke zu erleben ist ein wichtiger Schritt auf dem Weg zu Verhaltensänderungen und zum Selbstbewusstsein.

In seinem Buch „Zwischen zwei Leben" beschreibt Guido Westerwelle, wie er lernen musste, mit Schwäche umzugehen:

Natürlich weiß ich, dass ich bisweilen über das Ziel hinausgeschossen bin. Und damit meine ich ausnahmsweise mal nicht den verunglückten Satz von der spätrömischen Dekadenz. Ich meine vielmehr meinen Hang zur vorlauten Klappe, zum verletzenden Kommentar, zu der falschen Vorstellung, man dürfe niemals und unter keinen Umständen Schwäche zeigen. Ich musste offenbar erst selbst erfahren, was wirklich Schwäche bedeutet, um zu lernen, dass es sich anders verhält: **Aus angenommener Schwäche erwächst eine tatsächliche Stärke.** *Ich bin deshalb zutiefst davon überzeugt, dass sich aus der Freiheit auch eine Verpflichtung für die Starken ableitet: nämlich, alles dafür zu unternehmen, dass auch die Schwachen ihren Wunsch nach Freiheit erfüllen können. Man mag es Chancengleichheit nennen. Oder Gerechtigkeit. Oder die fürsorgliche Seite des Liberalismus. Ich nenne es die Lehre meines zweiten Lebens.*

> **Praxistipp**
>
> Negative Gefühle und Emotionen wirken als chronische Stressoren und beeinflussen in vielfacher Weise unser Verhalten. Dies fördert die Entstehung von Übergewicht. Wenn Sie aber positive Gefühle erleben, gelangen Sie zu innerer Stärke und damit einem neuen Selbstbewusstsein. Dann haben Sie wieder mehr Kraft für anstehende Veränderungen in Ihrem Leben.

Damit Sie dauerhaft Gewicht reduzieren können, ist es wichtig, negative Gefühle und Emotionen zu verlassen und positive neu zu entdecken.

- **Dabei sollen Ihnen folgende Anregungen helfen:**
  1. Befreien Sie sich von dem Gedanken an Ihre Schuld.
  2. Setzen Sie Ihren Mitmenschen Grenzen und formulieren Sie, wann, wo und warum Sie sich verletzt fühlen.
  3. Stellen Sie sich Ihren Ängsten und sprechen darüber mit einem Freund, Arzt oder Therapeuten.
  4. Versuchen Sie, Kontakte zu Gleichgesinnten aufzubauen.
  5. Lassen Sie sich durch Rückschläge nicht entmutigen.
  6. Lassen Sie auch einmal Schwäche zu.
  7. Geben Sie sich ausreichend Zeit für Veränderungen.
  8. Belohnen Sie sich auch einmal selbst.
  9. Achten Sie auf ausreichenden, gesunden Schlaf.
  10. Schaffen Sie Freiräume für sich selbst, in denen Sie nicht erreichbar sind.
  11. Achten Sie auf regelmäßige Bewegung.
  12. Hören Sie wieder einmal Ihre Lieblingsmusik.
  13. Tun Sie Dinge, die Ihnen Freude bereiten.

Literatur

Blood AJ, Zatorre RJ (2001) Intensely pleasurable responses to music correlate with activity in brain regions implicated in reward and emotion. Proc Natl Acad Sci USA 98:11818–118123

Braus DF (2011) EinBlick ins Gehirn, 2. Aufl. Thieme, Stuttgart

Copeland WE, Wolke D, Angold A, Costello EJ (2013) Adult psychiatric outcomes of bullying and being bullied by peers in childhood and adolescence. JAMA Psychiatry 70:419–426

Corssen J (2004) Der Selbst-Entwickler: Das Corssen-Seminar. Beust, Wiesbaden

Damasio A, Carvalho GB (2013) The nature of feelings: evolutionary and neurobiological origins. Nat Rev Neurosci 14:143–152

Konrad K, Firk C, Uhlhaas PJ (2013) Brain development during adolescence: neuroscientific insights into this developmental period. Dtsch Ärztebl Int 110(25):425–431

Loriot (2006) Männer & Frauen passen einfach nicht zusammen. Diogenes, Zürich

Peters A (2013) Mythos Übergewicht. Bertelsmann, München

Scheer FA, Hilton MF, Mantzoros CS et al (2009) Adverse metabolic and cardiovascular consequences of circadian misalignment. Proc Natl Acad Sci USA 106:4453–4458

Silveira H, Moraes H et al (2013) Physical exercise and clinically depressed patients: a systematic review and meta-analysis. Neuropsychobiology 67(2):61–68

Spitzer M (2005) Musik im Kopf. Schattauer, Stuttgart

Walker MP (2009) The role of sleep in cognition and emotion. Ann NY Acad Sci 1156:168–197

Riemann D, Vorderholzer U, Spiegelhalder K et al (2007) Chronic insomnia and MRI-measured hippocampal volumes: a pilot study. Sleep 30:955–958

Westerwelle G (2015) Zwischen zwei Leben. Hoffmann und Campe, Hamburg, S 161–162

Dicke Partnerschaft – ein Kapitel auch für Singles

© Springer-Verlag GmbH Deutschland 2017
V. Hollenrieder, *Ich bin dann mal dick!*
DOI 10.1007/978-3-662-53058-0_9

Die Last des Übergewichtes beeinträchtigt bei vielen dicken Menschen täglich Ihr Selbstbewusstsein. Deshalb brauchen gerade dicke Menschen Partnerschaften, die sie bei der Bewältigung Ihrer Last unterstützen. Egal ob als Kind zu den Eltern, im Freundeskreis, in Lebensgemeinschaften, Ehen oder am Arbeitsplatz – was Dicke ganz besonders brauchen, ist eine Bezugsperson, so wie es die Comedian Harmonists besingen: „Ein Freund, ein guter Freund, das ist das Beste was es gibt auf der Welt, ein Freund bleibt immer Freund und wenn die ganze Welt zusammenfällt".

9.1   Formen der Partnerschaft

Ist es als dicker Mensch schwerer, einen Partner zu finden oder in einer Partnerschaft zu leben? In den vielen Gesprächen mit Betroffenen erlebe ich sehr unterschiedliche Antworten und Reaktionen. Es erfordert eine gute Vertrauensbasis, um über partnerschaftliche Themen sprechen zu können. Denn nun betreten wir die „Privatsphäre". Bei allen therapeutischen Bemühungen um Unterstützung entscheidet dennoch alleine der Betroffene, wie viel er an privaten Gefühlen und Problemen preisgeben kann und möchte. Ärzte oder Therapeuten hinter die Fassade blicken zu lassen fällt vielfach schwer. Zwar wissen unsere Patienten um die ärztliche Schweigepflicht, diese alleine schafft aber kein ausreichendes Vertrauensverhältnis. Noch schwerer fällt es, in Selbsthilfegruppen über Probleme und persönliche Krisen zu sprechen, denn hier kennt man die Gruppenmitglieder meist nur oberflächlich. Einen Einblick in die persönliche Gefühlswelt zu gewähren erfordert ein hohes Maß an Vertrauen. Deshalb sind Verschwiegenheit und gegenseitiger Respekt eine Grundvoraussetzung für die gemeinsame Arbeit.

In einer Zeit, die alles möglich macht und in der es Gesundheit und Wohlbefinden an jeder Ecke zu kaufen gibt, wird es immer schwerer, über Schwächen und Ängste zu sprechen. Die Welt um uns herum zeigt Körper nur in Bestform und auf Hochglanzpapier, egal ob in den sozialen Netzwerken, Zeitschriften oder in Film und Fernsehen. Dicke Menschen haben es deshalb täglich schwerer als Schlanke. Unsere Gesellschaft vermittelt ihnen in vielen Bereichen des Lebens immer wieder das Gefühl, auf Grund ihrer Körperfülle abseits zu

stehen. Sie fühlen sich schwach und schuldig, erleben täglich negative Gefühle und entwickeln folglich kein Selbstwertgefühl.

Was bedeutet das nun für Partnerschaften, die unser Leben in vielen Bereichen prägen? Die folgende Liste stellt nur eine kleine Auswahl dar:

- Ehe zwischen Mann und Frau oder gleichgeschlechtliche Ehe
- Gegengeschlechtliche oder gleichgeschlechtliche Partnerschaft ohne Trauschein
- Eltern-Kind-Beziehung, Mutter-Kind-Beziehung, Vater-Kind-Beziehung
- Bester Freund, beste Freundin
- Sportskamerad
- Arzt-Patienten-Verhältnis
- Arbeitgeber-Arbeitnehmer-Verhältnis

Warum ist es wichtig, sich über Partnerschaft in einem Buch zum Thema „Dick sein" Gedanken zu machen? Einfach deshalb, weil niemand außer Ihnen selbst „gestalten" kann. Sie dürfen sich dabei aber natürlich von einem Partner, Freund oder Arzt unterstützen lassen. Was es dazu braucht, ist ein tiefes Vertrauen in Ihr Gegenüber. Dabei haben Sie im Laufe Ihres Lebens sicher schon so manche Enttäuschung erlebt.

Dicke Menschen haben oft bereits in ihrer Kindheit Erfahrungen machen müssen, die den Aufbau eines normalen Vertrauensverhältnisses fortan massiv beeinträchtigen. Und das gilt dann für jede Art von Partnerschaft. Nicht Vertrauen, sondern Misstrauen prägt dann die weiteren Beziehungen in ihrem Leben. Sie müssen erneut lernen, Vertrauen in ein Gegenüber aufzubauen und Hilfe nicht von vornherein abzulehnen. Je mehr Rückschläge dicke Menschen im Laufe ihres Lebens erlitten haben, umso schwerer wird es, sich erneut auf den Weg zu machen. Dicke wissen, dass es ein langer und schwerer Weg ist, der vor allem Zeit und Geduld mit sich selbst erfordert. An ihrer Unterstützung hat unsere schnelllebige Gesellschaft leider nur wenig Interesse.

9.2   Erwachsene Partnerschaft

In seinem Buch „Was Paare zusammenhält" hat der Arzt und Wissenschaftsjournalist Werner Bartens zusammengetragen, was Psychologie, Medizin und

Verhaltensforschung über langjährige Partnerschaften herausgefunden haben. In ► Kap. 8 haben wir uns über die Gefühle Gedanken gemacht, die für toxischen Stress verantwortlich sein können. Viele davon treten tagtäglich in Partnerschaften auf. Und wie wir gesehen haben, kann sich toxischer Stress negativ auf Ihr Essverhalten und folglich Ihre Gewichtssituation auswirken. Ich möchte Ihnen an dieser Stelle Mut machen, Ihre Partnerschaft im Hinblick auf Ihr Gewicht nicht außer Acht zu lassen. Nach einer gescheiterten Ehe weiß ich nur allzu gut, wie schwer es ist, sich den Themen „Versagen und Schuld" zu stellen. Um mich davon zu befreien, musste ich lernen, Hilfe anzunehmen! Auch wenn es für mich ein langer und oft schwerer, steiniger Weg war, der nie zu enden schien – heute weiß ich, dass er wichtig war, um mich zu einem neuen Lebensgefühl zu führen. Deshalb danke ich an dieser Stelle von ganzem Herzen meiner leider inzwischen verstorbenen Therapeutin für ihre jahrelange und großartige Begleitung.

Werfen wir einen kurzen Blick auf die von Bartens beschriebenen Beziehungsformen:

- Die erfolgreiche und erfüllende Beziehung
- Die mittelmäßige Beziehung
- Die konfliktorientierte Beziehung
- Die konfliktvermeidende Beziehung
- Die ehemals romantische Beziehung
- Die Rettungs-Beziehung
- Die Kumpel-Beziehung
- Die verlebte Beziehung

Selbstverständlich ist das eine rein theoretische Kategorisierung, und das wahre Leben beinhaltet alle möglichen „Mischformen". Was Sie, lieber Leser, aber dringend benötigen, wenn Sie Ihr „Dick sein" gestalten wollen, ist ein verständnisvolles Gegenüber. Ein Partner, der Sie bei Ihren Bemühungen unterstützt, Ihnen gelegentlich ein Stückchen Last abnimmt und Sie vor allem auf Ihrem Weg zu sich selbst begleitet.

Wollen wir der drohenden Adipositas-Epidemie Einhalt gebieten, so müssen wir uns vorrangig unseren jungen Menschen zuwenden. Wie bereits in ► Kap. 4 dargestellt, sind die kontinuierlich steigenden Zahlen dicker Kinder und Jugendlicher alarmierend. Deshalb scheint es mir wichtig, neben einer reinen Wissensvermittlung darüber nachzudenken, was Kinder und Jugendliche in der heutigen Gesellschaft benötigen und leider so oft vermissen. Wo Geborgenheit fehlt, fliehen junge Menschen in Scheinwelten, leben ihre Freundschaften virtuell in zahlreichen Netzwerken und greifen immer öfter zu Drogen, Alkohol und Nikotin. Es ist mir ein großes Anliegen, als Ärztin, aber auch als Mutter, mit den folgenden Überlegungen einen Beitrag zu mehr Achtsamkeit und Aufmerksamkeit unseren jungen Menschen gegenüber zu leisten.

9.3 Unsere Kinder als Partner

In ► Kap. 4 haben Sie bereits erfahren, wie wichtig es für das werdende Kind ist, dass es unter optimalen Bedingungen bereits die Zeit im Mutterleib erlebt. Es versteht sich eigentlich von selbst, dass der Entwicklung des menschlichen Gehirns, unserer Schaltzentrale, die alles überragende Rolle zukommt. Umso erschreckender ist es, dass wir dieser prägenden Phase des menschlichen Daseins in unserer heutigen Gesellschaft so wenig Bedeutung beimessen. Frühkindliche Entwicklungsprozesse sind nicht Science Fiction, wir haben ausreichende Erkenntnisse über die Entwicklung des kindlichen Gehirns. Wer sich damit eingehender beschäftigen möchte, dem empfehle ich als Lektüre „EinBlick ins Gehirn" von Dieter F. Braus (zugegeben, eher ein Buch für Mediziner). Für eine gesunde Hirnentwicklung ist deshalb die Phase im Leben eines Menschen am bedeutendsten, in der die höchste Gehirnwachstumsgeschwindigkeit vorhanden ist, und zwar ab dem letzten Drittel der Schwangerschaft bis etwa zum 4. Lebensjahr. In dieser Phase reagiert das Gehirn besonders empfindlich auf neurotoxische oder psychopharmakologische Einflüsse wie z. B. Alkohol, Nikotin, Antiepileptika oder Antipsychotika. Solche Einflüsse können zum programmierten Zelltod führen. Aber auch Vernachlässigung, Missbrauch und fehlende „Nestwärme" stellen bereits in dieser frühen Phase des Lebens Stressfaktoren dar, die im späteren Leben zu motorischen, kognitiven und emotionalen Störungen führen können (Braus 2011).

> **Praxistipp**
>
> Sämtliche Stresserfahrungen, die das Neugeborene und Kleinkind in seinen ersten Lebensjahren erfährt, können sich negativ auf die Gehirnentwicklung auswirken. Die Folge können motorische, emotionale oder kognitive Störungen sein. Deshalb gilt es, dieser Lebensphase besondere Beachtung zu schenken.

> **Praxistipp**
>
> Geben wir der nächsten Generation die Startbedingungen ins Leben, die ihr Risiko für Übergewicht minimieren. Dazu gehören optimale Rahmenbedingungen bereits während der Schwangerschaft sowie in den ersten Lebensjahren. Auch wenn „Nestwärme" klingt wie von gestern, sie ist für unsere Gesellschaft von morgen ein prägender Faktor. Hier werden die Weichen gestellt und damit auch gesundheitsökonomische Grundlagen geschaffen.

In der Pubertät kommt es dann zu spannenden Veränderungen der neuronalen Verbindungen im Gehirn. Die Jugendlichen wollen ausprobieren, Anerkennung ernten und sich mit Gleichaltrigen messen, insbesondere Jungen. Gelingt ihnen das nicht, versuchen sie, durch Regelbrüche auf sich aufmerksam zu machen. In dieser Phase erleben wir als Eltern all die Dinge, die uns das Leben so schwer machen. Die Vielfalt der Symptome ist groß: sozialer Rückzug, Depression, Angst, Zwang, Essstörungen, Migräne, Selbstverletzung, Machoverhalten, Gewalt und Drogenkonsum. Sie alle sind aber nichts anderes als Alarmsignale. In jedem Falle brauchen die Jugendlichen nun Zuwendung und es gilt herauszufinden, welche Grundbedürfnisse ihnen fehlen. Nur durch unermüdliche Zuwendung, insbesondere von Seiten der Eltern, können sie das Vertrauen entwickeln, das eine der wesentlichen Grundvoraussetzungen für das spätere Gelingen von Partnerschaften ist. Braus (2011, S. 28–30) formuliert deshalb folgende Grundbotschaften, die unsere Kinder benötigen:

- Du bist nicht alleine und verloren!
- Du bist um deinetwillen wertvoll und wichtig!
- Du kannst etwas!
- Schön, dass du etwas erreichen/verändern willst!
- In dir und an Dir ist Gutes!
- Fehler sind eine Vorstufe zum Erfolg!

9.4   Freundschaften

Was zeichnet eine gute Freundschaft aus? Für mein Empfinden kann man es kaum besser darstellen als in dem französischen Spielfilm der Regisseure Olivier Nakache und Eric Toledano „Ziemlich beste Freunde" aus dem Jahr 2011. In den Hauptrollen zwei Männer, Francois Cluzet und Omar Sy, die unter dramatischen Umständen ein Stück Lebensweg gemeinsam gehen. Schwierig wird es immer dann für den Einzelnen, wenn er nicht so funktioniert, wie die Gesellschaft es von ihm erwartet, oder er nicht das „Äußere" besitzt, das man „normal" (aber was ist das schon) nennen könnte. Dann braucht es ein besonderes Maß an Anerkennung, Respekt und Zuwendung. Menschen sind soziale Wesen, die ein Gegenüber benötigen, egal ob als Kinder, Jugendliche oder Erwachsene. Freundschaften entwickeln wir im Laufe unseres Lebens in Schule, Beruf, Arbeitswelt und im privaten Bereich. Dort erleben wir Freude und Glück, fühlen uns angenommen, wie wir sind. Jeder Mensch braucht ein Gegenüber, das ihn so akzeptiert, wie er ist, ihm Verständnis entgegenbringt, gelegentlich aber auch einmal seine Grenzen aufzeigen darf. Letzteres ist umso eher möglich, je enger die Bindung ist. Herrscht volles Vertrauen, sind auch Anregungen und Kritik möglich und wirken nicht zerstörend. Im Gegenteil, sie können dann das Leben bereichern und der Beginn einer neuen

Entwicklung sein. Suchen Sie sich also Menschen, mit denen Sie gemeinsame Aktivitäten unternehmen können. Das können Selbsthilfegruppen sein, Sportvereine oder alle möglichen Interessensgemeinschaften. Besuchen Sie Kurse an der Volkshochschule, gehen Sie auf Vorträge, tauschen Sie Ihre Gedanken aus und erleben Sie dabei, wie befreiend es sein kann, die eigenen vier Wände, wenn auch nur für einige Stunden, zu verlassen. Sie kommen auf neue Ideen und lassen so manche Sorge hinter sich. Vielleicht können Sie auch alte Freundschaften wieder zum Leben erwecken, das gelingt auf Klassentreffen oder ganz einfach „unterwegs". Eine lesenswerte Lektüre zu diesem Thema ist von Wilhelm Schmid (2014) „Vom Glück der Freundschaft".

9.5   Arzt-Patienten-Verhältnis

„Geht ein Mann zum Arzt...." – ein beliebter Beginn für Ärztewitze. Natürlich steht die Ärzteschaft ebenso wie jede andere Gruppierung im permanenten Zielfeuer der Kritik. Und wir haben uns inzwischen daran gewöhnt, dass in Funk und Fernsehen immer wieder in negativer Weise über uns berichtet wird. Leider beleben Schreckensnachrichten und negative Schlagzeilen das Geschäft und vergrößern die Zuhörerschaft. Tatsache ist, dass der finanzielle Druck sowohl in Kliniken als auch in Arztpraxen zu einer erheblichen Veränderung ärztlicher Handlungsweisen geführt hat. Auch ich musste lernen, eine Praxis wie ein Wirtschaftsunternehmen zu betrachten. Eine erfolgreiche Partnerschaft zwischen Ärzten und Patienten braucht als Grundvoraussetzung zufriedene Angestellte und ein gutes Betriebsklima. Dazu gehört auch eine entsprechende Honorierung der erbrachten Leistung.

Was erleben Übergewichtige in Kliniken oder Arztpraxen? Lesen Sie dazu zunächst ein paar allgemeine Gedanken von Frau P., die stellvertretend für viele andere Patienten die Sichtweise der Betroffenen darstellt:

Beim Arzt-Patienten-Verhältnis ist es wie in vielen anderen Bereichen ein Geben und Nehmen, zu dem unbedingtes Vertrauen gehört. Wir wünschen uns einen Arzt, der vor allem menschliche Stärken besitzt. Bis 1968 konnte man auch ohne Numerus clausus den Arztberuf ergreifen. Als sich dann in den 50er- und 60er-Jahren eine Ärzteschwemme abzeichnete, wurde von den Universitäten der Numerus Clausus (NC) eingeführt. Dieses „Filtersystem" ist zwar nachvollziehbar, bewertet allerdings eher theoretische als menschliche Fähigkeiten. Sauerbruch wäre bei einem NC vielleicht nie Arzt geworden. Was Ärzten heute allerdings oft zugemutet wird, empfinde ich als völlig unverständlich. In einem Beruf, der eine hohe Verantwortung einfordert sind in Kliniken immer noch Arbeitszeiten üblich, die in anderen Berufen verboten sind. LKW- oder Busfahrer, Piloten, Lokführer etc. haben ein Arbeitslimit, weil bei dessen Überschreitung Menschenleben gefährdet werden. Der Arztberuf hat sich in den vergangenen 50 Jahren massiv gewandelt. Während wir früher einen „Halbgott in Weiß" vor uns hatten, haben wir heute das Internet. Ist es ein Segen oder ein Fluch? Vermutlich beides. Ärzte wissen um die sozialen Netzwerke, haben es dadurch aber oft nicht leichter. Und für uns Patienten stellt sich oft die Frage, wem wir nun glauben sollen, also braucht es in allererster Linie Vertrauen. Manchmal kommt mir das Verhältnis zwischen Arzt und Patient wie eine Partnerschaft vor. Und Dank der freien Arztwahl in Deutschland kann man dieses Verhältnis jederzeit beenden. Aber man kann sich auch „zusammenraufen", sich wie in einer Partnerschaft näher kennenlernen und gegenseitiges Vertrauen aufbauen. Je länger mich ein Arzt kennt, umso eher kann ich meine Probleme ansprechen, ohne gleich Kritik befürchten zu müssen. Denn meist weiß man ja selbst, was man falsch gemacht hat, aber zwischen Vernunft, Handeln und Gefühl sind es oft weite Strecken. Für mich ist es wichtig, dass die Bindung zu meinen Ärzten „stimmig" und gegenseitiges Vertrauen vorhanden ist. Und er sollte für mich ein gewisses Vorbild sein, so wie eine Mutter für ihr Kind. Wenn mir ein Arzt sagt, ich solle aufhören zu rauchen, ist aber selbst Raucher, oder Gewicht reduzieren, ist aber selber stark übergewichtig, dann erzeugt das bei mir Abwehr und Druck. Ich empfinde sein Verhalten dann als Demonstration seiner Macht, und nicht als partnerschaftliches Vorgehen. Mit Menschlichkeit und Humanität aber lassen wir uns als Patienten gerne wieder auf den richtigen Weg bringen.

Was erleben dicke Menschen bei Ärzten? Wo sind die Fallen, in die wir Ärzte leider oft unbewusst tappen, und die bei unseren Patienten negative Gefühle auslösen? Was kann das Vertrauensverhältnis zwischen Arzt und Patient beeinträchtigen? Und was wünschen sich unsere übergewichtigen Patienten? Sie wollen nichts Besonderes, sondern einfach nur behandelt werden, wie alle anderen Patienten auch, nämlich mit Würde und Respekt. Die Gesellschaft gegen Gewichtsdiskriminierung hat deshalb eine Liste an Punkten erarbeitet, die für die Betreuung und Beratung von übergewichtigen Patienten beachtet werden sollte.

- **Die Gesellschaft gegen Gewichtsdiskriminierung empfiehlt:**
  - Machen Sie keine ungesicherten Vorannahmen über übergewichtige Patienten, z. B. darüber, ob Sie eine Essstörung haben oder Schwierigkeiten damit, ihr Gewicht zu akzeptieren.
  - Gehen Sie nicht automatisch davon aus, dass das medizinische Problem, mit dem der Patient zu Ihnen kommt, mit seinem Gewicht in Zusammenhang steht.
  - Seien Sie sich der Tatsache bewusst, dass auch psychische Probleme einer übergewichtigen Person nicht immer in Zusammenhang mit ihrem Gewicht stehen.
  - Denken Sie daran, dass eine Lösung von Lebensproblemen nicht notwendigerweise mit Gewichtsverlust einhergeht.
  - Befragen Sie dickere Patienten und Patientinnen auf genau dieselbe Art wie Normalgewichtige über ihre Essgewohnheiten.
  - Raten Sie Ihren übergewichtigen Patienten nur, wenn es medizinisch unvermeidlich ist, zu einer Gewichtsabnahme, und wenn Sie es tun, vermitteln Sie ihm, dass Sie sein Gewicht nicht für sein persönliches Versagen halten.
  - Bilden Sie sich zu allen Themen fort, die übergewichtige Menschen betreffen, z. B. auch über den genetischen Einfluss auf den Körperumfang und die Auswirkungen des Abspeckens auf die körperliche und psychische Gesundheit.
  - Halten Sie medizinische Geräte und Hilfsmittel vorrätig, die für dicke Menschen geeignet sind, z. B. eine ausreichend große Manschette zum Blutdruckmessen, Körperwaage bis 200 kg, Operationskittel in großen Größen und orthopädische Hilfsmittel, die auch dicken Menschen passen.
  - Signalisieren Sie Ihren dicken Patientinnen und Patienten, dass sie willkommen sind: Achten Sie darauf, dass die Stühle in Ihrem Wartezimmer und Behandlungsraum für dicke Menschen geeignet sind. Vermeiden Sie Stühle mit Armlehnen oder Freischwinger.
  - Achten Sie darauf, dass Ihre dicken Patienten und Patientinnen sich durch die Lektüre und die Dekoration im Wartezimmer nicht ausgegrenzt fühlen: Legen Sie keine Mode- und Abnehmmagazine aus, werben Sie nicht für Abnehmmittel, problematisieren Sie Übergewicht nicht pauschal in Postern oder Infoflyern.
  - Machen Sie Ihre Kollegen, Mitarbeiter, Studenten auf das Thema aufmerksam und sprechen Sie es in verschiedenen Kontexten an, z. B. bei Mitarbeiterbesprechungen, Workshops, Vorlesungen oder Fortbildungskursen.
  - Werden Sie sich – durch einen ehrlichen Blick nach innen – Ihres eigenen Grades an Vorurteilen gegenüber dicken Menschen bewusst.
  - Infoflyer erhalten Sie über info@gewichtsdiskriminierung.de.

Meine eigenen Erfahrungen aus nun über 20 Jahren Arbeit mit übergewichtigen Menschen bestätigt mir immer wieder, wie wichtig solche Überlegungen sind. Eine junge Frau sollte beim Gynäkologen nicht hören müssen: „So fett wie sie sind, sollten Sie sowieso nicht schwanger werden". Äußerungen wie „Bei Ihren fetten Armen versagt mein Blutdruckapparat" oder „Eine Waage, die Sie aushält, haben wir leider nicht" können tiefe Wunden verursachen und das Arzt-Patienten-Verhältnis massiv beeinträchtigen, wenn nicht sogar für immer zerstören.

» Sprechende Waagen mag ich nicht – die sagen immer „Bitte nur eine Person auftreten".

> Zuwendung, Verständnis und Vertrauen sind die Basis für ein vertrauensvolles Arzt-Patienten-Verhältnis und auch für jede andere Form von Partnerschaft.

Guido Westerwelle schreibt in seinem bewegenden Buch „Zwischen zwei Leben" nach seiner Knochenmarkstransplantation: „Ich habe gelernt, anderen zu vertrauen. Jetzt muss ich wieder lernen, mir selbst zu vertrauen. Meinem eigenen Körper und seinem mir noch so unbekannten Blut. Das geht jedoch nicht von jetzt auf gleich. Vertrauen muss wachsen. Das gilt für das Selbstvertrauen noch mehr als für das Vertrauen zu politischen Weggefährten."

9.6   Partnerschaften am Arbeitsplatz

Üblicherweise verbringen wir den Großteil des Tages am Arbeitsplatz. Wenn Sie also Ihr „Dick sein" gestalten möchten, genügt es nicht, sich den Verhaltensmustern in Familie, Freizeit und Urlaub zuzuwenden. Essen gehört in den Alltag und findet am Arbeitsplatz oft nicht nur in der Kantine statt. Am Schreibtisch können in den allermeisten Fällen Getränke und Snacks verzehrt werden, da kann man am Ende des Tages schon mal den Überblick verlieren. Essen „nebenbei" spielt für die Energiebilanz des Tages eine entscheidende Rolle. Wir sprechen heute von „Snacking", also kleinen Lebensmittelmengen mit meist hoher Energiedichte, die nicht als Mahlzeit wahrgenommen werden. Je stressiger Ihr Arbeitstag, umso eher werden Sie auf diese „Seelentröster" zurückgreifen. Je positiver hingegen Ihr Arbeitsumfeld ist, umso seltener werden Sie diese benötigen. Die Stressforschung, der wir uns bereits in Kapitel 7 gewidmet haben, beschäftigt sich seit vielen Jahren auch mit der Thematik Arbeitswelt. Was sind die Faktoren, die mich arbeitsbedingt zunehmen lassen? Achim Peters formuliert es folgendermaßen (Peters 2013, S. 86–95):

>> Hohe Anforderung im Job+geringe Möglichkeit, selbstbestimmt zu arbeiten=erhöhtes Risiko, an Körpergewicht zuzunehmen.

Damit geht es um folgende Punkte:

- Anforderungen an den Arbeitnehmer (Unterforderung, Überforderung)
- Transparenz im Unternehmen
- Mitspracherecht bei Arbeitsprozessen

Welchen Stressfaktoren Sie am Arbeitsplatz ausgesetzt sind, hängt ganz wesentlich von der Struktur des Unternehmens und Ihren innerbetrieblichen Kontakten ab (Arbeitskollegen, Vorgesetzte). Sind sie am Arbeitsplatz ständig überfordert, läuft Ihr Stresssystem permanent auf „Hochtouren" und aktiviert Ihren Brain Pull (▶ Kap. 7). Um Ihr Gehirn nicht ständig negativen Störfaktoren auszusetzen, versuchen Sie möglichst, die nachfolgenden Punkte zu vermeiden:

1. Stundenlanges Durcharbeiten ohne Pausen
2. Schnelles Essen „to go"
3. Ständig Kaffee trinken
4. Anti-Stimulantien zur Entspannung wie Alkohol, Tranquilizer, Antidepressiva
5. Alkohol am Abend
6. Bei Krankheit zur Arbeit gehen
7. Resturlaub nicht nehmen

Selbstverständlich kann niemand sein Arbeitsumfeld von heute auf morgen verändern. Mit diesem Kapitel geht es vielmehr darum zu erkennen, welch schädlichen Einfluss die alltäglichen Gegebenheiten auf Ihre Gewichtsentwicklung haben können. Die Sicherstellung des Lebensunterhaltes wird immer an erster Stelle stehen, allerdings darf die Gesundheit dabei nicht auf der Strecke bleiben. Das haben inzwischen auch zahlreiche Unternehmen und Betriebe erkannt und bieten deshalb auch Gesundheitsprogramme an. Denken Sie als Arbeitnehmer daran, dass Sie das Rentenalter nur dann genießen können, wenn Sie auf Ihre Gesundheit achten. Übergewicht, Bluthochdruck, koronare Herzerkrankung oder Depressionen sollten gerade dann, wenn Sie Zeit für sich haben, nicht Ihre ständigen Begleiter sein.

Den Stellenwert des Arbeitsplatzes für die psychische Gesundheit einer Person hat der Gesetzgeber längst erkannt. Im Arbeitsschutzgesetz ist geregelt, dass jeder Arbeitgeber die psychische Belastung des Arbeitnehmers zu beurteilen und dokumentieren hat. Während Faktoren wie Lärm oder Temperatur leicht messbar sind, stellt dies im Hinblick auf psychische Belastungsfaktoren eine besondere

Herausforderung dar. Die vorgeschriebene „psychische Gefährdungsbeurteilung" (GBU) muss innerbetrieblich umgesetzt werden und umfasst folgende Themen:

- Arbeitsinhalte und Aufgaben: Wird der Arbeitnehmer entsprechend seinen Qualifikationen eingesetzt? Wird er unter- oder überfordert?
- Arbeitsorganisation: Gibt es Zeit- oder Leistungsdruck? Sind die Handlungsanweisungen klar formuliert und geregelt?
- Soziale Beziehungen am Arbeitsplatz: Wie ist das Betriebsklima? Wie ist die Kommunikation unter den Arbeitnehmern oder zwischen Ihnen und den Führungskräften?
- Arbeitsplatzbedingungen (Luft, Licht, Temperatur, Wärme),
- Arbeitsgestaltung: Ist eine Trennung von Arbeitsplatz und Privatleben möglich? Wird räumliche Mobilität eingefordert und falls ja, inwieweit ist sie zumutbar?

Welcher Stellenwert psychischen Belastungsfaktoren am Arbeitsplatz zukommt, hat die Bundesanstalt für Arbeitsschutz und Arbeitsmedizin (BAuA) 2012 in Ihrem Stressreport untersucht.

- **Dabei ergaben sich für die Arbeitnehmer folgende Ergebnisse:**
- 44% werden bei ihrer Arbeit wiederholt unterbrochen
- 50% müssen häufig ständig wiederkehrende Arbeitsvorgänge erledigen
- 52% stehen unter starkem Termin- und Leistungsdruck
- 58% müssen häufig verschiedene Arbeiten gleichzeitig betreuen (Multitasking)

Der Fragebogen von Prof. Peters (◘ Abb. 9.1) kann Ihnen dabei helfen, Ihre persönliche Arbeitsbelastung besser einzuschätzen.

9.7   Ehe und Partnerschaft

- **Eine Patientin aus unserer Gruppe erzählt:**

Eigentlich fing das Zunehmen so richtig mit dem Arbeiten an. Vorher war ich nicht die Schlankeste und hatte immer wieder so meine Probleme, das Gewicht zu halten – aber mit Sport ging das sehr gut. Kein Idealgewicht, dafür aber Normalgewicht mit sportlicher Figur. Und dann kam der Arbeitsalltag – kein Sport mehr, dafür Schreibtischtätigkeit. Neue Stadt – neue Umgebung – neue Freunde suchen – und vor allem eine bezahlbare, akzeptable Wohnung finden. Schnell befindet man sich in einem neuen Rhythmus, und die Pfunde kommen wie von alleine auf die Hüften. Nach einer 5-6-kg-Zunahme – es passt nichts mehr – möchtest Du endlich wieder mit dem Sport anfangen und weniger essen und trinken. Sport – hört sich gut an – früher habe ich Basketball gespielt, aber wo fand Frau vor 30 Jahren Damen-Basketball ohne Internet. Schwieriges Unterfangen – also gut, dann habe ich eben Aerobic mitgemacht – das war damals die große Welle .... So pendelte ich mit meinem Gewicht so eine ganze Weile fast im Normalgewichtsbereich. Dann fand ich meine große Liebe – schlank, sportliche Figur (ohne irgendeinen Sport zu machen), humorvoll und so weiter ... Da ja die Liebe durchaus durch den Magen geht und mein Schatz gerne und sehr gut kocht, verwöhnte er mich nach Strich und Faden – und die Pfunde? Die wurden auch verwöhnt und setzten sich als Fettpölsterchen überall sichtbar an. Mein Mann steht mir immer zur Seite und versucht, mich zu unterstützen. Da bin ich natürlich sehr froh – aber dennoch bleiben meine Pfunde. Ganz klar – ich esse einfach zu viel, dazu habe ich zu wenig Bewegung. Und mein Schatz? Ermahnt mich, ermahnt mich, ermahnt mich. Es kommen dann Phrasen, die mich so richtig wütend, traurig und hungrig machen, sodass ich schon allein aus Trotz essen muss: „Oh, ist das die neue Diät?", „Machen Süßigkeiten schlank?", „Ach ..., was soll das denn – ich dachte, du wolltest abnehmen?", „Weiß das deine Diabetologin" und so weiter. Natürlich hat er Recht – ich sollte mich zusammennehmen. Allerdings bewirken bei mir solche Äußerungen genau das Gegenteil – ich esse erst recht – sieht er denn nicht, dass ich jetzt etwas zum essen brauche (vor allem Ungesundes, was soll ich mit einem Salat?). Dadurch, dass ich einiges abzunehmen hätte, sieht er auch nicht, wenn ich mal 500 g abgenommen habe. Wenn ich ihm das sage, ist er voll des Lobes. Ich glaube, für ihn ist es schwer verständlich, dass man sich einen Rettungsring zum Schutz und auch durch Frust anfuttern kann. Das spricht gegen sein Selbstregulierungsprinzip. Er futtert zwar auch aus Frust, aber am nächsten Tag isst er dafür weniger. Das schaffe ich meistens nicht, wobei ich schon nicht mehr eine ganze

---

Veronika Hollenrieder: „Ich bin dann mal dick"

Arbeitsblatt	Fragebogen: Welche Risiken birgt Ihre Arbeit, dick zu machen?

Fragebogen: Welche Risiken birgt Ihre Arbeit, dick zu machen?

Antworten Sie bitte mit:	Oft	Manchmal	Nie
1. Wie viele Stunden schlafen Sie – weniger als 6?	☐	☐	☐
2. Haben Sie Süßigkeiten in Ihrem Schreibtisch oder am Arbeitsplatz?	☐	☐	☐
3. Essen Sie, während Sie arbeiten?	☐	☐	☐
4. Verzichten Sie auf Mittagspausen?	☐	☐	☐
5. Essen Sie mittags mit Kollegen?	☐	☐	☐
6. Spüren Sie während der Arbeit Heißhunger auf Süßes – zum Beispiel am Nachmittag?	☐	☐	☐
7. Trinken Sie Kaffee vor oder während Konferenzen, Besprechungen etc.?	☐	☐	☐
8. Empfinden Sie Ihre tägliche Arbeit als abwechslungsreich?	☐	☐	☐
9. Schauen Sie öfter auf die Uhr, in Erwartung des Feierabends?	☐	☐	☐
10. Haben Sie das Gefühl, dass Ihre Vorschläge oder Ideen von Ihren Vorgesetzten geschätzt werden?	☐	☐	☐
11. Gehen Sie zur Arbeit, auch wenn Sie krank sind?	☐	☐	☐
12. Halten Sie sich für unentbehrlich?	☐	☐	☐
13. Fühlen Sie sich von Ihren Kollegen akzeptiert?	☐	☐	☐
14. Würden Sie das Klima an Ihrem Arbeitsplatz als gut bezeichnen?	☐	☐	☐
15. Trinken Sie nach der Arbeit regelmäßig Alkohol?	☐	☐	☐
16. Haben Sie das Gefühl, während der Arbeit nicht wach, aufmerksam und konzentriert genug zu sein?	☐	☐	☐

Auswertung „Macht mich mein Job dick?"

Der Fragebogen enthält 16 Fragen. Für die Summenwertbildung werden bei folgenden Items folgende Antwortalternativen mit 1 bewertet:

Item/Antwortalternative

1. Oft + manchmal
2. Oft + manchmal
3. Oft + manchmal
4. Oft + manchmal
5. Nie
6. Oft + manchmal
7. Oft + manchmal
8. Nie

9. Oft + manchmal
10. Oft + manchmal
11. Oft + manchmal
12. Oft
13. Nie + manchmal
14. Nie + manchmal
15. Oft + manchmal
16. Oft + manchmal

Der Summenwert kann somit zwischen 0 (kein Risiko, dick zu werden) und 16 (extremes Risiko, dick zu werden) liegen:

Summenwert	Risiko, dass Ihre Arbeit dick macht
0–3	Sehr gering
4–8	Mittel
9–16	Sehr hoch

◘ Abb. 9.1 Fragebogen: Welche Risiken birgt Ihre Arbeit, dick zu machen?

Tafel Schokolade esse, sondern maximal einen Riegel oder zwei? Für mich sind das schon große Fortschritte – auch wenn ich immer mal wieder rückfällig werde. Jetzt wollen wir gemeinsam Sport machen – ich habe ihn auch bei einer Rückengymnastik angemeldet – selbst bei seinem Normalgewicht hat er Rückenprobleme, und ein bisschen Sport hilft uns beiden. Da kann ich mich dann ein bisschen rächen, wenn Aerobic als Aufwärmtraining auf dem Programm steht und er immer wieder bei den Übungen in die falsche Richtung läuft. Das Wichtigste für mich ist, dass mein Mann zu mir steht und versucht mich zu unterstützen, auch wenn es nicht immer optimal ist. Aufgeben, zu versuchen, gesünder zu leben, werde ich nie.

Letztlich ist jede Ehe eine Partnerschaft, in der es um die immer gleichen Fragen geht.

❓ Kernfragen jeder Partnerschaft

1. Wie viel Unterstützung wünschen Sie sich von Ihrem Partner?
2. Wobei genau wünschen Sie sich Unterstützung?
3. Was wollen Sie lieber alleine und eigenverantwortlich bewältigen?
4. Können Sie dem Partner Ihre Wünsche mitteilen?
5. Wie reagiert Ihr Partner auf Ihre Wünsche?

» Ich habe keine Macken – das sind „special effects".

Aber ich habe auch Patienten erlebt, die sich in puncto Gewicht nicht helfen lassen wollen. Vielfach steckt dahinter die Angst, den Partner mit den eigenen Problemen zu sehr zu belasten. Man will Ihn schonen, Ihm nichts Unnötiges zumuten und bemerkt dabei oft nicht, dass er sich wünschen würde, helfen zu dürfen. Haben Sie also den Mut, mit Ihrem Partner über Ihre Gedanken und Gefühle zu sprechen! Ihre Gewichtsentwicklung ist Teil Ihrer Partnerschaft und kann nicht losgelöst davon betrachtet werden. So wie in der Berufswelt lohnt es sich auch im privaten Bereich, Störfaktoren gemeinsam aufzudecken und zu überlegen, wie man sich gegenseitig unterstützen kann.

Die folgenden Kernfragen sollen Ihnen helfen, darüber nachzudenken, wer Sie bei Ihren Bemühungen unterstützen könnte

❓ Kernfragen

1. Pflegen Sie Freundschaften? Falls nein, warum nicht?
2. Wo könnten Sie Freunde finden?
3. Pflegen Sie Ihre Hobbys alleine oder mit Freunden?
4. Haben Ihre Kinder gute Freunde oder sind sie meist alleine?
5. Erhalten Sie Unterstützung von Ihren besten Freunden oder Ihrem Lebenspartner bei Ihren Bemühungen, Gewicht zu reduzieren?
6. Wieviel Stress sind Sie am Arbeitsplatz ausgesetzt?
7. Wie ist das Verhältnis zu Ihren Vorgesetzten?
8. Können Sie Arbeitsprozesse mitbestimmen?
9. Gibt es ein ausreichendes Vertrauensverhältnis zu Ihrem Hausarzt, um mit ihm über Ihre Gewichtsproblematik zu sprechen?
10. Sind Sie Mitglied in einer Selbsthilfegruppe?
11. Unternehmen Sie Bewegungsaktivitäten alleine oder mit Freunden?
12. Wo in der Nähe Ihres Wohnortes könnten Sie auf Menschen mit ähnlichen Interessen und Bedürfnissen stoßen?
13. Fällt es Ihnen schwer, Unterstützung anzunehmen? Falls ja warum?

Praxistipp

Jede Form von Partnerschaft kann Einfluss auf Ihr Gewicht nehmen. Um toxischen Stress zu vermeiden, ist es deshalb wichtig, bei allen partnerschaftlichen Verhältnissen negative Gefühle und Emotionen als Störfaktoren für Ihre Gewichtsentwicklung zu erkennen. Lassen Sie sich nicht auf Ihr Gewicht reduzieren und lernen Sie, Vertrauen in Ihre Stärken und Fähigkeiten zu entwickeln. Nur wer diese in Ihnen erkennt, kann ein verständnisvoller Freund oder Partner sein.

Literatur

Braus DF (2014) EinBlick ins Gehirn. Thieme, Stuttgart, S
    102–105

Brunner EJ, Chandola T, Marmot MG (2007) Prospective effect
    of job strain on general and central obesity in the White-
    hall II Study. Am J Epidemiol 165:828–837

Ferrie JE, Shipley MJ, Newman K, Stansfeld SA, Marmot M
    (2005) Self-reported job insecurity and health in the Whi-
    tehall II study: potential explanations of the relationship.
    Soc Sci Med 60:1593–1602

Kupfer H, Marmot M (2003) Job strain, job demands, decision
    latitude and risk of coronary heart disease within the Whi-
    tehall II study. J Epidemiol Community Health 57:147–153

Peters A (2013) Mythos Übergewicht. Bertelsmann, München

Schmid W (2014) Vom Glück der Freundschaft. Insel, Berlin

Steptoe A, Willemsen G (2004) The influence of low job control
    on ambulatory blood pressure and perceived stress over
    the working day in men and women from the Whitehall II
    cohort. J Hypertens 22:915–920

Westerwelle G mit Wichmann D (2015) Zwischen zwei Leben –
    Von Liebe, Tod und Zuversicht. Hoffmann und Campe,
    Hamburg, S 209

Internet-Link

Stressreport 2012 der Bundesanstalt für Arbeitsschutz und
    Arbeitsmedizin (BAuA). www.baua.de

Dickes Tabu

© Springer-Verlag GmbH Deutschland 2017
V. Hollenrieder, *Ich bin dann mal dick!*
DOI 10.1007/978-3-662-53058-0_10

Gibt es in unserer Gesellschaft überhaupt noch Tabu-Themen? Worüber noch vor 50 Jahren kaum gesprochen wurde – AIDS, Sexualität, Homosexualität, Transsexualität – ist heute selbstverständlich. Man kann sich „outen", ohne Nachteile befürchten zu müssen. Dicke Menschen wünschen sich genau diese Akzeptanz, erleben aber auf Grund ihrer Körperfülle leider allzu oft Zurückweisung, Vorurteile und Diskriminierung. Das wirft kein gutes Licht auf eine Gesellschaft, die Toleranz und Respekt einfordert. Der Leidensdruck ist so gewaltig, dass Betroffene zunehmend eine Magenoperation als den einzigen Ausweg sehen. Was vordergründig als leicht machbar erscheint, ist aus der Nähe betrachtet ein Eingriff, der weitreichende und irreversible Folgen für die Betroffenen haben kann. Wie steht es tatsächlich um eine Gesellschaft, in der dicke Menschen diskriminiert werden oder berufliche Nachteile in Kauf nehmen müssen? Wer spricht über diese Themen und macht sie gesellschaftsfähig?

10.1   Magenoperation

Wenn dicke Menschen über Jahre erfolglos versucht haben, ihr Gewicht dauerhaft zu reduzieren stellen sie mir immer wieder die Frage, ob nicht eine Magenoperation für sie die die beste Lösung wäre. Deshalb an dieser Stelle ein kurzer Abriss zu den derzeit möglichen Operationsverfahren. In Folge der gegenwärtigen Adipositas-Epidemie verzeichnet auch die Magenchirurgie (bariatrische Chirurgie) stark ansteigende Zahlen, nicht nur in den USA, sondern auch hierzulande. Die ersten bariatrischen Operationen wurden in den 60er-Jahren durchgeführt und waren damals noch mit einer hohen Sterblichkeit verbunden. Inzwischen sind die Techniken vielfältiger geworden, und es stehen zahlreiche unterschiedliche Vorgehensweisen zur Auswahl. Die meisten Eingriffe werden in speziell dafür ausgestatteten Zentren laparoskopisch durchgeführt, sind also ein minimalinvasiver Eingriff. Trotzdem haben auch derartige Eingriffe ihre Risiken, zumal sie an Hochrisikopatienten durchgeführt werden. Wann ist eine Magenoperation indiziert? Welche Voraussetzungen müssen gegeben sein, damit letztendlich auch die Kosten von Seiten der Krankenkasse übernommen werden? Wie sehen Vorbereitung und Nachsorge der Patienten aus?

10.1.1 Indikation

In den meisten Ländern richtet man sich nach den Kriterien, die 1991 vom National Health Institute vorgenommen wurde. (NIH Consensus Statement). Danach kann ein bariatrischer Eingriff ab einem BMI von 40 kg/m² ohne weitere Begleiterkrankungen oder 35 kg/m² bei gleichzeitig vorliegender weiterer Komorbidität (z. B. Bluthochdruck, Diabetes) durchgeführt werden. Ausgenommen sind hierbei Kinder und Jugendliche, bei Schwangeren wird davon abgeraten. Der rapide postoperative Gewichtsverlust kann in der Schwangerschaft zu einer Unterversorgung des Kindes führen, deshalb ist man hier mit der Indikationsstellung sehr zurückhaltend. Seit vielen Jahren verfolge ich nun die Grundsatzdiskussionen pro und contra Magenoperation. Unter den Experten herrscht keine Einigkeit darüber, wann man von einem Versagen der konservativen Möglichkeiten ausgehen muss und somit der Zeitpunkt für ein operatives Vorgehen erreicht ist. Einigkeit besteht lediglich darin, dass intensive konservative Therapieversuche unternommen worden sein müssen, bevor der Patient für eine Operation in Frage kommt. Wie oft, wie intensiv und wie lange diese Bemühungen unternommen worden sein müssen, wird nach meiner Beobachtung sehr unterschiedlich beurteilt. Das letzte Wort hat oft auch die Krankenkasse, deren Kostenübernahme im Vorfeld zu beantragen ist, denn die allerwenigsten Patienten können diesen Eingriff selbst finanzieren.

Immer wieder erscheinen Studien, die über Erfolge und Vorteile der Magenchirurgie berichten, in meiner Praxis sehe ich leider überwiegend Patienten mit Komplikationen. Sicher gibt es auch komplikationslose Verläufe, insbesondere in den ersten wenigen Jahren nach einem solchen Eingriff. Ich habe selbst einige Patienten vor Durchführung eines solchen Eingriffes betreut und werde oft nach meiner Meinung gefragt. Mehrheitlich haben sie die Überlegungen in Richtung Operation nach ausführlicher Aufklärung über Komplikationen und Risiken aufgegeben, nicht so allerdings Frau B., die in diesem Kapitel noch ausführlich über ihre Erfahrungen berichten wird.

Zunächst möchte ich Ihnen einen kurzen Überblick über die derzeit üblichen Operationsverfahren geben. Dieses Kapitel soll darüber hinaus informieren über die Nachbetreuung und Operationsfolgen aus neurowissenschaftlicher Sicht.

10.1.2 **Operationsverfahren**

Welche Operationsverfahren gibt es und was sind
deren Vor- und Nachteile?

1. **Restriktive Verfahren**
   Ziel dieser Vorgehensweise ist es, die
   Portionsgrößen der zugeführten Nahrungs-
   mengen zu verkleinern. Durch Anlegen eines
   Magenbandes oder Schlauchmagens werden
   Mageneingang oder Magenvolumen derart
   verkleinert, dass nur noch kleine Essens-
   mengen ohne Beschwerden zugeführt werden
   können. Ein typisches Symptom bei zu eng
   gestelltem Magenband ist wiederkehrendes
   Erbrechen oder Rückfluss des Speisebreis im
   Liegen. Oft berichten Patienten auch, dass
   Lebensmittel die sich schlecht kauen lassen
   (faserhaltiges Fleisch, Obst, Salat) nicht mehr
   gegessen werden können. Die Folge ist ein oft
   sehr unausgewogenes Ernährungsverhalten
   mit der Gefahr einer Mangelernährung (Eisen,
   Vitamin, Folsäure u.a.). Viele derart operierte
   Patienten entwickeln auf Grund der geschil-
   derten Probleme ein gegenregulatorisches
   Essverhalten. Dabei kommen vor allem breiige
   und flüssige Mahlzeiten zum Einsatz und
   die Mahlzeitenfrequenz steigt („Snacking").
   In Folge steigt natürlich das Körpergewicht
   wieder an. Eine weitere Komplikation besteht
   im Verrutschen des Magenbandes. Es muss
   operativ neu fixiert oder neu angelegt werden.
   Bei Schmerzen in der Magengegend muss
   man auch daran denken, dass es durch ein
   Verrutschen des Magenbandes – wenn auch
   sehr selten – zu einer Mangeldurchblutung und
   dem Absterben von Magengewebe kommen
   kann. In diesem Fall muss rasch operiert
   werden. Eine weitere Komplikation sind
   Magenbanddefekte, die meist schmerzfrei sind.
   Die Patienten berichten, plötzlich wieder mehr
   essen zu können, der Speisebrei hat sich einen
   neuen Weg am Magenband vorbei gesucht. Da
   die Langzeitergebnisse in Europa insgesamt
   enttäuschend sind, wird diese Vorgehensweise
   immer seltener gewählt. Vorteil sind allerdings
   die geringen Kosten, was insbesondere bei
   fehlender Kostenübernahme durch die
   Krankenkassen für Selbstzahler eine Rolle
   spielt.

2. **Malabsorptive Verfahren**
   In der Fachliteratur werden diese Verfahren
   unter dem Überbegriff „biliopankreatische
   Diversion (BPD)" zusammengefasst. Dabei
   wird die Länge des Dünndarmteils, durch
   den normalerweise der Nahrungsbrei fließt,
   deutlich verkürzt. Die aus Leber und Bauchspeicheldrüse kommenden Verdauungssäfte
   werden außerdem so umgeleitet, dass sie erst
   kurz vor dem Übergang in den Dickdarm dem
   Nahrungsbrei zugeführt werden. So erreicht
   man, dass ein Großteil der zugeführten Lebensmittel unverdaut wieder ausgeschieden werden,
   was letztendlich zum Energiedefizit und zur
   Gewichtsabnahme führt. Der Vorteil gegenüber
   dem Magenband besteht darin, dass kein
   Fremdkörper eingebracht werden muss und es
   in Folge auch nicht zu Fremdkörperdefekten
   kommen kann. Der Nachteil allerdings ist,
   dass fast immer dauerhaft zahlreiche Mikro-
   nährstoffe zugeführt werden müssen. Dies sind
   insbesondere Eisen, Kalzium, Vitamin D3,
   Vitamin-B-Komplex, Vitamin B12, gegebenenfalls auch Zink, Vitamin A und K. Regelmäßige
   Laborkontrollen sind also dringend erforderlich, um einen Mangelzustand frühzeitig
   zu erkennen. Weitere Komplikationen sind
   Stenosen, Geschwüre oder Fisteln im Bereich
   des Operationsgebietes. Klinisch berichten die
   Patienten über wiederkehrendes Erbrechen
   oder brennende Schmerzen nach der
   Nahrungsaufnahme. Ein besonderes Problem
   nach Bypass-Operationen stellt das sogenannte
   Spät-Dumping dar. Hierbei kommt es etwa
   2–3 Stunden nach der Nahrungsaufnahme zu
   schweren Unterzuckerzuständen, die nur durch
   ein striktes Meiden von schnell resorbierbaren
   Kohlehydraten vermieden werden können.
   Treten dennoch Unterzuckerungen auf, müssen
   schnelle Kohlehydrate wie bei einer insulin-
   bedingten Hypoglykämie zugeführt werden,
   da es sonst zu lebensbedrohlichen Situationen
   kommen kann. Warnsignale sind neurologische
   Symptome wie Schwindel, Sehstörungen,
   Konzentrationsverlust, Sprachstörungen,
   Gangunsicherheit oder Krampfanfälle.

3. **Kombinierte Verfahren**
   Hier wird die Restriktion durch eine Verklei-
   nerung des Magenvolumens erreicht. Die

Malabsorption wird ebenfalls durch eine Umleitung der Verdauungssäfte erzielt, allerdings gelangen diese bei derartigen Verfahren noch später zu dem Speisebrei. Problematisch hierbei ist, dass es zu einer sehr starken Hemmung der Aufnahme von Mikronährstoffen kommt, die deshalb nach einem solchen Eingriff dauerhaft zugeführt werden müssen, um Mangelerscheinungen vorzubeugen.

10.1.3 Nachbetreuung

Grundsätzlich kann man sagen, dass alle magenchirurgischen Verfahren zwar meist sehr gute Ergebnisse in den ersten ein bis zwei Jahren erzielen können. In den darauffolgenden Jahren kommt es aber oft zu einem Wiederanstieg des Körpergewichtes. Man spricht in Fachkreisen von der „Honeymoon-Periode", in der die Gewichtsabnahme nahezu mühelos erfolgt (nicht zu verwechseln mit der Honeymoon-Phase bei Typ-1-Diabetes, die einen vorübergehenden Anstieg der körpereigenen Insulinproduktion in den Wochen kurz nach Erstmanifestation beschreibt). Steigt aber das Körpergewicht wieder an und stellen sich Einbußen der Lebensqualität ein, die dauerhaft bestehen bleiben, führt dies leider oft auch zu einer massiven Beeinträchtigung des psychischen Wohlbefindens. Dabei kommt es in den Jahren nach einer Operation gehäuft zu Ängsten, Selbstvorwürfen, Suiziden oder Partnerschaftskonflikten (Trennung, Scheidung) und weiteren psychosozialen Problemen. Deshalb müsste hier die Betreuung der Patienten besonders umfangreich sein. Wie wir in der Geschichte von Frau B. lesen werden, sieht die Realität leider anders aus. Darüber hinaus gibt es eine Vielzahl von kosmetischen, aber auch medizinischen Problemen, die sich nach einer massiven Gewichtsabnahme durch operative Eingriffe einstellen können:

- Ausgeprägte Hautfalten durch überschüssige Haut: Die Kosten für erforderlichen plastisch-chirurgischen Korrekturen werden von den Krankenkassen meist nicht übernommen.
- Eiweißmangel kann oft nur durch Einnahme eines Eiweißsupplements verhindert werden.
- Erhöhtes Risiko für Gichtanfälle.

- Durch verringertes Durstgefühl drohende Entwässerung kann zu Hypotonie und Verschlechterung der Nierenfunktion führen. Vorsicht vor allem bei gleichzeitiger Einnahme von entwässernden Medikamenten (Diuretika) oder Blutdruckmitteln.
- Postoperatives Erbrechen kann zu Kaliummangel und damit einer QT-Verlängerung mit schweren Herzrhythmusstörungen führen. Vorsicht vor allem bei gleichzeitigem Gebrauch von Antidepressiva, die ebenfalls zu einer QT-Verlängerung führen können.
- Wernicke-Enzephalopathie: durch rezidivierendes Erbrechen kann es zu einem massiven Thiamin- (Vitamin B1-) Mangel kommen. Die Thiamin-Speicher in der Leber können dadurch innerhalb von wenigen Wochen entleert werden. Warnsignale hierfür sind neurologische Symptome wie Gangunsicherheit oder Nystagmus. Das kann sehr rasch lebensbedrohlich werden und erfordert eine sofortige intravenöse hoch dosierte Thiamingabe.
- Bei insulinbehandelten Diabetikern muss die Insulindosis kontinuierlich den aktuellen Gegebenheiten angepasst werden. Dies erfordert ein hohes Maß an Betreuung und Mitarbeit auf Seiten des Patienten.
- Erhöhtes Risiko für Gallensteinbildung
- Unterzuckerungen, die zu Krampfanfällen führen können (s. oben Spät-Dumping).
- Einschränkung der Fahrtauglichkeit wegen des erhöhten Risikos für Krampfanfälle

Fassen wir kurz zusammen:

Zwar gibt es inzwischen zahlreiche chirurgische Verfahren, die zu einer raschen Gewichtsreduktion führen können. Alle beinhalten jedoch Operationsrisiken sowie vor allem postoperative Komplikationen. Insbesondere gastrointestinale Probleme wie Verstopfung, Durchfall oder Dumping können zu einer erheblichen Beeinträchtigung der Lebensqualität führen. Auch muss dauerhaft auf eine ausreichende Ergänzung von Mikronährstoffen geachtet werden. Darüber hinaus erfordern derartige Eingriffe eine umfassende psychologische Nachbetreuung. Eine intensive Aufklärung mit Abwägung von Nutzen und Risiken muss deshalb grundsätzlich erfolgen.

Denn die Mehrzahl der Eingriffe kann nicht rückgängig gemacht werden!

10.1.4 Magenoperation aus neurowissenschaftlicher Sicht

Welche Folgen hat es für das Gehirn, wenn nach einem magenchirurgischen Eingriff das Kalorienangebot von heute auf morgen exzessiv reduziert wird? Die Selfish-Brain-Forschung hat inzwischen bewiesen, dass ein hohes Körpergewicht als Ausdruck einer Überlebensstrategie des Gehirnes zu verstehen ist. Es sichert sich so unter schwierigen Lebensumständen den erforderlichen Energiebedarf, um das Stresssystem vor Dauerüberlastung zu schützen. Was passiert nun, wenn dieser Schutzmechanismus sozusagen „wegoperiert" wird? Nun hat das Gehirn nur noch zwei Möglichkeiten:

- **Variante 1: Energie einsparen**

Das Gehirn fährt seine Leistung so weit wie möglich zurück. Typische neuroglukopenische Symptome wie Schläfrigkeit, rasche Ermüdbarkeit und Erschöpfung stellen sich ein. In der Pennsylvania-Studie, in der Daten von 16.683 bariatrisch operierten Menschen ausgewertet wurden, zeigten sich ein erhöhtes Suizid-Risiko und Unfall-Risiko (Tindle et al. 2010; Omalu et al. 2007; Adams et al. 2007)

- **Variante 2: Gestresster leben**

Für die Situation des knappen Nahrungsangebotes hat die Natur letztlich nur zwei Varianten vorgesehen: entweder den Energieverbrauch drosseln, also Variante 1, oder das Stresssystem aktivieren. Diese zweite Variante führt zum Anstieg der Cortisolwerte, und das Gehirn versucht, sich seine erforderliche Energie aus den Reserven des Körpers zu beschaffen. Das hat einen massiven Dauerstress zur Folge, denn auf Grund der Magenoperation kann nicht mehr wie zuvor eine überhöhte Kalorienaufnahme den Stress beseitigen. Der ursprüngliche Kompensationsweg entfällt, und es stellen sich in den Jahren nach einer Magen-Operation gehäuft Depressionen ein. Darüber hinaus steigt das Suizidrisiko, sowie das Risiko für Drogen- und Alkoholmissbrauch (Peters 2013, S. 144–146).

Weiter schreibt Achim Peters: „Wer sich zu diesem Schritt entschließt, sollte das volle Spektrum der Risiken kennen, und er sollte bedenken, dass eine derartige Operation am Magen oder Darm nie mehr rückgängig zu machen ist. Für den Patienten bedeutet das nichts weniger, als dass er mit dem Zustand, in dem er sich nach der Operation befinden wird, für den Rest seines Lebens zurechtkommen muss. Vergleichbar ist dieser Zustand mit dem eines Menschen, der lebenslang zu einer Diät gezwungen wird und dem so die benötigten Kalorien verwehrt werden. Natürlich kann man versuchen, damit irgendwie umzugehen, aber der Preis, den Gehirn und Körper durch Energieknappheit und stressbedingten Gewebeverschleiß zahlen müssen, ist hoch und unvermeidbar."

> **Praxistipp**
>
> Eine Magenoperation bedeutet einen Eingriff, der massive Veränderungen des Stresssystems in Gang setzt. Deshalb sollte man sich im Vorfeld ausführlich über Operationsverfahren, Komplikationen und Nachbetreuung informieren. Die klassischen Säulen der Adipositas-Therapie sind zwar zeitintensiv, wegen fehlender Nebenwirkungen aber diesem risikoreichen Weg in jedem Fall vorzuziehen.

10.1.5 Eine Betroffene erzählt ihre Geschichte

Nach dieser etwas trockenen Klärung der Fakten freue ich mich, dass sich eine meiner Patientinnen, die ich seit vielen Jahren betreue, bereit erklärt hat, ihren langen Leidensweg zu Papier zu bringen. Sie steht stellvertretend für all diejenigen, die über einen solchen Weg nachdenken und – wie könnte es anders sein – die unterschiedlichsten Informationen erhalten.

- **Aber lesen Sie selbst:**

Aus den Erzählungen meiner Eltern weiß ich, dass mein hohes Geburtsgewicht von etwa 5000 Gramm bereits für Staunen sorgte. Blamagen, Bloßstellungen und Kränkungen begleiteten mich durch die Kindheit und auch später. Niemals hatte ich auch nur annähernd Normalgewicht oder eine halbwegs ansehnliche Figur.

Der 50. Geburtstag kam auf mich zu und immer öfter ertappte ich mich dabei, dass ich mein Leben genauer betrachtete, was war und noch kommen würde.

Vieles war mir bislang in meinem Leben gelungen: Privates: Eine langjährige bewegte Partnerschaft. Als ich meinen Mann 1977 kennenlernte, wog ich 79 kg, er war bei der Bundeswehr und brachte 68 kg bei einer Größe von 182 cm auf die Waage.

Zusammen haben wir eine mittlerweile erwachsene, normalgewichtige Tochter, die in sozial und finanziell gesicherten Verhältnissen lebt.

Es gibt viele herzliche Freundschaften, gesellschaftliche Kontakte und Verbindungen.

Mit unserer Nachbarschaft herrscht ein freundschaftlicher Umgang, also alles nur positiv.

Viel Anerkennung erhalte ich für ehrenamtliches Engagement in der regionalen Nachbarschaftshilfe und meine Mitgliedschaften in unterschiedlichen Vereinen.

Zur Berufsausbildung in jungen Jahren hatte ich ein FH-Studium nachgelegt, nun bin ich beruflich im juristisch-sozialen Bereich seit 2000 selbständig. Es ist meine Aufgabe, Menschen, die in den unterschiedlichsten Bereichen ihres Lebens nicht zurechtkommen, vorwärts zu helfen.

Das Einkommen meines Mannes und meine Tätigkeit bringen einen bescheidenen finanziellen Wohlstand mit sich. Ein schuldenfreies renoviertes 2-Familien-Elternhaus, in dem wir ländlich am Waldesrand leben. Jedes Familienmitglied ist eigenständig und hat ein Auto; zeitweise gab es ein Wohnmobil, ein Quad, ein Motorrad und Fahrräder. Jedes Jahr konnten wir uns schöne Urlaube und Wochenendausflüge leisten. Kurzreisen. Städte-Trips. Konzerte. Kunstausstellungen, Galeriebesuche. Was auch immer uns interessiert.

Ich halte mich für gefühlsmäßig stabil, belastbar und meine Frustrationsschwelle liegt ziemlich hoch.

Für alle habe ich ein großes Einfühlvermögen, nur offensichtlich nicht für mich selbst.

Anderen Menschen zu helfen und jede nur mögliche Unterstützung zukommen zu lassen, ist meine Stärke. Heute frage ich mich manchmal, warum ich diese Unterstützung all die Jahre nicht mir selbst zukommen lassen konnte. Diese meine „Begabung" hat durchaus etwas von „Helferzwang" …

Wem ich nicht schon alles geholfen habe: Früher meinen Eltern und Halbgeschwistern, letztes Jahr auch meinem Schwiegervater, alle konnte ich in Liebe bis zu deren Lebensende begleiten und bin mittlerweile auch zertifizierte Hospizbegleiterin.

Seit 1986 unterstütze ich auch meinen Neffen, der seit einem Unfall ab dem Nacken gelähmt ist. Über ihn kam ich zur Sozialarbeit. Für ihn habe ich viele „Papierkriege" gekämpft, bis er nun rund um die Uhr nach dem „Arbeitgeber-Modell" in einer eigenen Wohnung leben kann.

Nur mir selbst konnte ich in einem Bereich nicht helfen: meine Figur – mein Gewicht. Da hatte ich NIE Erfolge und stand dem Problem trotz all meiner Bemühungen am Ende völlig hilflos gegenüber. Immer war ich auf der Suche nach irgendeiner Diätform, Tabletten, Pülverchen, Süppchen, Sport- oder Bewegungsprogrammen, Entspannungsmethoden, mentalem/psychischem Training, einem bestimmten Kurort/Klinik mit gezielten Methoden für langanhaltende Abnahme. Irgendein Hilfsmittel musste es doch geben, was ich nur noch nicht gefunden hatte, das DEN langanhaltenden Erfolg bringen könnte???

Im Jahr 2010 schien es so, als ob ich endlich die Lösung gefunden hatte.

Bei 164 cm brachte ich als Höchstgewicht 135 Kilos auf die Waage.

Inzwischen hatte ich einen insulinpflichtigen Diabetes und Bluthochdruck.

Bei den Weight Watchers lernte ich eine Frau kennen, die radikal abgenommen hatte. Ihr „vorher/nachher"-Bild hing mir immer vor Augen Sie hatte es geschafft, viel Gewicht nach einer Operation abzunehmen. Damals erzählte sie mir von dem operativen Eingriff in einer Münchner Klinik.

Jahre später nach meiner eigenen OP begegnete sie mir wieder, erneut stark korpulent und wartete auf einen nochmaligen Eingriff. Wir blieben in Kontakt. Während der Folgeoperation erlitt sie einen Schlaganfall, bekam dazu Herzprobleme und verbrachte viele weitere Monate in Kliniken. Sie kam nicht mehr richtig zu Kräften. Wenige Wochen nach der Krankenhausentlassung verstarb sie zuhause.

Die Begegnung mit dieser Frau ließ mich nun nach einer für mich geeigneten Klinik suchen. Mit einer Klinik in München nahm ich lediglich telefonischen Kontakt auf. Im regionalen TV boten sie die unterschiedlichsten Magen-OPs zusammen mit einem

Ratenkredit dafür an, das irritierte mich ein wenig, und ich fand es auch unseriös. Schließlich vereinbarte ich in einer anderen Klinik, die mir empfohlen worden war, einen Termin, und es ging auf einem neuen Weg weiter. Viele Formalitäten und körperliche Untersuchungen. Befragungen, ob man über Ernährungsgrundlagen, Bewegungsverhalten und/oder psychische Gesundheit informiert sei, darüber Nachweise sammeln, so auch über alle bisherigen Versuche. Man wollte genau wissen, was ich in der Vergangenheit unternommen hatte. Die Ärzte dort wollten wissen, ob ich die sogenannten „3 Säulen der Adipositastherapie" anzuwenden und umzusetzen versucht hatte. Diese sind

1. Bewegung/sportliche Betätigung,
2. Ernährungslehre, also Kenntnis über gesunde Ernährung und Umstellung des Essverhaltens,
3. Ess-/Verhaltenstherapie, Zusammenhänge kennen von Essverhalten und eigener Psyche.

Ausgerechnet mich hatten diese 3 Säulen nicht gestützt!!!! Ja, ich hab mich bewegt! Die Kalorientabelle kann ich von A bis Z nahezu auswendig! Therapien habe ich die unterschiedlichsten ausprobiert, was ich nicht alles unternommen hatte …

■ ■ „Grusel-Vita" der Erfolglosigkeit nannte ich meine Auflistung:

Bereits mit 10 Jahren der erste Klinikaufenthalt – auf Empfehlung des Schularztes:

Ca. 1969 Münchner Kinderklinik: Diätberatung. Meine Eltern hielten sich nicht an die Empfehlungen.

Ca. 1977: 1. Kuraufenthalt (6 Wochen) in Norddeutschland zur Gewichtsreduktion, Ernährungsschulung und Einführung in sportliche Aktivitäten.

Ca. 1978 Heilfasten in einer Klinik für Naturheilweisen.

Ca. 1979/80/81 private Heilfastenkuren (Bayern).

Ca. 1984 in der Schwangerschaft wollte ich mich endlich mal „sattessen" und habe von zuvor 89 kg bis zur Geburt des Kindes auf 120 kg zugenommen.

Ca. 1984 psychosomatische Klinik in Bayern, ca. 4 Monate Aufenthalt, Aufarbeiten der Familiengeschichte, Verhaltenstherapie, Ernährungsanleitung, Diätkochtraining und Heranführen an Sportprogramme.

Ca. 1984 Einzeltherapie in einer Münchner Fachambulanz für Essstörungen.

1984–1988 Gruppen-Frauentherapie.

1988–1994 für ca. 6 Jahre (Ess-/Sucht-) Selbsthilfegruppe (mit Schulungen für ehrenamtliche Mitarbeiter).

Ca. 1989 Abspeck-Kur mit Sportprogramm.

Ca. 1991 Psychosomatische Klinik, ca. 4 Monate (Nordbayern); Training Essverhalten mit Schulungsküche, Sport, Therapiegespräche.

Ca. 1997–98 Arbeiten und kostenloses Training für Mitarbeiter im Fitnessstudio.

Ca. 2000 Kuraufenthalt (Bundesland), Diabetiker- und Ernährungsschulung, Sport.

Ca. 2000–2002 Gymnastikgruppe in München, über mehrere Jahre hinweg „mollig und mobil".

Ca. 2000 Erstbesuch beim Diabetologen.

Ca. 2001 Krankenhausaufenthalt in einer Münchner Klinik, Einstieg in die Insulintherapie, danach ca. 2-jährige ambulante Teilnahme an einer Studie mit engmaschigen Untersuchungen, umfangreiche Schulungen zum Essverhalten und Sport-Infos speziell für Diabetiker.

2008 auf ca. 108 kg abgenommen mit Hilfe von „Rimonabant" (Acomplia) (Unterstützung durch meine Diabetologin).

Seit ca. 3 Jahren in einem telefonisch betreuten Ess- und Verhaltensprogramm der DAK, Programm für Diabetiker.

Immer wieder Versuche für sportliche Aktivitäten, die wegen Rückenschmerzen aber nicht fortgesetzt wurden.

■ ■ Bisherige Medikamente zur Gewichtsabnahme:

Tenuate, Mirapront, Reductil, Recatol, (4 Appetitzügler), Xenical, (1 Orlistat/Fettaufnahmebremse), auch eine „Kohlehydratbremse" in Tablettenform, Rimonabant (Wirkung über das Gehirn; Mittel wurde 2008 vom Markt genommen); Versuch, mit Hilfe von Akupunktur abzunehmen, mehrere Male Anlauf über Heilpraktiker und Entgiftungen. Es gibt fast nichts, was ich nicht kenne und ausprobiert habe.

Diät-Programme: Weight Watchers, bonVita, diäko, Almased, Eiweiß-Trinkkur, diverse Heilfastenkuren.

Sehr viele Diäten (Mayo, Atkins, Buchinger-Heilfasten, „Friss die Hälfte", Trennkost, „Brigitte"-Diät usw.) habe ich ausprobiert und nach jeder auch wieder zugenommen.

Das war genau der Grund für meine „Diätmüdigkeit", weil alle bisherigen Versuche auf Dauer ohne Erfolg blieben, der „Jo-Jo-Effekt" mich immer dicker gemacht hat.

2010 war es dann soweit. Nach langem Abwägen entschloss ich mich zu dem Eingriff, ein sogenannter Magen-Bypass war geplant. Als ich aufwachte, erklärte mir der Arzt, dass auf Grund der extremen Leberverfettung „nur ein Schlauchmagen" möglich war. Für alles andere wäre das Operationsrisiko zu hoch gewesen. Egal!

Noch immer besteht Kontakt zu diesem Arzt, meinem Operateur. Ihn und sein Team empfinde ich als verantwortungsvoll und ehrlich. Regelmäßige Nachsorgeuntersuchungen finden statt.

Natürlich wurden mir vor der Operation die möglichen Risiken und Folgen erläutert und schriftlich vorgelegt, doch daran habe ich vorbeigehört, sie nicht wahrhaben wollen. Die tatsächlich angekündigten OP-Risiken und Folgen habe ich in meiner Vorstellung ausgeblendet und konnte sie auch nicht real einschätzen. Der Wunsch, endlich mal annäherndes Normalgewicht zu haben, war so unendlich groß, und dieses Ziel war nun endlich greifbar!

Im ersten Jahr nach der Operation nahm ich bis zum niedrigsten Gewicht auf ca. 62 Kilogramm ab und konnte/wollte nicht mehr mit dem Abnehmen aufhören. Der Diabetes war weg. Die Fettleber hatte sich normalisiert und der Blutdruck war im Bereich von Bestwerten. Nur der Puls war flau und oft fühlte ich mich erschöpft und schwach. Ständiges Frieren. Egal!

Jetzt muss ich leben, wie es eben ist und sehen, was auf mich zukommt....

Ganz so einfach war es aber danach doch nicht, denn es stellten sich so manche Unannehmlichkeiten ein, mit denen ich so nicht gerechnet hatte: Fleisch essen war eine Qual; ebenso Nudeln, alle Salate, Rohkost, Frischobst ... nicht möglich. Es fühlte sich an, als wären Reißnägel im Magen. Oft erbrach ich mich. Die Haare gingen büschelweise aus. Die Fingernägel brachen längs ein. Die superlangen natürlich dichten schönen Locken ... weg! Superkurzhaarschnitt in wasserstoffblond und Stirnbänder, Tücher, weil kaum Fronthaar vorhanden. Alles egal!

Regelmäßig musste ich nun notwendige Vitamine, Mineral-/Vitalstoffe usw., Ergänzungspräparate, Eiweißpulver zuführen, um Mangelzuständen vorzubeugen.

Ich habe einen Patientenpass, den ich ständig bei mir tragen sollte. In diesem wird die OP mit einem Bild dargestellt. Auch sind alle Medikamente und Wirkstoffe aufgelistet, die ich nicht mehr nehmen sollte. Die Liste muss ständig weiter aktualisiert werden, wenn sich im Laufe der Zeit weitere Unverträglichkeiten herausstellen.

Psychisch war ich nach der OP durch den raschen Erfolg im Höhenflug: Ich kaufte mir ein Cabrio, tolle Klamotten, Pumps und sündhaft teure Dessous. Alles massenhaft. Es war, als käme die Pubertät (und nicht die Wechseljahre) auf mich zu. Totale Glücksgefühle. Superviel Anerkennung kam aus dem gesamten Umfeld. Bewunderung auf jeder Ebene.

In meiner Partnerschaft gab es mittlerweile Probleme: In der Zeit meiner Gewichtsabnahme nahm mein Mann heftig zu bis auf jetzt 105 kg. Früher aß ich die Essensreste auf, jetzt übernahm er das!

Sein Bild von mir war auch noch nicht realisiert. Hier nur ein Beispiel: Wir gingen auf einen Antik-Flohmarkt. Im Gewusel der vielen Menschen war er plötzlich verschwunden. Ich rief ihn über Handy an, fragte nach, wo er abgeblieben sei und er antwortete mir ganz zerknirscht: „Ich bin einer dicken Frau mit langen Locken und dunkelblauer Kleidung nachgelaufen"!

Ja, so sah ich vor Jahren aus. Sein Unterbewusstes wollte mich in der aktuellen Form wohl nicht!?

Und auch im Freundeskreis: Etliche Freundschaften zerbrachen, weil ich mutiger geworden war.

Vieles sprach ich deutlicher an. Jahrelang zurückgehaltene Argumente sprudelten mir heraus. Endlich konnte man mir gegenüber die alles totschlagende Argumente nicht mehr im Zusammenhang mit meiner Korpulenz, dem Dicksein begründen.

Meine Arbeit, die mir immer viel bedeutete, die ich mit Herzblut ausübte, sogar die vernachlässigte ich für Oberflächlichkeit wie stundenlanges Shoppen, mehrmals die Woche.

Ein starker Bewegungsdrang, stundenlang ging ich auch alleine spazieren.

Ich verschloss mich. Nicht sprechen wollen. In der Sonne sitzen. Sozialer Rückzug. Es war mir damals nicht klar, dass ich das neue Bild von mir selbst nicht leben konnte. Ich war mir fremd.

2012 fühlte ich mich mit ca. 62 Kilogramm noch immer zu dick und habe mir ein abstraktes Essverhalten angewöhnt, das „Kau- und Ausspuck-Essen". Jede Nahrung wird in den Mund gestopft, genüsslich gekaut und anstelle des Schluckens landet alles im Mülleimer. Ziemlich unappetitlich, aber es befriedigte meine Gelüste.

Zur gleichen Zeit: Ich war in einem Kaufhaus unterwegs und sah eine Frau auf mich zukommen und dachte so bei mir: „Die sieht gut und schlank aus, so wäre ich auch gerne". Ich ging auf die fremde Frau zu, sah ihr blasses Gesicht und plötzlich erschrak ich ganz entsetzlich: Denn ich stand direkt vor einer Spiegelfront! Die blasse Frau war ich! Da wurde mir klar, dass ich die Frage danach, wer ich wirklich bin, immer noch mit mir herumtrage und trotz Magenoperation nicht beantwortet habe.

Zuhause weinte ich bitterlich und verspürte Druck zum Erbrechen und unruhigen Bewegungsdrang.

Da wurde mir bewusst, ich brauchte psychologische Hilfe. Mein Körperbild, ja die gesamte Wahrnehmung hatte sich in die andere Richtung zur Magersucht hin verschoben.

Meine Umwelt „belohnte" mich angesichts der imposanten Zahlen (von 135 auf 62 Kilo runter) weiterhin mit höchstem Lob und Anerkennung!

Die Klinik bei der ich regelmäßig meine Blutwerte untersuchen ließ, hat ein gutes Nachsorgeprogramm und vermittelte mir psychologische Betreuung. Nahezu zwei Jahre waren notwendig, bis ich wieder geerdet war und gesunde Nahrung aufnehmen wollte/konnte. Ohne Erbrechen. Jetzt ist mir auch klar, dass ich auf dem Weg zu meinem neuen Selbst weiterhin Unterstützung brauche.

Ein anderes Thema sind die Probleme, die sich durch die massive Gewichtsabnahme eingestellt haben und weitere chirurgische Eingriffe notwendig machen:

2014: Mein Hängebauch: der Hautüberschuss nach der starken Gewichtsabnahme störte mich sehr. Den ließ ich wegoperieren.

2016 die Oberarme: Sehen aus wie „Fledermausflügel", wenn ich die Arme hebe, da baumeln Hautüberschüsse herum. Wie ein Luftballon, dem die Luft ausgelassen wurde. Schwabbelige hängende Masse. Die ließ ich ebenfalls wegoperieren. Am Rücken, den Flanken, die sogenannten „Tannenbaum-Falten". Auch gestrafft. Und da sind noch die faltigen schwabbeligen Oberschenkel ... Vielleicht in einigen Monaten.

Es fühlt sich an, als würde ich eine Strumpfhose tragen, die 10 Nummern zu groß ist.

Noch was?? Wie geht es weiter?? Mal sehen ...

Leider hat sich der Diabetes „zurückgemeldet", ich muss wieder intensiviert Insulin spritzen.

Die OP kann mir die Gewichtskontrolle nicht abnehmen. Wenn ich Stress oder emotionale Schwierigkeiten habe, so verspüre ich den starken Drang zu Essen und oft Hunger auf Süßigkeiten. Ich gehöre also zu den Menschen, die durch die OP die selbstregulierende Gewichtsgrenze nicht geschenkt bekommt, muss weiterhin bewusst essen, auf die Kalorienzufuhr achten und mein Gewicht beobachten.

In den letzten Monaten muss ich öfter mal „sitzschlafen". Sobald ich mich gerade hinlege, kommt der anverdaute Nahrungsbrei teils sauer wieder hoch. Auch unabhängig von der Essenseinnahme bekomme ich Sodbrennen.

„Reflux" nennt das der Arzt und verschreibt Tabletten zum Magenschutz.

Es muss beobachtet werden. Magenspiegelungen. Die Speiseröhre ist gerötet, leicht entzündet.

Zusätzlich: Eine Heilpraktikerin gibt mir Verhaltenstipps und hilft mir bei der Ernährungsumstellung.

Greifen alle Maßnahmen nicht, wird nochmal ein Teil des Magens entfernt werden müssen?

▪▪ Mein persönliches Fazit

Ein Leben lang meinte ich, alle meine Probleme sind beseitigt, wenn ich doch nur endlich schlank, normalgewichtig und ansehnlich wäre. Nein, das entspricht nicht der Realität! Wie es sich tatsächlich anfühlt, wusste ich ja nicht. Vieles wird mit Dicksein kompensiert, auch überdeckt. Dicksein bringt Abstand, ist auch Schutz. Ich brauchte mein Dicksein. Es war ein Teil meines Lebens.

Hätte ich vorher gewusst, was auf mich zukommt, wäre ich diesen Weg tatsächlich gegangen?

Ich kann es nicht sagen. Heute ist mir klar, dass sich viele Probleme, die in mir selbst begründet liegen, nicht einfach wegoperieren lassen.

Aber ich bereue meinen Weg ganz sicher nicht! Es ist ein anderes interessantes Leben (wenn man sich als schlanker Mensch in der Öffentlichkeit bewegt ...).

Jeder muss seine Entscheidung selbst treffen und die Risiken abwägen!

Im Nachhinein wünschte ich mir, ich hätte ein Buch mit Berichten von Betroffenen **vor** meiner Entscheidung zur OP gelesen, so wie dieses, an dem ich nun mitwirke.

Heute bin ich zufrieden und danke allen Menschen, die mich auf meinem ganz persönlichen bisher *schwierigen Weg begleitet haben. Auch ist mir klar, dass ich auf meinem weiteren Weg Unterstützung brauchen werde!*

Ich werde nie vergessen, wie es sich anfühlt, dick zu sein und diesen Menschen immer respektvoll begegnen!

Der lange Leidensweg dieser Patientin steht stellvertretend für all die Menschen, die über viele Jahre alles nur Mögliche versuchen, um dauerhaft Gewicht zu reduzieren, dabei aber immer wieder scheitern. Es mangelt dabei nicht an Wissen, sondern an der Umsetzung im praktischen Alltag. Vor allem sind es nicht nur die persönlichen Rückschläge, sondern die Signale unserer Gesellschaft, die dicken Menschen das Leben zur Hölle machen können.

> **Praxistipp**
>
> Es bedarf einer ausführlichen Aufklärung über mögliche Komplikationen und Risiken, die sich nach einem magenchirurgischen Eingriff einstellen können. Zwar ist dadurch eine massive Gewichtsreduktion möglich, der Körper und insbesondere das Gehirn hat aber fortan mit einer lebenslänglichen Energieknappheit zu kämpfen. Diese chronische Mangelsituation kann nie mehr rückgängig gemacht werden, man muss lernen, mit neuen Stressfaktoren zu leben.

10.2   Diskriminierung

Was sind die Signale, die dicke Menschen durch alltägliche Begebenheiten immer wieder erleben müssen? Wann und wo erleben dicke Menschen Diskriminierung? Dieses Thema würde alleine ein ganzes Buch füllen. Ich möchte es aufgreifen, weil wir darüber in den Medien nichts erfahren, es ein Tabu-Thema in unserer Gesellschaft ist. Mit meinen Gedanken und den Geschichte einiger Betroffener möchte ich allen dicken Menschen signalisieren, dass sie den Mut haben sollen, darüber zu reden und das Thema in unsere Gesellschaft hinein zu tragen. Nur wenn darüber gesprochen wird kann sich künftig etwas ändern. Welchen Menschen begegnet diskriminierendes Verhalten? Sind es wirklich nur

die „Randgruppen" oder Minderheiten in unserer Gesellschaft? Werden Menschen wegen ihrer Religion, Hautfarbe, oder sexuellen Neigung diskriminiert, so wehren sich inzwischen nicht nur die Betroffenen, sondern auch große Teile der Bevölkerung. Wie aber sieht es für dicke Menschen aus? Lesen Sie vorab ein paar Überlegungen von Herrn V.:

- **Dicke werden diskriminiert? (!)**

Vorab: Ich bin ein Mann, habe einen vergleichsweise gut bezahlten (aber unsicheren) Job in der IT-Branche, und bin noch relativ gesund. Es mag sein, dass dies Gründe sind, warum ich mein Dicksein weniger belastend wahrnehme als andere. Vor allem: Ich fühle mich selten diskriminiert. Die Blicke im Aufzug, die zu kleinen Stühle im Wartezimmer, der Zusatzgurt im Flieger, die Schwierigkeiten, passende Kleidung zu beschaffen, und manches andere mehr, wird von vielen als Diskriminierung wahrgenommen. Ich sehe das (meist) nicht so.

Für mich findet Diskriminierung statt, wenn jemand absichtlich herabgesetzt, benachteiligt, zurückgesetzt wird. Was löst bei uns Dicken diese unangenehmen Gefühle aus – egal ob wir sie nun als Diskriminierung bezeichnen wollen oder nicht? In vielen Fällen, denke ich, sind es die folgenden:

– *Gedankenlosigkeit*

Wenn ein Arzt in seinem Wartezimmer keine geeigneten Stühle hat, oder im Flieger nicht automatisch ein Verlängerungsgurt angeboten wird, dann ist das meist eher auf Gedankenlosigkeit der Handelnden, der Beschäftigung mit 1000 anderen häufigeren Problemen, oder auf Unwissenheit zurückzuführen. Ja, es ist unangenehm für uns Dicke, dies zu erleben, und es ist notwendig, die anderen auf die Defizite hinzuweisen. Aber Diskriminierung ist dies für mich nicht. Ähnlich sehe ich es bei Bemerkungen über meine Körperfülle: Sie beschreiben ja oft nur ein Faktum, dass mich dennoch unangenehm berührt oder gar verletzt. Dass es manchmal besser ist, eine Bemerkung aus Rücksicht nicht zu machen – dazu müssten sich viele Menschen erst mal die passenden Gedanken machen. Wir Dicken können ihnen dabei helfen!

– *Notwendigkeit*

Nein, ich darf nicht Bungee-Jumpen, ich darf auf bestimmten Fahrgeschäften einer Kirmes nicht mitfahren, und die historische Bergwerkstour sollte ich vielleicht auch nicht machen. Ist das Diskriminierung? Für mich sind dies schlichte Notwendigkeiten, die aus meinen speziellen Bedürfnissen und Fähigkeiten entstehen. Es ist gut, dass ich nicht auf das Fahrgeschäft gelassen werde, wenn die Mechanik nicht dafür ausgelegt ist. Und wenn die Gänge im Bergwerk so eng sind, dann ist es gut, dass ich nicht erst unten davon erfahre. Nun könnte man einschränken, dass es ja passende Einrichtungen für Dicke in den Fahrgeschäften geben könnte. Ich denke, hier sollte man die Kirche im Dorf lassen und akzeptieren, dass die Fahrgeschäfte aus wirtschaftlichen Gründen nur für die „Masse" da sein können. Solange mir auf diese Weise nicht der Zugang zu wirklich wesentlichen Erlebnissen verwehrt wird, geht das schon in Ordnung. Übrigens: Es gibt durchaus spezielle Bungee-Jump Events für Dicke …

– **Neugier**
Ja, manchmal werde ich komisch angeschaut oder angemacht. Kinder sind hier besonders hemmungslos, aber auch so mancher Erwachsener kann seine „besondere" Aufmerksamkeit nicht verbergen. Wieder die Frage: Ist dies Diskriminierung? So wie ich es meistens erlebe: Nein! Menschen sind so gemacht, dass sie sich Dinge, die außergewöhnlich sind, genauer anschauen. Mir geht es genauso: Ich schaue mir eine außergewöhnlich hübsche Frau auch genauer an, und von einem Kleinwüchsigen wegzuschauen ist erstens schwierig, und zweitens nimmt der „Kleine" das intensive Wegschauen vermutlich ebenso unangenehm war wie was Hinschauen.

– **Schubladendenken**
Dicke sind lustig, depressiv, gesellig, Einzelgänger, energisch, entscheidungsschwach, hässlich, Wuchtbrummer … Insbesondere in den Medien werden uns oft vermeintliche Prototypen von solchen Dicken gezeigt, ob als Komiker, in Kuppelshows oder in Reality Soaps. Allein die Widersprüchlichkeit der uns zugeschriebenen Attribute entlarvt diese Vorurteile. Ich bin geneigt, sie der Abteilung „Gedankenlosigkeit" zuzuordnen – kurzes Nachdenken würde sie erledigen. Wegen der Häufigkeit des Vorkommens verdienen sie dennoch eine eigene Abteilung. Nur dann, wenn diese Attribute als

vermeintlich sicheres Wissen verkauft werden, würde ich sie als echte Diskriminierung sehen

Ja, es gibt die Fälle, in denen wir als „Dicke Schweine" bezeichnet werden. Klare Diskriminierung. Und dass der Staat Dicke nicht einmal in dem Prozentsatz in seine Beamtenschaft lassen will, in dem sie nun mal in „seinem" Volk vorzufinden sind (Stichwort Gesundheitsprüfung bei Verbeamtung): Auch das würde ich als Diskriminierung bezeichnen. Und dies gehört ganz klar abgestellt.

Ich habe jedoch den Eindruck, dass wir nicht stärker diskriminiert werden, als andere Minderheiten in dieser Gesellschaft. Alle Minderheiten erleben das, was wir Dicke erleben, in der einen oder anderen Weise, ob es nun Dicke, Dünne, Schwule, Ausländer, Punks, Jugendliche, Alte, Religiöse oder Atheisten sind. Irgendwie ist es tröstlich, dass jeder in irgendeinem Zusammenhang Teil einer Minderheit ist, oder?

- **Ein Erlebnis aus ihrer „dicken Zeit" schildert Frau B.:**
In meiner ganz dicken Zeit am Münchner Viktualienmarkt: Menschengewimmel, viele Leute überqueren die Straße jenseits der Fußgängerampeln, anfahren, bremsen, stoppen, vorbeilassen. Immer wieder. Dann nervt es mich und ich gebe entschlossen Gas. Prompt erschrickt ein Mann so sehr, dass er mir zuruft: „He du fette Sau!"

Automatisch hab ich gebremst. Mein Magen zieht sich zusammen. Die Beleidigung tut richtig weh!

Die Bemerkung hängt mir noch lange nach. Bis heute unvergessen.

Derartige Bemerkungen stellen in meinen Augen eine klare Grenzüberschreitung dar. Dicke Menschen erleben im Alltag immer wieder Diskriminierendes (▶ Kap. 1). Was sich schlanke Menschen nur schwer vorstellen können, erleben Dicke leider viel zu oft. Wer vertritt Ihre Interessen und Rechte? Wo erhalten Sie Unterstützung und Informationen?

10.3 Gesellschaft gegen Gewichtsdiskriminierung GgG e.V.

Wie versteht sich diese Initiative und wofür steht sie?

10

Die Gesellschaft gegen Gewichtsdiskriminierung ist eine Vereinigung von Menschen aller Kleidergrößen und Bauchumfänge, die aus ganz verschiedenen Gründen nicht einverstanden sind damit, wie unsere Gesellschaft mit dicken Menschen umgeht. Da wir ein gesellschaftspolitisches Ziel haben und uns nicht primär als Betroffenengruppe sehen, ist das Gewicht unserer Mitglieder für uns von nachgeordneter Bedeutung. Was für uns zählt, ist die Motivation, gegen einen uns alle schädigenden Schlankheitswahn aktiv vorzugehen. Wir von der Gesellschaft gegen Gewichtsdiskriminierung arbeiten daran, weit verbreitete Vorurteile zum Thema Körpergewicht abzubauen. Wir bieten Informationen, die einen verantwortungsbewussten Umgang mit dem Thema fördern, und unterstützen Einzelne im Falle einer Diskriminierung wegen ihres Gewichts."

Siehe auch www.gewichtsdiskriminierung.de.

Dicken werden vielfach negative Attribute zugeschrieben wie: krank, faul, undiszipliniert, unsportlich, unbeliebt, einsam, unterschichtig, frustriert, in ständiger Verneinung ihrer wahren Situation, essgestört, ungebildet, leistungsschwach etc. Obwohl zahlreiche Studien inzwischen zeigen konnten, dass sich dick und fit nicht gegenseitig ausschließen und dass „fitte Dicke" gesünder sein können als „schlappe Dünne", erleben sie nach wie vor soziale Benachteiligung und Stigmatisierung. In den Medien, insbesondere in der Werbung, begegnen uns nur schlanke Personen, so als ob es nichts anderes geben dürfte. Und in den vielen Jahren meiner Arbeit habe ich nur allzu oft erlebt, wie verbale Verletzungen einen Angriff auf die Würde darstellen.

Als Mitglied der Gesellschaft bedanke ich mich an dieser Stelle für die Möglichkeit, die Kerngedanken der Vereinigung darzustellen zu dürfen (s. auch ▶ Abschn. 9.4):

1. *Fangen Sie bei sich selbst an, indem Sie sich die Zeit nehmen, einmal darüber nachzudenken, in welchem Bereich dicke Menschen in unserer Gesellschaft diskriminiert werden und inwieweit Sie selbst Vorurteile gegenüber dicken Menschen haben – negative wie positive. Manche Vorurteile sind nicht sofort als solche erkennbar. Wenn Ihnen Gedanken wie „Er sieht gut aus, obwohl er so dick ist" oder „Sie ist dick, aber trotzdem sportlich" vertraut vorkommen, sollten Sie hinterfragen, warum Sie die* genannten Eigenschaften als bemerkenswerte Ausnahme empfinden.

2. *Hinterfragen Sie Vorurteile wie „dicke Menschen sind faul" oder „dicke Menschen haben eine geringere Leistungsbereitschaft". Setzen Sie sich kritisch mit der Frage auseinander, ob Dicksein ungesund und ob es wirklich selbstverschuldet ist. Welche Rolle spielen Faktoren wie beispielsweise Stress, Schlafmangel, Tageslicht und frühere Diäten? Beziehen Sie Ihre Antworten aber nicht aus Medienartikeln und Internetforen, sondern suchen Sie nach seriösen Studien, die diese Fragen an einer möglichst großen Zahl von Probandinnen*Probanden zu klären suchen. Auf unserer Website finden Sie Hinweise dazu, woran Sie eine seriöse Studie erkennen, und Hilfestellungen für ein besseres Verständnis der Daten.*

3. *Sprechen Sie mit Ihrem Nachbarn, Ihrer Familie, Ihrer Kollegin, Ihrer Ärztin und Ihrem Frisör über das Thema, und zwar nicht nur, wenn Sie selbst dick sind, sondern gerade auch als dünne Person. Verwenden Sie bei der sachlichen Erörterung der Körperform neutrale Bezeichnungen wie „dick" oder „hochgewichtig". Vermeiden Sie wertende Begriffe wie „übergewichtig", pathologisierende wie „adipös" und euphemistische wie „vollschlank", „korpulent" und „stark". Letztere suggerieren, dass Dicksein so schlimm ist, dass man es besser nicht beim Namen nennt.*

4. *Wenn Sie selbst dick sind: Verstecken Sie sich nicht in Ihrer Wohnung, sondern zeigen Sie sich! Gehen Sie aus, tragen Sie Kleidung, die weder Ihren Körper noch Ihr wahres Ich versteckt, gehen Sie tanzen, schwimmen, ins Kino, an den Strand, lassen Sie sich beim Wellness verwöhnen. Jeder dicke Mensch, der all das tut, was in unserer Gesellschaft ausschließlich mit einem dünnen Körper assoziiert wird, trägt dazu bei, dass der dicke Körper Schritt für Schritt als Teil der Normalität verstanden wird; und das andere dicke Menschen sich ebenfalls trauen, all diese Dinge zu tun.*

5. *Wenn Sie diskriminiert werden, warten Sie nicht, bis Sie psychisch am Ende sind und*

womöglich körperliche Symptome zeigen. Holen Sie sich Hilfe! Notieren Sie nach jedem Diskriminierungsfall, wann was wo genau passiert ist. Wer anwesend war, von wem ging die Diskriminierung aus? Gab es Zeugen, womöglich Videobeweise (Überwachungskamera)? Machen Sie Diskriminierung öffentlich! Wenden Sie sich mit Ihrem Fall an die Medien, schreiben Sie selbst einen Artikel darüber oder tragen Sie ihn in unsere Diskriminierungskarte ein (www.gewichtsdiskriminierung.de/map/). Protestieren Sie gegen Diskriminierung, wo sie Ihnen besonders auffällt, beispielsweise wenn dicke Menschen im Flugzeug doppelt zahlen sollen oder in Ihrer Lieblings-TV-Serie als zügellose Versager*innen dargestellt werden. Schreiben Sie einen Brief an die entsprechende Firma bzw. die Zuschauerredaktion oder eine Beschwerde an die kassenärztliche/privatärztliche Vereinigung, wenn Sie sich von Ihrer Ärztin*Ihrem Arzt wegen Ihres Gewichts schlecht oder von oben herab behandelt gefühlt haben.

6. Wenn Sie eine Diskriminierung beobachten, springen Sie der betroffenen Person zur Seite und stellen klar, dass Sie das Verhalten der Täterin*des Täters nicht billigen und als Zeugin*Zeuge zur Verfügung stehen werden, falls die betroffene Peron weitergehende Schritte unternehmen möchte. Machen Sie klar, dass Sie die Diskriminierung als deutliche Grenzüberschreitung werten und nicht als Kavaliersdelikt.

7. Schreiben Sie einen Brief an die Antidiskriminierungsstelle des Bundes (www.antidiskriminierungsstelle.de) und schildern Sie, wie Sie diskriminiert wurden bzw. welche Diskriminierungen Sie beobachtet haben. Benennen Sie klar, dass es sich um eine Diskriminierung anhand des äußeren Erscheinungsbildes auf Basis Ihres Körpergewichts handelt. Die Antidiskriminierungsstelle als Organisation des Bundes kann so die eigenen Forderungen in puncto Diskriminierungsschutz mit Beispielen untermauern. Langfristig kann dies dazu führen, dass das äußere Erscheinungsbild und damit der Faktor Gewicht/Körperform ins Antidiskriminierungsgesetz aufgenommen wird.

8. Sprechen Sie mit jedem über das Thema Gewichtsdiskriminierung, der politisch aktiv ist oder Kontakte in diesem Bereich haben könnte. Sensibilisieren Sie idealerweise eine*n Bundestagsabgeordnete*n oder eine*n Referentin*Referenten im Bundesfamilienministerium für das Thema – in Ihrem Bekanntenkreis, in Ihrem Wahlkreis, bei Veranstaltungen.

9. Organisieren Sie eine Protestaktion wie www.xl-im-sack.de! Wir unterstützen Sie dabei.

10. Unterstützen Sie die Gesellschaft gegen Gewichtsdiskriminierung e.V. mit Ihrer Mitgliedschaft, denn jedes Fördermitglied erhöht die Relevanz der Organisation und damit ihren politischen Einfluss. Geben Sie uns durch Ihren Mitgliedschaftsbeitrag die Möglichkeit, öffentlichkeitswirksame Aktionen umzusetzen, und engagieren Sie sich in unseren Arbeitsgruppen.

Eine kurze persönliche Anmerkung: Wenn ich in diesem Ratgeber die Worte Adipositas, Übergewicht bzw. die entsprechenden Adjektive verwende, dann immer nur aus meiner Sicht als Internistin und Diabetologin. Diese Begriffe sind nicht wertend zu verstehen, sondern aus der Sicht und Erfahrung einer Ärztin, die bei allem Tun auf die Risikofaktoren und internistischen Befunde zu achten hat.

Sind aber Ihre Befunde in Hinblick auf Blutdruck, Fettstoffwechsel und Zuckerstoffwechsel unauffällig, so können Sie in aller Ruhe und mit Gelassenheit überlegen, welchen Stellenwert Ihr Körpergewicht für Ihr Wohlbefinden hat. Versuchen Sie nicht, den Vorstellungen anderer Menschen zu entsprechen sondern zu Ihrem eigenen „Selbst" zu finden.

Fazit:

In Artikel 1 des deutschen Grundgesetzes können wir es lesen: „Die Würde des Menschen ist unantastbar". In einer Gesellschaft, die immer mehr fragwürdigen Normen hinterhereilt, brauchen wir in den nächsten Jahren vor allem Menschen, die sich mit Kompetenz und Leidenschaft für die Belange Dicker einsetzen. Denken wir dabei insbesondere an unsere jungen Menschen – sie prägen die Welt von morgen! Schaffen wir ein gemeinsames Bewusstsein, das Dicke nicht diskriminiert und ausgegrenzt, sondern mit Respekt und Würde behandelt!

10.4 Sexualität

Als Internistin und Diabetologin steht es mir nicht zu, sexualtherapeutische Ratschläge zu geben. Vielmehr möchte ich versuchen, mit wenigen Zeilen aufzuzeigen, wie sich mir die Zusammenhänge zwischen Übergewicht und Sexualität darstellen.

In jungen Jahren prägen Neugier und das Entdecken des eigenen Körpers unser Sexualverhalten. Mit dem Erwachsenwerden und einer zunehmenden körperlichen und geistigen Reife spielen nun Themen wie Familienplanung und Familiengründung, aber auch unsere Lebensbedingungen eine zunehmende Rolle. Noch vor 50 Jahren waren zahlreiche Verhütungsmethoden heftig umstritten, ja in vielen Kreisen der Gesellschaft wurden sie völlig abgelehnt. Auch die Reproduktionsmedizin macht inzwischen vieles möglich, Kinderlosigkeit muss kein Schicksal mehr sein. Wir können das Leben heute bereits in seiner Entstehung planen. Damit haben wir uns weit entfernt von einer natürlichen Sexualität, die einst der Fortpflanzung, Bindung und Erhaltung der Art diente. Sexualität wird vielfach mit Liebe gleichgesetzt, und erst in unseren „reiferen" Jahren begreifen wir, dass dies wohl ein Irrtum ist. Begriffe wie Sexualität, Lust und Liebe beschreiben unterschiedliche Dinge und können nicht synonym verwendet werden.

Auch übertragen sich die Verhaltensmuster unserer modernen Leistungsgesellschaft immer mehr auf den Bereich der Sexualität. Hier werden Statistiken zur „Norm", unsere Sexualität wird quasi vermessen – wie oft, wie lang, wo und wie: Das hinterlässt Spuren insbesondere bei Heranwachsenden. Je weniger Selbstbewusstsein junge Frauen haben, umso mehr wird versucht, Normen zu entsprechen und gegebenenfalls durch kosmetische Eingriffe oder Hungerkuren dem Körperideal näher zu kommen, das dann ein erfülltes Sexualleben verspricht.

Egal ob Frau oder Mann, wer nicht über ein reges Sexualleben verfügt, ist „out". Ja, ohne Sex scheint ein glückliches Leben für viele Menschen kaum noch vorstellbar. Es gibt kaum noch Tabuthemen in Film, Literatur, Fernsehen oder den sozialen Netzwerken, deren Kassen sich mit Themen rund um die Sexualität gut füllen lassen.

» Das ist kein Fett – das ist erotische Schwungmasse.

Und trotzdem – die sexuelle Unlust nimmt nicht ab sondern eher zu – das Geschäft der Partnerbörsen boomt. Woran liegt es, dass Sexualität oft schon in jungen Jahren als unbefriedigend und problematisch erlebt wird, egal ob es schlanke oder dicke Menschen betrifft? Überzogene Erwartungshaltungen und ein mangelndes Selbstbewusstsein wirken sich negativ auf die Sexualität jedes Menschen aus.

Wie wir bereits betrachtet haben, leiden dicke Menschen in besonderem Maße unter chronischem, toxischem Stress. Dieser führt zu einer erhöhten Cortisol-Ausschüttung und dämpft damit das Lustempfinden. Unlust und folglich ein unbefriedigendes Sexualleben sind gewissermaßen der Preis, den wir durch die steigenden Ansprüche an uns selbst bezahlen müssen. Und erneut kommt unserem Gehirn als Schaltzentrale für Stressmechanismen eine entscheidende Rolle zu. Damit ist klar, dass erfüllte Sexualität auch für dicke Menschen nur möglich ist, wenn sie den Weg zu sich selbst finden. Das bedeutet, dass Sie lernen müssen, sich in Ihrem Körper wieder wohl zu fühlen und ihn so zu akzeptieren, wie er ist. Nur wenn Ihnen das gelingt, werden Sie für einen Partner attraktiv und anziehend sein können. Es ist Ihre Körpersprache, die Lebendigkeit ausdrückt, nicht Ihr Gewicht. Denken sie immer daran: Das Problem gilt gleichermaßen auch für schlanke Personen, denn Attraktivität oder „wahre Schönheit" kommt von innen! Und mit einer derartigen Einstellung kann auch Sexualität im Alter noch als erfüllend erlebt werden, ein Thema, dem sich Filme wie „Wolke 9" (Regie Andreas Dresen, 2008) widmen.

Sexualität, Liebe und Bindung sind die großen Herausforderungen für dicke und dünne Menschen gleichermaßen: „Liebe in langjährigen Beziehungen lässt sich als eine spezielle Form der Bindung betrachten, als eine Kombination aus Zuneigung, Freundschaft, Sexualität, Verpflichtung („Commitment"), gemeinsamer Problembewältigung und einem von beiden Partnern geteilten sozialen Netz aus Kindern, Freunden und Nachbarschaft" (Grunebaum 1997; Willi 1991).

10.5 Burnout-Syndrom

Ist es eine „Modediagnose" oder gibt es dieses Krankheitsbild wirklich? Darüber wurde und wird immer wieder diskutiert, bei Ärzten ebenso wie bei Laien. Was mit diesem Begriff beschrieben wird, haben viele übergewichtige Menschen bereits erlebt: eine totale körperliche (physische) und seelische (psychische) Erschöpfung, man fühlt sich wie „ausgebrannt". Kommt es über lange Zeiträume zu Fehlbelastungen, denen man sich nicht gewachsen fühlt, so führt dies letztlich zu einem totalen Zusammenbruch. Die betroffenen Personen sind den Anforderungen des ganz normalen Alltags nicht mehr gewachsen und erleben individuell unterschiedliche Symptome. Gemeinsam ist ihnen allen, das sich die Erkrankung auf mehreren Ebenen gleichzeitig abspielt: Neben der emotionalen Erschöpfung entwickelt sich eine völlige Gleichgültigkeit der Umwelt, aber auch sich selbst gegenüber, sowie das ständige Gefühl, dass die eigene Leistung nicht ausreichend ist. Es kommt zum Rückzug im privaten und beruflichen Umfeld, die sozialen Kontakte werden zunehmend vernachlässigt, und die Betroffenen benötigen dringend Hilfe. Insbesondere dem Arbeitsplatz (siehe ▶ Kap. 9) mit seinen Anforderungen an den Arbeitnehmer kommt hier eine Schlüsselrolle zu. Aber auch private Probleme können in Verbindung mit einem schwierigen Arbeitsumfeld sozusagen das Fass zum Überlaufen bringen. Leider ist es den Betroffenen oft nicht möglich, über ihre Probleme zu sprechen. Sie haben das große Gefühl des „Versagens" und oft auch Angst davor, den Arbeitsplatz oder wichtige private Kontakte zu verlieren. Im Laufe meiner langjährigen Arbeit mit dicken Menschen ist es keine Seltenheit, dass man im Rahmen der „Lebensgewichtskurve" (siehe ▶ Kap. 5) auf Burnout-Erfahrungen trifft. In Folge der absoluten Gleichgültigkeit, die sich bei den Betroffenen einstellt, werden Bewegung und Ernährung kaum noch beachtet, und es stellt sich eine kontinuierliche Gewichtszunahme ein. Diese wiederum wird als weiteres „Versagen" erlebt und führt immer mehr zu dem Gefühl der Hoffnungslosigkeit und Ausweglosigkeit. All denen, die sich beim Lesen dieses Kapitels betroffen fühlen, möchte ich Mut machen, unbedingt mit einem Arzt ihres Vertrauens zu reden. Versuchen Sie es als Stärke zu betrachten, über Ihre Schwächen und Ängste sprechen zu können. Es ist etwas zutiefst Menschliches, dass man im Leben Ängste hat, und niemand muss diese alleine bewältigen. Gehen Sie den ersten Schritt, reden über

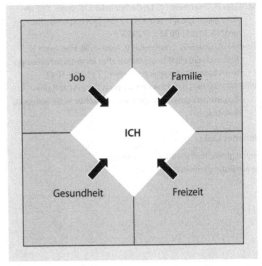

☐ **Abb. 10.1**   ICH und meine Lebensbereiche

Ihr Problem und erleben dabei bereits eine erste Erleichterung.

Im Zusammenhang mit dem Thema taucht heute immer wieder der Begriff „Work-Life-Balance" auf. Er besagt nichts anderes, als was in diesem Ratgeber aus den verschiedensten Perspektiven beleuchtet wurde: Ein ausgewogenes Maß an Arbeit, Freizeit und Privatleben ist wichtig, um den Anforderungen des Alltags gewachsen zu sein. Nur Sie selbst können entscheiden, wo Sie Prioritäten setzen wollen und gestalten Ihre „Work-Life-Balance" nach Ihren persönlichen Bedürfnissen. Ihr ‚Ich' darf dabei nicht verloren gehen! (☐ Abb. 10.1)

Literatur

Adams TD, Gress RE, Smith SC, Halverson RC, Simper SC, Rosamond WD, La Monte MJ, Stroup AM, Hunt SC (2007) Long-term mortality after gastric bypass surgery. N Engl J Merd 357:753–761

Doehring S, Möller H (2014) Mon Amour trifft Pretty Women: Wolke 9. Springer, Heidelberg, S 61–69

Grunebaum H (1997) Thinking about romantic/erotic love. J Marriage Fam Ther 23:295–307

Omalu BI, Ives DG, Buhari AM, Lindner JL, Schauer PR, Wecht CH, Kuller LH (2007) Death rates and causes of death after bariatric surgery for Pennsylvania residents, 1995 to 2004. Arch Surg 142:923–928

Peters A (2013): Mythos Übergewicht. Bertelsmann, München, S 144–146

Schultes B, Thurnheer (2012) Bariatrische Chirurgie. Diabetologie und Stoffwechsel 7:17–36. DOI http://dx.doi.
org/10.1055/s-0032-1312955

Tindle HA, Omalu B, Courcoulas A, Marcus M, Hammers J,
Kuller LH (2010) Risk of suicide after long-term follow-up
from bariatric surgery. Am J Med 123:1036–1042

Willi J (1991) Was hält Paare zusammen? Der Prozeß des
Zusammenlebens in psychoökologischer Sicht. Rowohlt,
Reinbek

Internet-Links

www.gewichtsdiskriminierung.de
www.antidiskriminierungsstelle.de

10

Dick sein – aber richtig

© Springer-Verlag GmbH Deutschland 2017
V. Hollenrieder, *Ich bin dann mal dick!*
DOI 10.1007/978-3-662-53058-0_11

Nun haben Sie viele wichtige Informationen gesammelt, um sich auf Ihren ganz persönlichen Weg zu machen. Er soll Sie zu mehr Gelassenheit und Zufriedenheit trotz Ihres Übergewichtes führen. Im letzten Kapitel möchte ich Ihnen zeigen, wie Sie Ihr eigener Stressmanager werden können. Die Reise zu sich selbst kann nur gelingen, wenn Rückschläge überwunden und eigene Fähigkeiten genutzt werden. So gelangen Sie langfristig zu neuen Verhaltensmustern. Dieser Weg macht Sie unabhängig von kostspieligen Trenddiäten und kommerziell gesteuerten Angeboten. Wenn Sie Ihre eigenen Kräfte, Möglichkeiten und Stärken einsetzen, gelangen Sie zu einem neuen Selbstbewusstsein.

11.1   Wie werde ich mein eigener Stressmanager?

Diese Frage klingt für Sie möglicherweise zunächst etwas provozierend oder irritierend. Kann man Stress managen? Und wie soll man sich das vorstellen? Was bedeutet Management? Lassen Sie mich versuchen, das an zwei Beispielen darzustellen. Betrachten wir beispielsweise ein erfolgreiches Unternehmen oder einen berühmten Fußballclub, so sehen wir, dass zahlreiche Personen am Zustandekommen des Erfolges beteiligt sind. Ein Spieler alleine macht noch keine Mannschaft. Läuft es in der Firma oder im Verein „rund", dann stellen sich Erfolge ein. Kommt es aber zu Störungen, weil Mitarbeiter oder Spieler nicht die gewohnte Leistung erbringen können, dann erhöhen sich die Anforderungen an die Kollegen oder Mitspieler. Gerade in schwierigen Zeiten und Situationen stellt sich heraus, ob die Belegschaft oder Mannschaft genügend Zusammenhalt und Stärke beweist, um sich wieder nach oben zu arbeiten. Einzelne hochqualifizierte Personen oder Spieler genügen nicht, um eine erfolgreiche Mannschaft zu bilden. Es braucht eine Struktur, bei der im Betrieb Arbeitgeber und Arbeitnehmer oder bei unserer Fußballmannschaft Abwehrspieler, Mittelfeldspieler, Stürmer, Torwart, Trainer, Coach, Arzt, Physiotherapeut und Manager Hand in Hand zusammenarbeiten. Ein gutes und starkes Team lebt und profitiert von seinen Mitgliedern, die unterschiedliche Stärken und Schwächen haben und Ihre Fähigkeiten in die Mannschaft einbringen.

> Ich könnte abnehmen. Aber dann wäre ich klug, hübsch, witzig, kreativ, charmant und schlank. Das wäre nicht fair.

Kann man also als Einzelperson überhaupt sein eigener Stressmanager werden? Die Antwort ist schwierig, denn es gibt sicher Menschen, die sich auch ganz alleine aus schweren Lebenskrisen befreien können. In den allermeisten Fällen aber gelingt einem das nicht ohne fremde Unterstützung. Der sogenannte „Einzelkämpfer" mag zwar durchaus erfolgreich agieren, der Preis dafür ist aber vielfach Einsamkeit und soziale Isolation. Egal in welcher Lebensphase wir uns befinden – als soziale Wesen sind wir auf ein Miteinander und auf Kommunikation angewiesen.

11.2   Jedes Blatt hat zwei Seiten

Die Natur zeigt uns jeden Tag aufs Neue, wie die Pole des Lebens zusammengehören. Jedes Blatt hat eine Vorder- und Rückseite, jeder Baum Wurzeln und eine Krone. Im Herbst verliert der Baum seine Blätter, im Frühling wachsen sie neu – jedes Jahr wiederholt sich der unendliche Kreislauf. Damit gehört Sterben zum Leben dazu, nur so ist immer wieder Wachstum möglich. Übertragen wir diesen Gedanken auf die Planung eines neuen Weges, so wird es ohne den einen oder anderen „Abschied" vermutlich nicht funktionieren. Lebensfülle braucht Gegensätze, wenn sie auch oft schwer zu verstehen sind. Erst in der Dualität entfaltet sich die ganze Kraft des Lebens:

- Leben entsteht durch die Vereinigung vom Männlichen mit dem Weiblichen.
- Die Nabelschnur verbindet Mutter und Kind im Mutterleib.
- Das Neugeborene braucht Muttermilch zum körperlichen Wachstum und Zuwendung für seine seelische Entwicklung.
- Körper und Geist oder Körper und Seele sind Teil eines Ganzen.
- Geburt und Tod sind Teile von einem großen Kreislauf.
- Lernen ist nur durch Erfolg und Irrtum möglich.
- Licht und Dunkel gehören zu jedem Tag.
- Freude und Trauer gehören zu jedem Leben.

Diese Liste der Gegenpole lässt sich unendlich fortführen. Höhen und Tiefen sind Bestandteil des Lebens. Und gerade dann, wenn es nicht rund läuft und Sie wieder einmal das Gefühl des Scheiterns oder Versagens plagt, ist es hilfreich, sich über diese Grundbedingung des Lebens Gedanken zu machen. Denn wenn man die Dualität der Dinge akzeptiert, wird es sehr viel leichter, auch Niederlagen zu akzeptieren und sich immer wieder von neuem auf den Weg zu machen.

11.3 Selbstbewusstsein erarbeiten

Wir haben gesehen, welche massiven Einfluss die ersten Lebensjahre auf die Entwicklung unseres Selbstbewusstseins haben. Wer in dieser Lebensphase nicht ausreichend Zuwendung und „Nestwärme" erhalten hat, muss sich sein Selbstbewusstsein im späteren Leben oft hart erarbeiten. Je schwächer es ist, umso schwerer fällt es Ihnen, mit Rückschlägen im Leben fertig zu werden. Dabei spielt es keine Rolle, ob es das Scheitern einer Diät, einer Partnerschaft oder einer beruflichen Herausforderung ist. Niederlagen beeinträchtigen das Selbstbewusstsein und auch schlanke Menschen erleben das Gefühl des Scheiterns oder der Schuld.

Wir können die Zufriedenheit und das Glück einer Person nicht messen, wir können es auch nicht am Gewicht fest machen. Es sind die indirekten Hinweise wie Körpersprache, Körperhaltung oder Gesichtsausdruck, die uns Hinweise auf die innere Verfassung einer Person geben. Sehen wir in das Gesicht eines Menschen, das freundlich und offen ist, dann zieht uns das an, wir gehen gerne auf diese Person zu. Ist es aber unfreundlich und abweisend, meiden wir die Kontaktaufnahme. Es braucht also keine großen Worte, um zu erahnen, wie es im Inneren einer Person aussieht. Allerdings erlebe ich sehr oft auch große Überraschungen. Denn hinter der Fassade bei ersten Kontakten verbergen sich oft tiefe Risse und Gräben, wenn es um das Selbstwertgefühl eines Menschen geht. Selbstbewusstsein aufzubauen oder zu erhalten ist ein ständiger Prozess, und nur wenn man das akzeptiert, kann man sich aus dem Dunkeln ins Helle bewegen.

» Ich bin nicht dick – ich bin SPECKtakulär.

Vor allem dann, wenn es an Selbstbewusstsein fehlt, ist es schwierig, über Niederlagen zu sprechen. In einer Gesellschaft, die alles möglich macht, ist Scheitern nicht mehr vorgesehen. Erfolg und ein attraktiver Körper sind beinahe zur Ersatzreligion geworden. Der Preis dafür ist aber oft hoch, und auch erfolgreiche und attraktive Körper sind dem ganz natürlichen Alterungsprozess unterworfen. Je mehr Selbstbewusstsein eine Person hat, umso eher kann sie mit körperlichen Veränderungen, Rückschlägen oder Niederlagen umgehen. Was dicken Menschen ein Scham- oder Schuldgefühl bereitet, kann von selbstbewussten Personen leichter angenommen und überwunden werden.

> **Praxistipp**
>
> Stärken Sie Ihr Selbstbewusstsein, indem Sie lernen, Rückschläge und Niederlagen zu akzeptieren. Dann können Sie wie ein Navigationssystem Ihre Route ständig neu berechnen.

11.4 Wie motiviere ich mich selbst?

Motivation ist eines der Themen, das Bücherregale füllt. Als Laiensportlerin habe ich viele Ratgeber gelesen und versuche nun mit diesem Kapitel meine eigenen privaten aber auch beruflichen Erfahrungen weiterzugeben.

Bei „Motivation" handelt es sich nicht um ein einmaliges Ereignis sondern um einen Prozess, der sich in verschiedenen Lebensbereichen abspielen kann (z. B. Job, Familie, Freizeit, Gesundheit). Motivation bedeutet immer auch Veränderung, und deshalb ist es ein vielschichtiges Thema. So gut wie immer geht es um das Verlassen alter Verhaltensmuster, um damit eine Verbesserung zu erreichen (Arbeitsplatz, Partnerschaft, Lebensqualität, Gesundheit etc.). Welchen Stellenwert dieses Thema in unserer Gesellschaft hat, lässt das unüberschaubare Angebot an Motivationskursen, Motivationstrainern und Motivationsbüchern erahnen. Offensichtlich hat unsere Gesellschaft hier einen großen Bedarf, sei es im beruflichen oder privaten Bereich. Lebenskrisen sind normal, vor allem in einer Gesellschaft, die immer höhere

Anforderungen an das Individuum stellt. Auch ich habe Trauer und Schmerz durchleben müssen, um zu verstehen, was im Leben wirklich wichtig ist. Und leider gibt es kein „Rezept" zur Bewältigung schwieriger Lebensphasen oder zum Erlangen von Motivation. Ich bin aber heute fest davon überzeugt, dass es vor allem die folgenden Punkte sind, die uns immer wieder von neuem dabei helfen, mit Lebenskrisen fertig zu werden:

- Vertrauen zu einer Person, der man sich mit allen Problemen öffnen kann
- Begeisterung und Leidenschaft für ein Thema
- Ein Ziel vor Augen
- Einen Traum nicht aufgeben
- Sich selbst immer wieder verzeihen und sich selbst lieben
- Glaube an die eigenen Fähigkeiten

Betrachten wir kleine Kinder beim Spielen, so ist es faszinierend zu beobachten, wie sie sich an den kleinen Dingen des Alltags freuen können: Ein paar Seifenblasen, ein Schmetterling, eine Sandburg – wie weit haben wir uns doch als Erwachsene davon entfernt. Kinder könnten unsere Lehrer sein, wenn es darum geht, uns zu zeigen, wie man sich wieder für etwas begeistern und mit Freude und ohne Kalkül durch den Tag bewegen kann. Kinder fragen sich nicht nach ihrer Motivation: Sie wollen lernen, sind neugierig und entdecken jeden Tag die Welt aufs Neue.

11.5   Motivation

Was bedeutet der Begriff Motivation genau? Schlägt man im klinischen Wörterbuch nach (Pschyrembel), so heißt es dort:

» Die Gesamtheit der Beweggründe (Motive), die zur Handlungsbereitschaft führen, nennt man Motivation.

Es geht also um eine Person, die Gründe braucht, um handlungswillig zu sein. Welches können diese Gründe sein: Anerkennung, Wissenszuwachs, berufliche Qualifikationen, sportliche Erfolge, finanzieller Verdienst oder Gesundheit könnten solche Motive sein. Was macht Sie nun aber dazu bereit, tatsächlich

handeln zu wollen? Meine persönliche Überzeugung ist es, dass diese Bereitschaft nur im Kopf entstehen kann. Im Zusammenspiel aus Verstand und Gefühlen entwickelt eine Person ihre Handlungsbereitschaft. Wir haben die Fakten, medizinischen Aspekte und Gefühle dicker Menschen von verschiedenen Seiten beleuchtet. Nun geht es für Sie persönlich darum, aus der Vielzahl an Informationen Ihren eigenen, ganz persönlichen Handlungsplan zu entwerfen. Dabei müssen Sie klären, was genau Sie verändern wollen und warum es für Sie von Bedeutung ist, eine neue Richtung einzuschlagen.

Mögliche Motive:
- Gesundheit (z.B. Blutdruck, Blutzucker, Fettstoffwechsel, Gelenke, Schmerzen)
- Besseres Selbstwertgefühl
- Verbesserung der Stimmungslage und folglich mehr Kraft für die Probleme des Alltags

Motivation entsteht in Ihnen selbst, also in Ihrem Kopf, sie kann nicht gekauft oder auf Rezept verordnet werden. Es liegt an Ihnen selbst, ob Sie Motivation entwickeln können. Eine wichtige Überlegung dabei ist es, die folgende Unterscheidung zu treffen: Was kann ich ändern und was ist nicht zu ändern. Verwenden Sie Ihre Kraft auf realisierbare Punkte und verbrauchen Sie Ihre Energie nicht für Dinge, die nicht änderbar sind. Denken Sie dabei an das Bild einer Waage und überlegen, auf welcher Seite Sie etwas dazulegen oder wegnehmen könnten:

Energieaufnahme – Energieabgabe
PLUS – MINUS
- WAS gibt mir Kraft – WAS kostet mich Kraft?
- WER gibt mir Kraft – WER kostet mich Kraft?
- WO finde ich Kraft – WO verliere ich Kraft?
- WANN geht es mir gut – WANN geht es mir schlecht?

Versuchen Sie sich über eine Woche jeden Abend diese Fragen selbst zu beantworten. Wie zu unserer Schulzeit, wenn wir eine Erörterung zu einem Thema schreiben sollten, notieren Sie das „für und wider" im Hinblick auf Ihre alltäglichen Probleme. Dabei werden Sie feststellen, dass es gelegentlich auch erforderlich ist, sich von Dingen zu trennen, die Kraft kosten, seien es Sachen oder Personen. Denken Sie an Ihre Waage: Sie wollen nicht in der Schale bleiben, die sich ganz tief unten befindet. Dafür müssen Sie Ballast über Bord werfen. Wenn die Last des Lebens zu groß wird, hilft nur ein „Frühjahrsputz" – so wie es das kindliche Gehirn in Form des Prunings (s. ▶ Kap. 10) auch macht oder wie Sie es bei einem Computer machen, wenn die Festplatte zu voll ist. Immer nach dem Motto: „Weniger ist mehr". Dabei entscheiden Sie ganz alleine, was künftig wichtig ist – und damit Bestand in Ihrem Leben haben soll – und was Sie aus Ihrem Leben entfernen wollen. Niemand kann und sollte Ihnen diese Entscheidungen abnehmen, denn genau das ist elementarer Bestandteil Ihrer persönlichen Freiheit.

11.6   Wo finde ich zu mir selbst?

Es gibt die unterschiedlichsten Orte, an denen Menschen zu sich selbst finden können. Oft ist es auch eine „Modeerscheinung", ja fast habe ich das Gefühl, je ausgefallener diese Orte sind, umso besser scheinen sie sich zur Selbstfindung zu eignen: Kloster, Jakobsweg, Sabbatical und so manch anderen Trend muss man sich aber erst einmal beruflich und finanziell leisten können. Mich persönlich erschreckt es, dass bereits junge Menschen eine Auszeit vom Job benötigen, zu meiner Jugendzeit wäre eine derartige Diskussion undenkbar gewesen. Aber auch hier bildet sich unsere Gesellschaft ab, die immer höhere Anforderungen insbesondere am Arbeitsplatz einfordert – der Ruf nach einem Sabbatical ist dann eigentlich die logische Konsequenz. Nach einer Auszeit kehren Sie aber zurück an Ihren bisherigen Arbeitsplatz – hat sich dann Ihre Umwelt verändert? Oder gelingt es Ihnen danach nur leichter, sich damit zu arrangieren? Die „Ruhelosigkeit" unserer Zeit besingt die Gruppe Revolverheld in Ihrem Song „Lass uns gehen". Mit der Zeile „Bin immer erreichbar und erreiche doch gar nichts" trifft sie mitten ins Herz unserer rastlosen, überfütterten Gesellschaft.

Aber es gibt auch zahlreiche Möglichkeiten, wie Sie ohne Ortswechsel Veränderungen im Alltag herbeiführen können.

Die Erkenntnis, dass unser Arbeitsplatz nicht auch noch die Freizeit besetzen darf, hat inzwischen einige Großbetriebe dazu veranlasst, bislang übliche Anforderungen an ihre Arbeitnehmer zu verlassen. So gesteht man es teilweise den Mitarbeitern zu, dass am Wochenende keine Mails gelesen oder bearbeitet werden müssen – ein kleiner Anfang. Auch der Laptop darf im Urlaub mal Pause machen, ohne dass dadurch eine Benachteiligung am Arbeitsplatz entsteht. Tatsache ist, dass Sie nur abschalten und zu sich finden können, wenn Sie Ihre Arbeitsprozesse auch gedanklich verlassen. Die Frage lautet also nicht nur „wo" sondern „wie" finde ich wieder zu mir selbst.

> **Hier ein paar Tipps:**
> - Gehen Sie am Feierabend an die frische Luft anstatt an den Schreibtisch.
> - Lesen Sie am Feierabend keine berufliche Lektüre mehr.
> - Gehen Sie mal wieder abends auf ein Bier mit Freunden anstatt an den Computer.
> - Laden Sie Ihren Partner wieder einmal zum Essen ein.
> - Reparieren Sie Ihr Fahrrad, um es wieder regelmäßig zu benutzen.
> - Kaufen Sie sich bequeme Schuhe, damit längere Wegstrecken Freude machen.
> - Suche Sie neue Orte in Ihrer Umgebung auf.
> - Lassen Sie Ihr Auto zwischendurch stehen und gehen für 10 Minuten spazieren.
> - Besuchen Sie wieder einmal alte Freunde.
> - Denken Sie über Yoga, Pilates oder andere Entspannungstechniken nach, all das wird z. B. auch von Volkshochschulen angeboten.
> - Gehen Sie wieder einmal in ein Konzert oder zum Tanzen.
> - Falls Sie selbst musizieren, nehmen Sie Ihr Musikinstrument wieder einmal in die Hand.
> - Nehmen Sie sich Zeit für Ihre Kinder oder Enkelkinder.
> - Erwecken Sie alte Hobbys wieder zum Leben.

Dabei ist es wichtig, dass Sie Dinge auswählen, die Ihnen Freude bereiten. Im Gespräch mit meinen

Patienten lautet auf diesen Vorschlag die Antwort sehr oft: „Dafür habe ich keine Zeit". Bedenken Sie, dass sich nur dann etwas an Ihrer augenblicklichen Situation verändern kann, wenn Sie Ihr Zeitmanagement selbst in die Hände nehmen. Und: Die Zeit gehört jedem Menschen gleich, Sie selbst verwalten Ihre Zeit und entscheiden, wie Sie Ihre tägliche Zeit aber auch Ihre Lebenszeit einteilen und gestalten wollen. Das erfordert ein Umdenken und oft auch Mut Ihren Mitmenschen gegenüber.

11.7   Wozu brauche ich Mut?

Aus eigener Erfahrung weiß ich nur allzu gut, wie schwer es oft ist und wie viel Mut es erfordert, um Dinge zu verändern. In alten Mustern verharren schafft zwar keine Lebensqualität mehr, erfordert aber zumindest keine Kraft, um Veränderungen zu beginnen. Verharren Sie nicht im „Kreisverkehr", sondern nehmen eine neue „Ausfahrt" (s. ◘ Abb. 11.1).

Vermutlich gibt es deshalb so unendlich viele Sprichwörter zum Thema Selbstfindung und Veränderung, weil diese schwierigen Phasen im Leben immer wiederkehren und den wenigsten Menschen

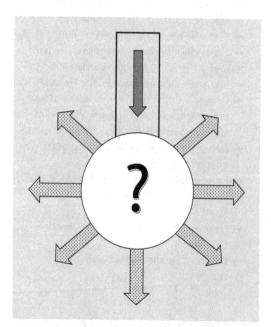

◘ **Abb. 11.1**   Wohin?

erspart bleiben. Haben Sie aber erst einmal den Anfang gemacht und blicken nach ein paar Wochen oder Monaten zurück, dann werden Sie nicht mehr verstehen, warum Sie so lange gezögert haben, etwas zu verändern oder zu beenden. Die ersten Schritte auf einem neuen Weg sind immer die schwierigsten! Dann aber kommen Sie aus der grauen Stimmung wieder in die farbenfrohe, aus dem kalten und eisigen Lebensgefühl wieder in die wohlige Wärme und aus der Stagnation wieder in den Flow. Schauen Sie nach vorne und glauben Sie daran, dass es möglich ist, aus dem Schatten wieder ins Licht zu gehen und in Ihre graue Welt wieder Farbe zu bringen:

» Wege, die in die Zukunft führen, liegen nie als Wege vor uns. Sie werden zu Wegen erst dadurch, dass man sie geht.
(Franz Kafka)

» Das Leben wird immer vorwärts gelebt und rückwärts verstanden.
(Selma Lagerlöf)

» Wenn sich eine Türe schließt, öffnet sich eine andere; aber wir sehen meist so lange mit Bedauern auf die geschlossene Tür, dass wir die, die sich für uns geöffnet hat, nicht sehen.
(Alexander Graham Bell)

» Egal wie weit der Weg ist, man muss den ersten Schritt tun.
(Mao Zedong)

» Mut steht am Anfang des Handelns, Glück am Ende.
(Demokrit)

» Misserfolg ist die Chance, es beim nächsten Mal besser zu machen.
(unbekannt)

» Erfüllte Wünsche bedeuten Stillstand. Solange wir leben, müssen wir unterwegs bleiben.
(Heinz Rühmann)

» Es ist nichts beständig als die Unbeständigkeit.
(Immanuel Kant)

11.8 · Was ist mein persönliches Ziel? Was ist SMART?

177   **11**

Suchen Sie sich einfach das Zitat aus, das zu Ihrer augenblicklichen Stimmung und Situation am besten passt. Schreiben Sie es vielleicht in ein ganz persönliches Tagebuch, und geben sich so ein Motto für Ihren Neubeginn. Und danach legen Sie fest, wohin Ihre Reise gehen soll und was Ihr ganz persönliches Ziel ist.

11.8 Was ist mein persönliches Ziel? Was ist SMART?

Bei meiner Arbeit mit übergewichtigen Menschen arbeite ich seit vielen Jahren mit „SMART". Was ist das und wie können Sie es einsetzen? Meine Patienten sind zunächst oft überrascht, wenn ich sie danach frage, was ihr ganz persönliches Ziel ist. Nach dem Motto: „Ist doch klar, Frau Doktor – ich will abnehmen". Nun ist diese Aussage leider noch keine klare Zielvorgabe – es ist in dieser Formulierung ein Wunsch. Damit daraus ein klar definiertes Ziel wird, muss man es anders formulieren. Vielleicht denken Sie jetzt, das ist doch Haarspalterei – aber ich hoffe, nach der Lektüre des folgenden Abschnittes ist Ihnen klar, was ich meine. Als Betroffener machen Sie sich meist keine Gedanken über die Formulierung eines Sachverhaltes – und deshalb scheitern Sie auch immer wieder. Je klarer und konkreter Sie Ihr Ziel bereits in der Planungsphase formulieren, umso eher wird sich am Ende Erfolg einstellen. Stellen Sie sich vor, Sie leiten einen großen Konzern und haben sich vorgenommen, im laufenden Jahr einen neuen Umsatzrekord zu erzielen. Wie gehen Sie dabei vor? Sie müssen genau planen, damit Sie Ihr Ziel erreichen. Welcher Umsatz genau sich bis wann und auf welchem Wege einstellen soll, sind die Kernpunkte Ihres Vorhabens. Dazu können Sie mit dem SMART-Prinzip arbeiten. Diese Idee stammt leider nicht von mir. Sie ist dem Bereich des Projektmanagements entnommen und begleitet mich seit vielen Jahren bei meiner Beratungstätigkeit. Was bedeutet nun SMART? Dieser Begriff steht für:

Specific Measurable Accepted Realistic Time Bound
Mit diesem Begriff ist es möglich, eine ganz klare Zielvereinbarung zu treffen. Dabei kann ich mich für ein kurzfristiges, mittelfristiges oder langfristiges Ziel entscheiden. Nehmen wir beispielsweise einen Hobbyläufer, der sich vornimmt, einen Marathon

zu laufen. Das ist eine attraktive Idee, aber man muss wissen, dass dazu wöchentlich eine bestimmte Summe an Trainingskilometern zu absolvieren ist. Kann man das neben der beruflichen Situation schaffen? Spielt der Partner mit? Ist man auch bereit, durch Wind und Regen zu laufen, oder ist ein Fitnessstudio in der Nähe? Bevor man sich an eine solche Langstreckendistanz heranwagt, sollte man besser erst mal einen 10-km-Lauf und danach einen Halbmarathon laufen. Bei der Planung ist zu überlegen, wieviel Zeit man pro Woche investieren kann und wer einen gegebenenfalls bei diesem Unternehmen unterstützt. Ist es überhaupt realistisch, so eine Leistung vollbringen zu können? Und wie viele Monate braucht man, um sich an den Marathon heranzuwagen, ohne dabei zu scheitern? Man möchte ja nicht nach 35 km aufgeben, weil einen Muskelkrämpfe plagen, man die eigene Kondition überschätzt hat und die Kreislaufbelastung wegen des warmen Wetters am Marathontag eben doch zu groß war. All diese Faktoren sollten berücksichtigt werden um zu entscheiden, ob das Vorhaben sinnvoll ist oder vielleicht doch eher nicht.

Und so ist es letztlich mit jedem großen Projekt im Leben: Je genauer Sie darüber nachdenken, wie Sie es angehen wollen, umso eher werden Sie Ihr Ziel erreichen. Dass es trotzdem Zwischenfälle geben kann, wird man selbstverständlich nie verhindern können, aber man hat sein Bestes gegeben. Jeder Hochleistungssportler, der am Ende olympisches Gold gewinnen will, braucht eine Projektplanung, und das bedeutet in jedem Fall auch ein hartes Stück Arbeit. Auch eine Professorenlaufbahn ergibt sich nicht von selbst, und jeder berühmte Schlagerstar, Maler, Komponist, Autor oder Solist hat einmal klein angefangen. Umsatzstarke Unternehmen in der Wirtschaft oder Industrie arbeiten Ihre Pläne bis ins kleinste Detail aus. Genau das ist auch für jeden Übergewichtigen wichtig, wenn er zu dauerhaften Veränderungen gelangen möchte. Neben dem Fernziel macht es Sinn, Etappenziele vor Augen zu haben. Das gibt Raum für Hindernisse und Rückschläge. Vielleicht ist die wichtigste Frage die nach der Realisierbarkeit eines Zieles. Frühere Erfahrungen müssen in die Planung mit einbezogen werden.

Bei einer derartigen Vorgehensweise wird folglich jede Person Ihr ganz individuelles Ziel erarbeiten. Sie selbst, lieber Leser, legen also fest, wie schnell, mit welcher Methode und bis wann Sie Ihr Ziel erreichen möchten. Dabei wird jeder seine Prioritäten anders setzen, mal beim Gewicht, mal bei der Fitness, mal bei der Verbesserung der Zuckerstoffwechselstörung oder der Blutdruckeinstellung. Wichtig ist, dass Sie sich auf eine Sache voll konzentrieren und diese so gut wie möglich planen. Dabei dürfen Sie natürlich auch Hilfe in Anspruch nehmen, sei es von Gleichgesinnten, Ihrem Partner oder auch einem Arzt.

Vielleicht wollen Sie Gewicht reduzieren, vielleicht sich aber einfach nur wohler fühlen in Ihrem Körper, vielleicht den Blutzucker endlich besser in den Begriff bekommen. Um Ihr „dick sein" zu gestalten, müssen Sie Prioritäten setzen und die Kommentare Ihrer Umwelt oder der Laienpresse ausblenden lernen.

Damit Sie für sich persönlich herausfinden können, was genau Ihr persönliches Ziel ist, dürfen Sie nun wieder mal Bleistift und Papier zur Hand nehmen – denn jetzt geht es um Ihr ganz persönliches Ziel!

> **Dabei hilft Ihnen SMART:**
>
> **S wie Spezifisch:** Ein Ziel muss eindeutig definiert sein (so genau wie möglich).
> Was genau ist Ihr persönliches Ziel?
> **M wie Messbar:** Es muss eine Messgröße geben (z. B. kg, Schrittzahl/Bewegung pro Tag).
> Wie ist Ihr persönliches Ziel messbar?
> **A wie Akzeptiert:** Es muss wirklich gewollt werden.
> Sind Sie sich ganz sicher, dass Sie abnehmen wollen?
> **… und Aktiv:** Es geht nur mit eigenem Zutun, wenn Sie selbst aktiv werden.
> Welche Aktivitäten wollen Sie unternehmen, um Ihr Ziel zu erreichen?
> **… und Attraktiv:** Es ist verlockend, schlanker und beweglicher zu werden.
> Warum genau ist Ihnen dieses Ziel so wichtig?
> **R wie Realistisch:** Es muss möglich sein, darf nicht utopisch sein.
> Was ist für Sie möglich (denken Sie dabei an frühere Erfolge/Misserfolge)?

> **T wie Terminiert:** Ein Termin wird festgesetzt, am besten im Kalender/Tagebuch notiert.
> Bis wann wollen Sie Ihr Etappenziel/Fernziel erreichen?
> Siehe dazu auch Doran (1981).

Was ist Ihr Ziel? Wieviel wollen Sie zum Beispiel bis zu welchem Termin abnehmen und auf welchem Weg wollen Sie das erreichen? Wer soll Ihnen dabei helfen – Sie beraten – Ihnen Hilfestellung geben? Schreiben Sie sich zu all diesen Punkten am besten etwas in Ihren Terminplaner oder auf ein Stück Papier, das Sie gut sichtbar an zentraler Stelle z. B. über Ihrem Spiegel im Schlafzimmer oder im Bad anbringen. So werden Sie immer wieder an Ihr Vorhaben bzw. die Vereinbarung, die Sie mit sich selbst getroffen haben, erinnert. Überlegen Sie auch, ob Sie Hilfe in Anspruch nehmen wollen oder es alleine angehen möchten. Ein guter Freund, Ihr Partner, Ihr behandelnder Arzt oder eine Selbsthilfegruppe könnten diese Hilfestellung geben.

Vielleicht wollen Sie aber einfach nur „gesünder" leben – auch dann können Sie mit SMART arbeiten. Statt des Gewichts könnten Sie sich den Blutdruck vornehmen, oder Ihre Diabeteseinstellung – oder aber die Menge Bewegung, die Sie künftig pro Tag oder Woche erreichen wollen. Am besten wird Ihnen all das gelingen, wenn Sie es schriftlich mit sich selbst vereinbaren, also sozusagen einen Vertrag mit sich selbst abschließen. Erstellen Sie also Ihren ganz persönlichen, individuellen Behandlungsplan! Niemand kennt Sie besser als Sie sich selbst. Berücksichtigen Sie dabei Ihre früheren Erfolge oder Misserfolge und achten Sie auf eine realisierbare Zielvorgabe. Sonst haben Sie umso eher Frust, wenn Sie es wieder nicht schaffen. Geben Sie sich genug Zeit, denn Sie wollen etwas erreichen, was längerfristig zu halten ist. Also runter mit dem Tempo. Sind Sie hingegen der schnelle Typ und müssen schon nach kurzer Zeit Erfolge sehen, dann ist das auch in Ordnung. Achten Sie dann umso mehr auf die Stabilisierungsphase des erreichten Zieles. Hier hilft ebenfalls ein Zeitplan mit langfristigen Terminvorgaben.

Warum sind Sie in der Vergangenheit bei der Umsetzung Ihrer Ziele immer wieder gescheitert? Diese Frage ist wichtig, um nicht wieder in alte

Verhaltensmuster zu verfallen, die vermutlich erneut keinen Erfolg bringen werden. Eines der wesentlichen Probleme sind unrealistische Zielvorgaben.

Praxistipp

Je klarer und genauer Sie Ihr persönliches Ziel formulieren, umso eher können Sie erfolgreich sein. Dabei ist es besonders wichtig, dass Ihr Ziel realisierbar ist und Sie eine klare Zeitvorgabe haben. Gestalten Sie Ihren persönlichen Vertrag mit sich selbst und machen sich dann mit Zuversicht und dem Glauben an Ihre eigenen Fähigkeiten auf den Weg.

11.9 Gewichtsreduktion – was ist realistisch?

Dieser Frage wird in Studien immer wieder nachgegangen. Sie ist deshalb so wichtig, weil die eigene Erwartungshaltung meist nicht mit dem übereinstimmt, was tatsächlich realisierbar ist. Betrachten wir lediglich das Körpergewicht, so werten Adipositas-Experten eine Reduktion von 5–10 % des Ausgangsgewichtes in einem Jahr als Therapieerfolg. Bei einem Ausgangsgewicht von 100 kg also etwa 5–10 kg in einem Jahr. Wenn Sie abnehmen, bewirkt das vor allem sehr rasch eine Verbesserung von anderen Stoffwechselparametern (Blutdruck, Fettstoffwechsel, Zuckerstoffwechsel; s. ▶ Abschn. 2.4 und ▶ Abschn. 4.6.6). Im zweiten Jahr nach Therapiebeginn sollten Sie eine Stabilisierung erzielen, bevor Sie sich an eine weitere Gewichtsreduktion machen. Adipöse Patienten haben aber meist ganz andere Erwartungen und bezeichnen eine Reduktion des Gewichtes um 5–10 % häufig als „enttäuschend" (Foster u. Kendall 1994).

Gelingt es Ihnen also nicht, realistische Zielvorgaben zu machen, werden Sie aller Voraussicht nach erneut scheitern. Sie fühlen sich überfordert mit der Angelegenheit und empfinden den Misserfolg als persönliche Niederlage. Das muss aber nicht so sein, wenn Sie lernen, in aller Ruhe und mit Gelassenheit realistische Ziele zu entwickeln. Dabei können Ihnen eine Selbsthilfegruppe oder ein Therapeut, vielleicht aber auch die Familie oder der Freundeskreis unter die Arme greifen. Denken Sie immer daran – gemeinsam ist man stärker.

Gerade zu Beginn einer Verhaltensänderung sollte man den Erfolg nicht ausschließlich an der Gewichtsreduktion festmachen. Beim Abbau der Fettmasse wird Muskelmasse aufgebaut und diese wiegt schwerer. Wenn es Ihnen gelingt, sich jeden Tag ein paar Schritte mehr zu bewegen, dann dürfen Sie das als Erfolg verbuchen – auch wenn sich auf der Waage noch nichts „rührt". Und denken Sie immer wieder daran: Es gibt ein Fernziel und Etappenziele, Sie dürfen sich mit kleinen Schritten bewegen, keiner verlangt von Ihnen große Schritte außer vielleicht Sie selbst! Wählen Sie bei der Planung Ihres persönlichen Zieles die Termine so, dass sie auch einzuhalten sind. Ein zu eng gesteckter Zeitrahmen zwingt Sie, auf zu viele Dinge, die das Leben angenehm machen, verzichten zu müssen – und das ist nicht hilfreich. An Geburtstagen, Feiertagen oder im Urlaub wollen Sie nicht immer im Abseits stehen und gerade an diesen Tagen das Leben genießen! Bekanntlich drohen hier Gefahren, die zu Rückschlägen führen können. Deshalb ist es wichtig, sich gedanklich bereits im Vorfeld darauf einzustellen. Haben Sie all diese Eventualitäten bereits gedanklich durchgespielt, dann werden Rückschläge weniger als Katastrophen wahrgenommen, und es bleibt noch genug Zeit, um das Etappenziel trotzdem zu erreichen.

Praxistipp

Erfolge sind der beste Motivator – Misserfolge sind das größte Hindernis auf dem Weg zu Ihrem persönlichen Ziel! Je besser Ihre Planung ist, umso weniger Rückschläge müssen Sie einstecken und umso mehr Erfolge werden Sie verbuchen können.

11.10 Der Umgang mit Rückschlägen

Rückschläge ziehen sich wie ein roter Faden durch das Leben jedes Menschen. Sie sind unvermeidbar, wichtig ist lediglich, eine Strategie zu entwickeln, mit ihnen umzugehen. Wir alle haben sie in verschiedenen Lebensphasen erlebt:

- in der Schule (schlechte Noten, Klassenziel nicht erreicht),
- bei der Bewerbung oder im Job (Absagen, Kündigung),
- bei Prüfungen (Führerschein, Zusatzqualifikationen),
- in der Partnerschaft (Trennung, Scheidung),
- Krankheiten (Unfälle, Operationen, Tumorerkrankungen),
- Im Freizeitbereich (angestrebte Leistung nicht erreicht, Spiel verloren etc.),
- Schicksalsschläge (Krankheit oder Tod einer nahestehenden Person).

Tatsache ist, dass die Anforderungen an den modernen Menschen in vielen Bereichen steigen und die Möglichkeiten zu scheitern vielfältiger geworden sind. Der Leistungsdruck besteht tagtäglich im beruflichen und privaten Umfeld, viele Menschen können damit nicht umgehen, haben Stress, entwickeln Depressionen oder ein „Burn-out-Syndrom". Nicht jeder kann auf gleiche Weise damit umgehen, der eine bricht früher zusammen, der andere später. Wie aber wieder aufstehen? Warum schaffen das manche Menschen leichter, während sich andere extrem schwer damit tun? Auf diese Fragen finden Neurowissenschaftler, Psychologen und Pädiater immer mehr Antworten. Man spricht heute von „Resilienz" als der seelischen Widerstandskraft, die es ermöglicht, mit den Widrigkeiten des Lebens umzugehen. In ihrem Buch „Resilienz" ist der Wissenschaftsjournalistin Christina Berndt aus meiner Sicht eine faszinierende Darstellung des Themas gelungen. Diese Lektüre lege ich Ihnen, lieber Leser, wärmstens ans Herz (Berndt 2014).

Wenn Sie einen Rückschlag erleiden, ist es wichtig, herauszufinden, warum Ihr Vorhaben misslungen ist. Nur wenn Sie sich mit dem Misserfolg auseinandersetzten und sich von neuem auf den Weg machen, wird es Ihnen beim nächsten Versuch besser gelingen. Dafür ist es wichtig, sich etwa folgende Fragen zu stellen:

1. Warum haben Sie einen Rückschlag erlebt? Welches waren mögliche Ursachen?
2. Wie können Sie künftig derartige Fehler vermeiden?
3. Hatten Sie eine falsche Zielvorgabe? War Ihr Ziel unrealistisch?

Diese Fragen können Sie sich zunächst alleine stellen und sie dann in einer Gruppe beleuchten – vielleicht auch mit einem Therapeuten. Die gemeinsame Fehleranalyse hat den Vorteil, dass Ihr Gegenüber eine neutrale Sichtweise hat und Ihnen deshalb neue Gedanken, ja vielleicht eine neue Strategie vermitteln kann. So gelingt es Ihnen vielleicht schneller, aus dem Teufelskreis alter Verhaltensmuster ausbrechen zu können. Suchen Sie sich also einen neuen Weg, der für Sie vorstellbar ist, und wagen Sie dabei ruhig auch mal etwas Neues.

Herr J. beschreibt in der nachfolgenden Geschichte seinen Aufbruch in eine „neue Welt".

Stand up and Fight

Seelische Schwankungen sind bei mir nicht sehr ausgeprägt, in meiner Selbsteinschätzung würde ich mir eine positive Grundeinstellung zubilligen. Dann und wann gibt es Ausreißer zur dunklen Seite, nicht wirklich schlimm, keine schwarze Nacht, keine dunklen Phantasien, eher trübsinniges Novemberwetter. Vor 2 Jahren hatte ich so eine Phase, es ist das Gefühl, dass einen alle Anforderungen und Wünsche, sei es in der Arbeit, in der Familie niederdrücken und man nicht mehr Herr seiner Entscheidungen ist. Man meint, das Heft des Handelns verloren zu haben, ja der Spielball anderer zu sein. Dem Titanen Atlas gleich scheint man das gesamte Himmelsgewölbe tragen zu müssen, oder schlimmer Prometheus gleich ist man angekettet im Kaukasus und ein Adler weidet einem täglich die Leber aus, wehrlos und hilflos. Die Wochenenden verbringt man relativ teilnahmslos und passiv auf der Couch in geistiger Leere. Als weiterer Tiefpunkt kam damals hinzu, dass ich mein geliebtes Laufen aufgeben musste, weil mein Meniskus „endlich" geschädigt war, mein einziger wirklicher Ausgleich zum tagtäglichen Stress. Die Familie akzeptierte den Zustand mehr oder weniger als vorübergehend und thematisierte ihn nicht weiter. Allerdings insistierte mein Sohn immer wieder, ob ich mir denn jetzt schon einen neuen Ausgleichssport gesucht habe, ob ich mir schon mal Gedanken über Kampfsport gemacht habe, dass ich das jetzt endlich mal angehen solle. Eines Samstags zeigt er mir dann eine Reihe von YouTube-Videos über Karate, Aikido und Krav Maga, und ich musste wirklich zugeben, es sah cool aus, sollte man vielleicht mal probieren. Gesagt, getan, ein Verein in der Nähe war schnell gefunden, die Trainingszeiten passten auch:

Kampfsport war angesagt, und zwar Ju-Jutsu. Es sind diese Momente im Leben, an denen man was beginnt, was einen schier umhaut. So muss es gewesen sein, als man als Kleinkind das erste Mal gelaufen ist, beim ersten Kuss war's definitiv so, die erste Fahrstunde, usw. Man beginnt etwas, was man nicht kann, nicht durchschaut, nicht versteht, aber man will es unbedingt erlernen. Rückblickend betrachtet waren die Folgen verblüffend, man wird beweglicher, selbstbewusster, renitenter wäre der bessere Ausdruck. In den folgenden Monaten habe ich manchem unbequemen Geschäftspartnern und Kollegen die Nase gebrochen: Faust ins Gesicht, Ellenbogen nachsetzen und ein zweites Mal drauf, das Ganze natürlich nur in der eigenen Vorstellung, denn im Grunde bin ich ja ein durch und durch friedlicher Mensch. Zum sofortigen Stressabbau aber ganz hervorragend geeignet! Neben diesen martialischen Gedankenspielen hat das Lernen von etwas Neuem einen erfrischenden Einfluss auf den Geist, man wird geistig beweglicher, flexibler. Es ist, als würde man die Fenster aufreißen und endlich mal frische Luft in die eingefahrenen Gehirnwindungen bringen – und der Verstand dankt es, der Körper sowieso. Rückblickend betrachtet, ist es wahrscheinlich dieser Umstand, mit dem ich dieses seelische Tief überwunden habe. Sind die eingangs beschriebenen Probleme dadurch besser geworden oder gar gelöst worden? Nein, in keinster Weise, aber ich habe sie alle 2 Stufen nach unten gewertet, sie tangieren mich nicht mehr so.

*Ich rede nicht dem Kampfsport das Wort, noch dem Sport überhaupt. Es ist das Lernen von etwas Neuem, gepaart mit einer kindlichen Neugier und dem Ehrgeiz, etwas wirklich selbst zu wollen, nicht mit dem Gefühl es tun zu müssen, so wie einst in der Schule oder Universität. Die Möglichkeiten sind hier vielfältig und es gibt keine Altersbegrenzung, deshalb: **Stand up and Fight!***

Es kann auch hilfreich sein, sich daran zu erinnern, wie man in jungen Jahren mit Rückschlägen umgegangen ist. Erinnern Sie sich nicht nur an Ihre Niederlagen, sondern auch daran, wie Sie es in Ihrem Leben bereits mehrfach geschafft haben, schwierige Lebensphasen zu überwinden. Das gibt Ihnen die nötige Kraft, an sich selbst zu glauben und es immer wieder aufs Neue zu versuchen. Lassen Sie sich ein wenig anstecken von Menschen, die es gewagt haben, neue Wege zu beschreiten. Sehr gut erinnern kann ich mich an die Worte eines Patienten, der in unserer Gruppe insgesamt 30 kg Gewicht reduzieren konnte:

Erfolg hatte ich nur, weil ich mir zum ersten Mal in meinem Leben eingestanden habe, dass ich es nicht alleine schaffen kann. Anfangs war es sehr schwer für mich in der Gruppe, aber dort habe ich begriffen, dass ich es gar nicht alleine schaffen muss. Das war mein falscher Ehrgeiz – vielleicht auch Stolz. Ich kann nur jedem raten, auch mal einen neuen Weg zu gehen. Auch wenn man am Anfang Angst hat – die anderen haben es auch! Aber heute gibt mir der Erfolg Recht. Diese Erfahrung hilft mir jetzt auch in anderen Lebensbereichen.

> **Praxistipp**
>
> Rückschläge gehören zum Leben dazu, sind manchmal sogar nötig, um dem Leben eine neue Richtung zu geben. Glauben sie an Ihre Fähigkeit, über Niederlagen hinwegzukommen und lernen Sie, auf diesem Weg auch Hilfe anzunehmen. Das ist kein Zeichen von Schwäche sondern von Stärke.

? Kernfragen

1. Was ist Ihr persönliches Ziel?
2. Was können Sie an Ihr Ziel gelangen, ohne dabei auf Lebensqualität verzichten zu müssen?
3. Bis wann wollen Sie Ihr Ziel erreichen?
4. Wer könnte Sie bei der Verwirklichung Ihres Zieles unterstützen?
5. Wem können Sie Ihre Fragen und Probleme anvertrauen?
6. Welche Aktivitäten könnten Sie unternehmen, um Ihrem Ziel näher zu kommen?
7. Warum sind Ihre Pläne bislang so oft gescheitert? Welches waren die Hindernisse?
8. Was unternehmen Sie, um über Niederlagen hinwegzukommen?
9. Was sind Ihre Stärken?
10. Wo könnten Sie Ihre Stärken mehr einsetzen als bislang?

11.11 Epilog – Philosophische Schlussgedanken

Nun sind Sie am Ende dieses Ratgebers angelangt und haben damit vielleicht Ihr erstes Etappenziel erreicht. Ein wenig Bonusmaterial finden Sie im Anhang in Form von Arbeitsblättern, die Sie auf Ihrem weiteren Weg nützen können:

- Meine medizinischen Befunde
- Mein Wochenarbeitsblatt
- Meine Lebensgewichtskurve
- Was ist mein persönliches Ziel
- Mein persönlicher Fahrplan

Wie wichtig es ist, gerade in Lebenskrisen Unterstützung zu erhalten, habe ich selbst durchlebt. Heute kann ich sagen, dass diese schweren Zeiten nötig waren, um zu einem tieferen Verständnis des Lebens zu gelangen. Was hat mich gestützt? Abseits jedes Wissens und aller Fakten und Normen waren es die „kleinen Dinge" des Lebens: ein freundlicher Blick, ein offenes Wort, eine verständnisvolle Geste. In dieser Zeit habe ich auch die heilende Kraft unserer Katze erlebt. Sie ist immer der „ruhende Pol" und verfügt über Fähigkeiten, die uns Menschen in gewissen Lebensphasen fehlen: unbedingtes Vertrauen, wertefreies Handeln, ständige Zufriedenheit und Gelassenheit. Dazu verfügt sie über einen Autopilot, der sie immer wieder nach Hause führt, ja sie kennt sogar die Uhrzeit, wann ihr Herrchen nach Hause kommt und sitzt wartend vor dem Eingang.

Es mag für einige meiner Kollegen befremdend klingen: Tiere haben Heilkräfte ohne Nebenwirkungen! So kennen wir den Blindenhund, Hunde, die alleinstehende Diabetiker vor Hypoglykämien warnen können und Pferde, die bei behinderten oder verhaltensgestörten Kindern effektiv eingesetzt werden. Tiere haben eine Wahrnehmungsfähigkeit, die unsere menschliche um ein Vielfaches übersteigt. Lernen wir von Ihnen, unseren Mitmenschen ohne Vorbehalte gegenüberzutreten. Tiere sind wertfrei, sie nehmen jeden Menschen so, wie er ist. Aus dieser Perspektive betrachtet gibt es keine „normalen" Menschen, sondern nur Individuen, die neben äußeren Narben auch innere, seelische Verletzungen mit sich herumtragen. Trotzdem ist jeder Mensch einzigartig und besitzt Fähigkeiten, die seine Mitmenschen bereichern können!

Jeder Weg beginnt mit einem ersten Schritt. In dem Wunsch, Sie dabei zu unterstützen habe ich diesen Ratgeber geschrieben. Sie selbst müssen Ihr „Dick sein" gestalten, das kann Ihnen keiner abnehmen. Auf diese Weise gelangen Sie aber zu innerer Stärke, Zufriedenheit und einem neuen Selbstbewusstsein.

11.12 Dank

Mein ganz großer Dank gilt allen meinen Patienten, die mich auf dem Weg zu diesem Buch unterstützt und mir immer wieder Mut gemacht haben. Ohne ihre Beiträge und ihren Zuspruch wäre dieser Patientenratgeber nicht zustande gekommen. Frau R. verdanke ich die Idee zur Gliederung, Herrn V. den Klappentext, Herrn J. die grafische Gestaltung und allen anderen die Textbeiträge.

Ebenso gilt mein Dank den vielen guten Geistern, ohne die dieses Buch nicht möglich gewesen wäre: Christine Hartman und Hinrich Küster vom Springer Verlag, die mir die Möglichkeit zu diesem Buch gegeben haben, meinen Lektoren Kerstin Barton und Andreas Spector, die mit unendlich viel Engagement mein Erstlingswerk betreut haben, und Sarah Pampel, die meine ersten Schritte in der Verlagswelt begleitet hat.

Darüber hinaus bin ich aber auch offen für jede Art von Anregung oder Kritik. Sicher gibt es noch zahlreiche weitere Themen, die dicke Menschen beschäftigen und die in diesem Buch zu kurz oder nicht zur Sprache gekommen sind. Auch wenn ich versucht habe, „von Betroffenen für Betroffene" zu schreiben, erhebt dieser Ratgeber keinen Anspruch auf Vollständigkeit. Deshalb haben Sie die Möglichkeit, Zuschriften über folgende Kontaktadresse zu senden: veronika@praxis-hollenrieder.de.

Und nun wünsche ich Ihnen alles Gute auf Ihrem Weg zu mehr Gelassenheit, Lebensqualität und Zufriedenheit!

Literatur

Berndt C (2014) Resilienz – Geheimnis der psychischen Widerstandskraft", 12. Aufl. dtv, München

Doran GT (1981) There's a S.M.A.R.T. way to write management's goals and objectives. Management Review
70(11):35–36

Foster GD, Kendall PC (1994) The realistic treatment of obesity:
changing the scales of success. Clin Psychol Rev 14:701–
736. DOI:10.1016/0272-7358(94)90038-8

Serviceteil

© Springer-Verlag GmbH Deutschland 2017
V. Hollenrieder, *Ich bin dann mal dick!*
DOI 10.1007/978-3-662-53058-0

Anhang

Arbeitsmaterialien aus dem Buch „Ich bin dann mal dick"		
Arbeitsblatt 2	**Was ist mein Ziel ?**	

SMART

Ihr persönliches Ziel klar zu formulieren gelingt am besten, wenn Sie es schriftlich fixieren.

Dabei kann Ihnen SMART helfen. Dazu sollten Sie die folgenden 5 Fragen für sich selbst beantworten:

Datum:

S pezifisch   z.B. Gewicht? HbA1c? Schrittzahl? Bewegung?

_____

_____

M essbar   z.B. kg, %, Schrittzahl, Minuten Bewegung

_____

_____

A ktiv   Was kann ich aktiv tun? Was verbessert sich dadurch?

   ttraktiv   Wer kann mich dabei unterstützen?

_____

_____

R ealistisch   Was genau ist machbar? Wie viel Zeit kann ich investieren?

_____

_____

T erminiert   Datum für mein „Nahziel" – Datum für mein „Fernziel"

_____

_____

Stichwortverzeichnis